模拟医学系列丛书

总主编 Adam I. Levine · Samuel DeMaria Jr.

住院医师规范化培训推荐用书

模拟医学　妇产科分册

Comprehensive Healthcare Simulation： Obstetrics and Gynecology

主　编　［美］Shad Deering　　［美］Tamika C. Auguste　　［美］Dena Goffman

主　审　［美］郑勤田

主　译　方大俊

副主译　顾崇娟　顾圆圆

译　者（按姓氏笔画排序）

王乐乐　毛　迪　方大俊　冯　艳　刘　蓉　刘文杰　孙冬华　狄小丹

沙晓燕　张　婧　陈　睿　陈运山　陈咏昕　林宝华　罗艺洪　周　蓓

郑　峥　钟俊敏　贺晓亚　秦　爽　顾圆圆　顾崇娟　黄　倩　黄可珺

崔　龙　程　曦　谢小惠

人民卫生出版社

·北　京·

First published in English under the title
Comprehensive Healthcare Simulation：Obstetrics and Gynecology
edited by Shad Deering, Tamika C Auguste and Dena Goffman
Copyright © Springer International Publishing AG, part of Springer Nature, 2019
This edition has been translated and published under licence from
Springer Nature Switzerland AG.

图书在版编目（CIP）数据

模拟医学. 妇产科分册：翻译版/（美）沙德·迪
林（Shad Deering），（美）塔米亚·C.奥古斯泰
（Tamika C. Auguste），（美）德娜·戈夫曼
（Dena Goffman）主编；方大俊主译. —北京：人民卫
生出版社，2024.5
　　ISBN 978-7-117-34059-5

　　Ⅰ.①模…　Ⅱ.①沙…②塔…③德…④方…　Ⅲ.
①妇产科学-医学教育-教学模型-职业培训-教材
Ⅳ.①R-4②R71

中国版本图书馆 CIP 数据核字（2022）第 243377 号

人卫智网　www.ipmph.com	医学教育、学术、考试、健康，购书智慧智能综合服务平台
人卫官网　www.pmph.com	人卫官方资讯发布平台

图字：01-2020-3316 号

模拟医学　妇产科分册
Moni Yixue　Fuchanke Fence

主　　译：方大俊
出版发行：人民卫生出版社（中继线 010-59780011）
地　　址：北京市朝阳区潘家园南里 19 号
邮　　编：100021
E - mail：pmph @ pmph.com
购书热线：010-59787592　010-59787584　010-65264830
印　　刷：北京盛通印刷股份有限公司
经　　销：新华书店
开　　本：889×1194　1/16　　印张：10.5
字　　数：310 千字
版　　次：2024 年 5 月第 1 版
印　　次：2024 年 6 月第 1 次印刷
标准书号：ISBN 978-7-117-34059-5
定　　价：68.00 元
打击盗版举报电话：010-59787491　E-mail：WQ @ pmph.com
质量问题联系电话：010-59787234　E-mail：zhiliang @ pmph.com
数字融合服务电话：4001118166　E-mail：zengzhi @ pmph.com

中文版前言

妇产科覆盖面广,操作繁多,医生的成长道路漫长。另外,妇产科有很多急症,处理稍有不慎,即可能导致患者死亡或发生严重并发症。模拟训练虽已成为培训妇产科医护人员的重要手段,但在实施模拟训练时,我们时常对模拟场景、脚本、团队构建、师资要求、人员交流、复盘以及效果评估等细节充满疑惑。

本书的三位作者,Shad Deering, Tamika C. Auguste 和 Dena Goffman,都是美国妇产科模拟训练教学的引领人,本书凝聚了他们多年的培训经验,为后来的妇产科人提供了全方位的模拟培训体系。

在我们对模拟训练倍感困惑时,看到了这本原著,其内容让我们眼前一亮,茅塞顿开。我们迫切希望将此书以更通俗易懂的方式献给从事妇产科教学的同道们,相信这本译著会让您受益匪浅。模拟医学是个新领域,原著中有很多生疏的词语不好翻译。虽然我们在翻译过程中反复推敲,但也难免有表达不当或错误之处。若您发现错误或不明之处,非常欢迎您的批评与建议,您的参与将为妇产科模拟培训与医学发展做出贡献!

方大俊　顾崇娟　顾圆圆
2024 年 2 月

谨以我们最深切的敬意和诚挚的感谢,将本书献给 Sterling B. Williams 博士。在他的带领下,美国妇产科医师学会(ACOG)模拟训练工作组(旧称"模拟训练联盟")于 2008 年成立。这个工作组为模拟医学做出了巨大的贡献,通过合作、推广、研究与创新,使模拟训练成为女性健康教育的支柱,为广大妇产科医生提供了教学资源和成长机会。我们对 Williams 博士表示万分感激,感激他的热情、远见,以及他为妇产科教学所做的不懈努力。

原版序

　　妇科和产科的模拟训练已渗透到各级专业教学中,模拟训练是患者安全和医疗质量改进的关键部分。虽然威廉姆斯(J. Whitridge Williams)在19世纪90年代就已经认识到模拟训练在教学中的重要性,但直到20世纪末,模拟训练在妇产科领域的应用才得到广泛认可。今天,模拟训练已成为妇产科医师培训的必需内容,在专业资格认证过程中也得到认可和使用,这极大地推动了模拟训练的不断创新。

　　在20世纪90年代,我曾当过军医。美国国防部对模拟训练在航空和军事方面的应用十分满意,继而投资医疗模拟训练。那时,Shad Deering博士是美国军队医学院的住院医师。他对利用模拟训练改善教学和医疗服务充满热情,这奠定了他在模拟训练事业上的非凡成就。美国母胎医学会和妇产科医师学会均支持增加年轻医生作为年会继续教育课程的教员。Shad Deering、Dena Goffman和Tamika C. Auguste都是继续教育团队的成员。如今,他们都是妇产科及其亚专科公认的模拟训练带头人。

　　在专业刊物和在线出版物上,我们每月都在报道模拟训练在教育、培训和医疗安全方面的应用。如何开展模拟训练以及怎样从中获益,就像尝试从一个消防水管中饮水一样,并不容易。Deering、Goffman和Auguste医生以及他们的团队为读者建立了一个丰富的资源库,使读者能够从中获得宝贵的信息。《模拟医学 妇产科分册》为产科和妇科模拟训练提供了路线图。这本书填补了妇产科领域的一个空白,是妇产科及其相关专业必备书籍。无论你是一个学生、教师、临床医生或者只是对改善医疗感兴趣,Deering医生团队创作的这本书都会让你受益无穷。

Andrew J. Satin,MD,FACOG(美国妇产科学院院士)
美国马里兰州巴尔的摩市,约翰霍普金斯医学院

原版前言

在妇产科领域,起初只有少数医生使用模拟训练,因为他们认为模拟训练有可能改善临床结局。现在,国家机构普遍推荐将模拟训练用于各级培训计划。随着越来越多的证据证明模拟训练可以改善临床结局,它的使用将会继续增加。尽管模拟训练已被广泛接受并成为培训的必需内容,但在如何高效地实施模拟培训方面,仍缺乏指导性意见和实践经验。那些积极主动的、注重实践教学的教师和临床医务人员不得不从零开始,在自己的机构中摸索创建模拟培训项目。他们在不断的尝试和试错中学习,并在这个过程中花费了大量时间和资源。这样的探索和尝试值得我们每个人赞赏,他们付出的努力也应该得到肯定。但我们认为需要有一个平台,任何人都可以利用它,并根据自己的需求找到开展模拟培训所需要的一切资源。

在本书中,作者为你指出了清晰的路径,使你在妇产科的任何模拟训练中都能取得成功。为此,我们组建了专家团队,这些专家常年进行模拟训练教学,具有丰富的实战经验。热衷于改变现状是他们的共同特征,并且在不断地努力改进培训并提高质量。同时,他们认真分析每一种培训方法和证据,以确保培训产生实效。

专家团队乐于分享自己的成果和经验,不希望其他人浪费时间去探索同样的问题或重蹈覆辙,这样大家可以节省时间用于培训。我们将竭尽全力确保各章内容都能提供坚实的背景知识和实操范例,帮助你在较短的时间内启动模拟训练项目。

下面是模拟训练的简单规则,它们同样适用于妇产科:

1. 首先考虑你的学员,最后再想模拟器材　自从开展模拟医学培训以来,我们最常听到的问题是"我应该买哪种类型的模拟器材?"。这是一个合情合理的问题,一个肯定要回答的问题,但不是首要解决的问题。首要问题永远都是:"我在培训谁? 他们需要学习什么?"。

2. 边做边学,每次培训都可能有新变化　我经常告诉那些开始进行模拟教学的人,在编写材料和完善准备工作后,先把模拟训练的内容操练一遍,不要到实际培训时才首次使用。无论你认为自己写的指令多么清楚,对学生的行为或反应多么确定,你每次都会惊讶地发现,总会有意想不到的事情发生。我从未有过一次没有出现问题的课程。有时培训学员提出的问题或做的事,我根本预料不到;有时模拟器材或脚本会出现某种问题。正如实际工作一样,在培训中要随机应变和随时调整,使得模拟训练更加完善。当意外情况发生时,不要灰心。要迎接挑战,把每次意外都作为改进下一个模拟项目的动力。

3. 永远保持好奇　当你开展和回顾模拟训练时,保持好奇心至关重要。出现错误在所难免,但要记住他们犯错误是有原因的。实施培训的教员是否因为缺乏知识或知识老化,也许不知道应该怎么做,就决定"做点什么"来挽回面子,或者昨晚值班很累以至于无法清醒思考。没有人早上起来就决定要犯错误,人们做每件事都有原因。要能提出问题、要有好奇心,专注于寻找问题的原因,然后重新组织讨论,以便在处理病人时有所改进。

4. 永远记住为什么　最重要的是记住你为什么要进行模拟培训。模拟训练的最终目的是提高医疗质量,改善患者及其家人的生活质量。不良结局也会对医务人员带来很大影响,通过降低不良结局,模拟训练也会相应地减轻医务人员的压力。虽然我们在书中尽力用客观证据说明模拟培训对专业能力的影响,但每个参加培训的人都会告诉你自己的故事。你的培训如何对他们产生影响,这才是模拟培训的焦点。

读到这里,你已经成功地迈出了第一步,开始了探索更好、更有效的模拟培训的征程。模拟培训虽需要比传统讲座花费更多的精力和资源,但回报更大。请接受这一挑战,我们也感谢你为改变医疗现状而付出的努力。

Shad Deering,MD

美国马里兰州贝塞斯达市

致谢

　　我们感谢每位作者和出版社为此书创作而付出的辛勤努力和贡献。模拟训练改变了患者的生活,我们每天都能看到模拟训练产生的影响,这一切都鼓舞着我们心甘情愿地为之付出。没有整个团队付出的时间和努力,这本书不可能实现。

编者名单

Arnold Patrick Advincula, MD Columbia University Medical Center/New York-Presbyterian Hospital, Department of Obstetrics and Gynecology, New York, NY, USA

Mary & Michael Jaharis Simulation Center, New York, NY, USA

Chetna Arora, MD Columbia University Medical Center/New York-Presbyterian Hospital, Department of Obstetrics and Gynecology, New York, NY, USA

Tamika C. Auguste, MD Department of Obstetrics and Gynecology, MedStar Washington Hospital Center, Washington, DC, USA

Komal Bajaj, MD, MS-HPEd NYC Health + Hospitals Simulation Center, Bronx, NY, USA

Albert Einstein College of Medicine, Bronx, NY, USA

Les R. Becker, PhD, MS.MEdL, NRP, CHSE MedStar Health, Simulation Training and Education Lab (SiTEL), Washington, DC, USA

Department of Emergency Medicine, Georgetown University School of Medicine, Washington, DC, USA

Brian C. Brost, MD Wake Forest School of Medicine, Department of Obstetrics and Gynecology, Division of Maternal-Fetal Medicine, Winston-Salem, NC, USA

E. Britton Chahine, MD Department of Gynecology and Obstetrics, Emory University School of Medicine, Atlanta, GA, USA

Angela Chaudhari, MD Division of Minimally Invasive Gynecology, Fellowship in Minimally Invasive Gynecologic Surgery, Department of Obstetrics and Gynecology, Northwestern University, Feinberg School of Medicine, Chicago, IL, USA

Chi Chiung Grace Chen, MD MHS Department of Gynecology and Obstetrics, Division of Female Pelvic Medicine and Reconstructive Surgery, Johns Hopkins University School of Medicine, Baltimore, MD, USA

Meleen Chuang, MD, FACOG Albert Einstein College of Medicine/Montefiore Medical Center, Bronx, NY, USA

Lou Clark, MFA, PhD Uniformed Services University of the Health Sciences, Val G. Hemming Simulation Center, Silver Spring, MD, USA

Mary K. Collins, DO Walter Reed National Military Medical Center, Bethesda, MD, USA

Kay Daniels, MD Department of Obstetrics and Gynecology, Stanford Health Care, Palo Alto, CA, USA

Shad Deering, MD, FACOG Department of Obstetrics and Gynecology, Uniformed Services University of the Health Sciences, Bethesda, MD, USA

Renee M. Dorsey, BS (Biology) Uniformed Services University of the Health Sciences, Val G. Hemming Simulation Center, Silver Spring, MD, USA

Etoi A. Garrison, MD, PhD Department of Obstetrics and Gynecology, Vanderbilt University Medical Center, Nashville, TN, USA

Dena Goffman, MD Department of Obstetrics and Gynecology, Columbia University Irving Medical Center, New York, NY, USA

Toni Huebscher Golen, MD Department of Obstetrics and Gynecology, Beth Israel Deaconess Medical Center, Boston, MA, USA

Bethany Crandell Goodier, PhD Department of Communication, College of Charleston, Charleston, SC, USA

Christopher G. Goodier, MD Department of Maternal Fetal Medicine, Medical University of South Carolina, Charleston, SC, USA

Kimberly S. Harney, MD Stanford University School of Medicine, Department of Obstetrics & Gynecology, Stanford, CA, USA

Belinda A. Hermosura, MSN, RN, CHSE MedStar Health, Simulation Training & Education Lab (SiTEL), Washington, DC, USA

Erin Higgins, MD Department of Obstetrics and Gynecology, Cleveland Clinic, Cleveland, OH, USA

Jin Hee Jeannie Kim, MD Columbia University Medical Center/New York-Presbyterian Hospital, Department of Obstetrics and Gynecology, New York, NY, USA

Colleen A. Lee, MS, RN Department of Quality and Patient Safety, New York Presbyterian/Weill Cornell Medical Center, New York, NY, USA

Emily K. Marko, MD, FACOG, CHSE Department of Obstetrics and Gynecology, Inova Health System, Falls Church, VA, USA

David Marzano, MD Department of Obstetrics and Gynecology, University of Michigan, Ann Arbor, MI, USA

Shirley McAdam, CHSE Clinical Simulation Laboratory at the University of Vermont, Burlington, VT, USA

Michael Meguerdichian, MD, MHP-Ed NYC Health + Hospitals Simulation Center, Bronx, NY, USA

Harlem Hospital Center, Emergency Department/H+H Simulation Center, New York, NY, USA

Emily Nicole Bernice Myer, MD Department of Gynecology and Obstetrics, Division of Female Pelvic Medicine and Reconstructive Surgery, Johns Hopkins University School of Medicine, Baltimore, MD, USA

Joshua F. Nitsche, MD, PhD Wake Forest School of Medicine, Department of Obstetrics and Gynecology, Division of Maternal-Fetal Medicine, Winston-Salem, NC, USA

Jessica L. Pippen, MD Department of Obstetrics and Gynecology, The Ohio State University Wexner Medical Center, Columbus, OH, USA

Jean-Ju Sheen, MD Department of Obstetrics and Gynecology, New York Presbyterian/Columbia University Irving Medical Center, New York, NY, USA

Vanessa Strickland Uniformed Services University of the Health Sciences, Val G. Hemming Simulation Center, Silver Spring, MD, USA

Chelsea Weaks, M.Ed. Gynecological Teaching Associate Program, School – Eastern Virginia Medical School, Sentara Center for Simulation and Immersive Learning, Norfolk, VA, USA

目录

第一部分
妇产科模拟医学导论

第1章 妇产科实践技能模拟的历史演变

原著：David Marzano
翻译与审阅：方大俊、顾崇娟

概述

"模拟"在医学中的应用已经不算新概念。几个世纪以来，众多教学与技能培训利用"模型"帮助学员增加实践机会，提高操作技能。根据模拟医学委员会（the Society for Simulation in Healthcare）的定义，"模拟医学"是一种教学技巧，通过互动和引导式体验来替代或放大真实场景，使学员达到身临其境的教学效果[1]。对于大多数医学生而言，首次模拟教学是学习人体解剖学。人体解剖是绝大多数医学生的必经阶段，我们利用极高保真的模拟器即人的尸体，在其自然状态下去触摸、感觉和体会人体的各个系统。现代医学教育家及早期的同行们都已意识到尸体教学在技能展示和技术方面的缺陷。比如，使用药物固定后的尸体有很多局限性，早期的药物固定效果不佳，导致尸体实用性下降；保存尸体需要特殊设施，价格昂贵，对某些特定的技能达不到理想的训练效果[2]。这些缺陷在早期的医学教育中更为突出[3]。理想的模拟器材应能够多次使用，稳定性好，且能用于特定技能的培训。基于这些需求，早期的模拟器产生了，使得医学生能够在病人身上进行操作之前，反复进行训练并提高操作技能。

模拟器的改进与演变经历了几个世纪。模拟医学委员会将"模拟器"定义为：在训练过程中，能模仿特定的系统运行或操作，并能对学员有应答反应的仪器[1]。模型的发展从中国古代在针灸领域中应用的模型，到玻璃与木质的女性骨盆、心肺复苏（CPR）训练器（Resusci-Annie），再到如今使用的复杂的人体全身模拟器与虚拟（VR）训练器，计算机与印模技术的发展成就了如今在妇产科教学领域使用的最先进的模拟器[4]。更重要的是，在模拟医学的演变过程中，我们也不断地讨论如何使用这些模拟器。模拟器是针对一些特定的操作进行技能训练的工具，是一种可部分或完全复制特定操作任务的仪器[5]。模拟教学课程包括特定的项目、目的及可测量的结果。利用模拟器进行实践操作是模拟教学的中心内容。不幸的是，在过去的几个世纪，仅有极少数模拟器和相应的课程能够延续下来。随着模拟教学及配套设备的更新与进步，现代医学培训课程的开发对医学培训的发展越来越重要。

从古至今，随着模拟教学的应用和发展，模拟医学的研究与实施也在不断进步。模拟医学委员会等国家性组织已经形成了一套研究体系，来探索和制定如何广泛开展以模拟为基础的教学方式。如今的临床医学、护理院校都建立了模拟教学中心，并配备相应的设备、课程和导师，用于培训医护人员和开展模拟医学研究。包括美国妇产科医师学会（ACOG）在内的医学专业委员会均下设医学模拟分会，以确定、设计与实施模拟教学项目，推进安全分娩。

关键知识点
- 模拟教学已成为操作培训的重要部分，在妇产科应用广泛。
- 妇产科教学中可以进行医疗流程、沟通技巧及团队协作的训练。
- 模拟教学的研究及其在专科的应用仍在继续发展。
- 模拟教学在专业培训中的使用将逐渐增加，而且可能会在资格认证和行医执照发放过程中使用。

产科模拟教学的历史

早在十八世纪初，人们就已经意识到产科模拟的必要性。在大部分历史记载中,妇女分娩起初由其他女性接生,后来演变为由助产士接生。1543年,外科医生 Jacob Rueff 写了一本名为 de conceptu et generatione hominis 的书,书中描述了胎儿难产的分娩方法。此书的出版使男性经过培训后也可以从事产科操作,医生与助产士的工作关系开始有了争议[6]。一些学者认为助产士没有接受过良好的培训,这反而推动了早期训练模型的发展。Galli 医生意识到对助产士进行培训的必要性。他设计出第一个高保真的模拟器,使用玻璃制造的子宫,并制造出一款有柔韧性的胎儿模型[4]。在此之前,大部分模拟器均由木材或泥土制作。作为早期的模拟学教育家,Galli 意识到在培训教学过程中不仅需要使用模型,而且需要对操作进行评估。据报道,他要求学生蒙上双眼进行模拟操作,以评估他们的操作技能[7]。这种早期的评估方式在模拟医学的发展中起到了极为重要的作用,并沿用至今。

随着欧洲各大医学机构在教学中使用越来越多样的模型来促进学员提高自己的实践技能,产科模拟培训变得愈加普遍。解剖学家 Biheron 因制作女性解剖蜡模而闻名。这种蜡质模型非常逼真,被用于医学教育机构有 50 年之久[8]。Coudray 促进了模拟实践的发展,同时提出了将理论与实操相结合的培训模式。在当时,路易十五国王试图提高法国的新生儿活产率,于是命令 Coudray 负责助产士的培训。她制作了原比例的人体模型,这种模型至今仍被认为十分逼真。这些人体模型的宫颈可以更换,宫颈口开合状态可以改变,胎儿也有不同大小的模型,可以用于胎膜破裂与产科出血的模拟培训。不仅如此,Coudray 还推行了新的教学课程,其中就包括 40 个小时的实践操作培训,她是现代医学模拟教育的先驱[9]。

19 世纪,模拟训练开始在欧洲普遍应用。据记载,有的培训课程使用了模型,有的使用情景描述,另一些则使用了人体模特。同期在美国,医学院校利用模拟教学来弥补医院分娩数量少所致的实际操作经验不足[10],并成立了相关组织来完善和改进医学教育结构。1876 年,美国医学院协会召开第一次会议,其目的明确,即商讨医学教育改革的相关事宜[11]。1910 年,Abraham Flexner 向 Carnegie 基金会呈递了关于美国及加拿大医学教育情况的报告。作为报告中的重要部分,他提到,北美医学教育的现状较差,且医学教育的结构可能到 21 世纪方能成熟。他特别提到了模拟培训应作

为医学教育的强有力的工具。同时,他还批判了产科操作培训的不足,认为产科学委员会在实操方面的表现最差[12]。他指出,说教式的授课对产科教学用处不大。他建议医学生应首先在人体模型上进行培训,然后逐步过渡到临床实践。这是因为单纯使用人体模型进行培训的效果有限,临床教学与实践是十分必要的。不幸的是,当时大部分妇女选择在家分娩,很多医院没有设置正式的妇科和产科,医院内的分娩量很低[12]。

随着科技的进步,计算机与电子技术的引入推动了模拟训练在商业、军事及航空等领域中的发展。Harvey 是第一部现代高保真模拟器[13]。1968年,人体模型 Harvey 的引入和计算机技术的应用使学员可以评估模型的生命体征,听诊心音,也可进行实操训练。此举促进了产科商业化模拟器的发展,其中包括高保真的全身人体模型的产生。通过计算机技术控制生命体征的变化、胎先露的下降、阴道出血及模拟剖宫产术,高保真的全身人体模型能为产科学员提供较为真实的场景以便于进行实践操作。目前的高保真模拟器使用了无线、射频识别等技术,甚至可以进行语言交流。另外也有各种适用于特定操作的模拟器,例如骨盆,可以用于观察胎儿在产道中的分娩过程,训练产钳助产及肩难产助产的手法。低保真模型仍然使用得较多,许多教师不断设计出一些特定的模型,以用于特别技能的培训。

1978 年的一次飞机空难事件对产科团队模拟训练起到了极大的推动作用。美国联邦航空管理局(FAA)调查的结果显示,此次空难的起因是一个故障灯分散了飞行员的注意力,导致飞行员未发现机组人员发出的燃油不足的警告,从此产生了机组资源管理(CRM)项目。该项目核心在于明确所有成员,包括机组、地勤及空中交通管制人员的职责,明确其在安全飞行中的重要性。此前,飞行员的训练已经通过模拟训练来完成,但 CRM 项目的出现改变了模拟训练的内容,将以前只培训飞行员如何操作,转变为训练飞行员如何与机组人员互动,如何应对变化及识别信号[14]。1999 年,美国医学研究院发表了《人非圣贤孰能无过:创建安全的医疗体系》("To Err is Human:Building a Safer Health System")一文,明确了团队训练对从事助产技术人员的重要性,并引用了 CRM 这一成功的模式[15]。ACOG 也发布了联合声明,呼吁使用模拟训练改善团队合作,从而提高医疗水平[16]。ACOG 此举将

先进的模拟训练模式引入了现代产科教学。在美国国防部的协作下，美国卫生保健研究和质量管理机构（AHQR）着手将 CRM 的核心元素引入医疗团队训练，从而衍生了诸多的项目。最早建立的是麻醉团队资源管理项目，之后 MedTeams、医疗团队管理项目，以及旨在提高医疗质量与促进病人安全的团队策略和工具包（TeamSTEPPS）相继诞生。还有很多类似的项目也应用于医疗团队的培训，包括产科团队训练[17]。

几个世纪以来，作为医学培训教育的分支，产科模拟训练模式的演变呈阶梯式的发展：①个人技能的提高（如产钳的使用）。②特定临床情况下，个人技能与处理能力的提高（如胎儿心动过缓伴胎先露下降停滞的产钳助产）。③特定临床情况下，助产团队整体实践技能的提高（如胎儿心动过缓伴胎先露下降停滞的处理、产钳助产及产后出血的处理），其中包括多学科团队（儿科、麻醉科、护理、助产士、医生助理和文员）的合作。

妇科模拟的历史

妇产科领域比较独特，因为它几乎涉及了女性医疗保健的各个方面。妇科模拟的探索源于外科模拟。与源远流长的产科实践模拟历史相比，妇科模拟与外科模拟的完整记载较少。最古老的外科学教材之一 *Sushruta Samhita* 源自公元前 600 年左右[18]，比希波克拉底早近 150 年。印度外科医生 Sushruta 在此书上记载了他在外科领域的心得。鉴于他对鼻整形及唇腭裂修补术等外科手术过程的记录，Sushruta 被称为整形外科之父。在他的手记中也有关于模拟培训的记载，他使用过蔬菜、水果还有腐朽的木材作为模型来教导学生[18]。

1909 年 Krotoszyner 医生利用"虚拟膀胱"来练习碎石术。在参与美国泌尿学会讨论时，他分享了自己使用"虚拟膀胱"进行训练的经验，"这种方式能够很好地模拟训练碎石术，使得我近来的碎石术结局非常令人满意。"[19]这不仅证明模拟训练早在 20 世纪就已存在，而且表明了它有利于训练外科操作，并能改善手术效果。

如今，腹腔镜手术的应用很普遍，这正是由于妇科手术的模拟训练才让腹腔镜手术发展成为现在常规使用的术式。1901 年，首台腹腔镜手术由 George Kelling 在狗身上完成[20]。Kurt Semm 被誉为现代腹腔镜手术之父，他在腹腔镜手术的应用发展中发挥了重要作用。除了在手术技术的改进，器械的更新，以及气腹机的研发中作出的贡献，他还发明了一套用于训练手术技巧的骨盆模型[21]。该模型是透明的，允许操作可视化，经改进后被称为"Box Trainer"模型，如今已遍及全世界的模拟中心。

随着腹腔镜手术的应用愈发普遍，腹腔镜手术的操作难度也日渐增加，从取卵术、输卵管结扎术、盆腔粘连松解术，到输卵管造口术，最终在 1988 年 Harry Reich 进行了第一例腹腔镜下子宫全切术[22]。到 21 世纪初，微创逐渐成为妇科手术的主流。此后不久，机器人的出现极大地推进了微创手术的发展。2005 年达·芬奇手术系统（Intuitive Surgical，Inc.）获得了美国食品药品监督管理局（FDA）认证[23]，从此开辟了妇科微创手术的新纪元。

随着腹腔镜手术的普及，技术培训平台也应运而生。培训平台最初采用的是 Semm 发明的"Box Trainer"训练器，该培训平台可训练多项技能，如眼手配合、握持移动及手术视野把控等。有些模拟中心引入了活体动物及人类尸体，这可为学员提供高保真的体验，展现出真实的组织平面，以及真实的尸体解剖。然而，此类模拟培训的开展存在诸多障碍，如花费高昂、可实施性不佳、设备的维护需求以及标本的保存问题，而且如果使用活体动物，需要经过动物伦理委员会的审批[24]。

随着科技的进步和发展，虚拟现实（VR）手术模拟器出现了，它不但可以用于基本技能的培训，而且能够让学员进行与实际手术现场一样的操作。此外，在程序化的模型上，VR 模拟器可通过计算程序给操作过程打分，使学员和教师能全面客观地评估每一项技术的操作熟练程度[24]。当今的医学教育与培训拥有很多模拟工具，能在不增加病人安全风险的环境中训练未来的妇科医生。

尽管进行模拟操作的机会大幅增加，但改进腹腔镜手术的培训与效果评价的需求仍然存在。最近的一项倡议指出了腹腔镜手术培训中的问题，"目前用于妇科住院医师培训的腹腔镜手术操作尚无标准，也缺乏循证医学证据支持……"[25]作者建议完成以下三个步骤：①在各种培训计划中均需采用模拟教学部分；②培训项目需采用标准化课程；③需要使用标准化体系来评估培训的师资[25]。关于培训的方法，尽管已有很多学者的经验报告发表，但在妇科领域仍然缺乏正规的培训课程。在这方面，外科学利用腹腔镜手术基础（FLS）的模拟培训课程已先行一步,目前美国外科委员会(ABS)采用的正是该课程。ABS 要求在 2010 年以后毕业的所有住院医师必须获得 FLS 认证[26]。目前,在妇产科学领域尚无此要求,但在未来,模拟培训可能也会纳入这一范畴。

微创妇科技术已经成为现代妇科领域的支柱,因此,该技术的模拟器与模拟教学课程对医师培训至关重要。1901 年,Flexner 在报告中指出,产科住院医师缺乏助产培训机会。与其报告内容类似,现代妇科住院医师培训面临的新问题是腹式子宫切除术病例明显减少。在美国,随着微创技术的发展,教学医院里腹式子宫切除术的病例越来越少,曾经很普遍的操作变得不常见。由于缺乏培训案例,妇科手术模拟培训的下一个目标可能是发展腹式子宫切除的模型。

盆腔模型已广泛用于盆腔检查、盆腔解剖以及门诊手术操作的培训,例如宫内节育器(IUD)放置与子宫内膜活检术[27]。

模拟培训教学与研究的历史

尽管模拟医学的初衷在于教育与培训,但现代模拟医学已经逐渐发展成为一个新的研究领域。目前用于医学教育的模拟器有很多,包括高保真与低保真模型、自制的模型、模拟病人以及 VR 模拟器。一些模拟训练中心通过与教育学专家合作,已经建立一系列模拟课程与研究项目。然而,"模拟医学的应用是否能改善临床结局?"这一关键问题尚未得到满意的答案。模拟医学的研究正是针对这一问题在不断进步。大量论文阐述了培训课程在模拟教育应用中的发展、现实意义、接受度以及对临床结局的改善。首次以大型会议的形式宣传模拟研究是在 1991 年。2001 年,模拟医学的首个国际会议还只是麻醉学会学术会议的一个分会场[28]。2004 年,国际医疗保健模拟学会(SSH)成立,致力于为医学模拟教学领域的教育者和研究者提供一个专门的组织,为学科发展与培训搭建了桥梁。2006 年,《医学模拟杂志》(*Simulation in Healthcare*)创刊,旨在传播模拟医学的科学研究成果[29]。此外,个别机构如 ACOG 也在积极推进模拟医学的发展。2009 年,ACOG 模拟医学联合会(现改为工作小组)成立。其目的是通过合作、倡议和研究,来推进妇产科学教学资源发展,实施多学科模拟教学,并将模拟培训纳入医学教育,以促进母婴健康[30]。

结论

医学模拟用于医学教育培训已经不是新理念,早在公元前 600 年就有将模拟用于教学与评估的记载。模拟医学的发展与妇产科领域息息相关,从最初的模糊概念到涉及模拟各个方面的研究成果都在妇产科领域里展现:①模拟器的设计;②模拟课程的开发;③评估工具的建立与批准;④评估工具的效果评价。妇产科学作为医学领域中的一门独特学科,其医疗保健的范围广,人群特殊。妇产科模拟教学和技能培训的应用价值已经得到广泛认可。随着近年来对病人安全的关注和对团队训练的需求,模拟教学正以复杂的团队合作方式扩展到医疗团队训练中来。最近,模拟医学也开始应用于资格认证和复核的评估。美国医学专业资格委员会(ABMS)在 2014 年对认证资格复核(MOC)的要求中提出"其他常用的评估手段包括口试与模拟操作",模拟可以用于技能水平评估[31]。未来,妇产科领域的医学模拟很可能应用于住院医师的技能评估、专科医生的入门测试及资格认证。

参考文献

1. Lopreiato JO (Ed.), Downing D, Gammon W, Lioce L, Sittner B, Slot V, Spain AE (Associate Eds.), the Terminology & Concepts Working Group. Healthcare simulation dictionary; 2016. Retrieved from http://www.ssih.org/dictionary.
2. Badash I, Burtt K, Solorzano CA, Cary JN. Innovations in surgery simulation: a review of past, current and future techniques. Ann Transl Med. 2016;4(23):453. https://doi.org/10.21037/atm.2016.12.24.
3. Elizondo-Omaña RE, Guzmán-López S, De Los Angeles García-Rodríguez M. Dissection as a teaching tool: past, present, and future. Anat Rec. 2005;285B:11–5. https://doi.org/10.1002/ar.b.20070.
4. Owen H. Early use of simulation in healthcare. Simul Healthc. 2012;7(2):102–16. https://doi.org/10.1097/SIH.0b013e3182415a91.
5. Cooper JB, Taqueti VR. A brief history of the development of mannequin simulators for clinical education and training. Qual Saf Health Care. 2004;13(Suppl 1):i11–8. https://doi.org/10.1136/qshc.2004.009886.
6. Drife J. The start of life: a history of obstetrics. Postgrad Med J. 2002;78:311–5.
7. Acton R. The evolving role of simulation in teaching undergraduate medical education. In: Brown KM, Paige JT, editors. Simulation in surgical training and Practice. Phildephlia: Elsevier; 2015. p. 740–1.
8. Haines CM. International women in science: a biographical dictionary to 1950. Santa Barbara: ABC-CLIO, Inc; 2001. p. 32.

9. Clark V, Van de Velde M, Fernando R. Oxford textbook of obstetric anaesthesia. Oxford: Oxford University Press; 2016. p. 853.

10. Owen H, Pelosi M. A historical examination of the Budin-Pinard Phantom: what can contemporary obstetrics education learn from simulators of the past? Acad Med. 2013;88(5):652–6.

11. Association of American Medical Colleges [Interent] AAMC History. Available at: https://www.aamc.org/about/history/. Last accessed Feb 2017.

12. Flexner A. Medical education in the United States and Canada: a report to the Carnegie Foundation for the advancement of teaching. New York; 1910:117. [Internet] Available from: http://archive.carnegiefoundation.org/pdfs/elibrary/Carnegie_Flexner_Report.pdf. Last accessed Feb 2017.

13. Gordon MS, Ewy GA, DeLeon AC Jr, Waugh RA, Felner JM, Forker AD, et al. "Harvey," the cardiology patient simulator: pilot studies on teaching effectiveness. Am J Cariol. 1980;45(4):791–6.

14. Helmreich RL. Managing human error in aviation. Sci Am. 1997;276(5):52–7.

15. Committee on Quality of health Care in America; Institute of Medicine. In: Kohn LT, Corrigan JM, Donaldson MS, editors. To Err is human: building a safer health system. Washington, DC: National Academies Press; 2000.

16. Lawrence HC III, Copel JA, O'Keeffe DF, Bradford WC, Scarrow PK, Kennedy HP, et al. Quality patient care in labor and delivery: a call to action. Am J Obstet Gynecol. 2012;207(3):147–8. https://doi.org/10.1016/j.ajog.2012.07.018.

17. Chapter 4. Medical team training: medical teamwork and patient safety: the evidence-based relation. Agency for Healthcare Research and Quality, Rockville; 2005. Available from: http://archive.ahrq.gov/research/findings/final-reports/medteam/chapter4.html. Last accessed Feb 2017.

18. Saraf S, Parihar R. Sushruta: the first plastic surgeon in 600 BC. Int J Plast Surg. 2006;4(2):1–7.

19. Cumston CG, editor. 7th Suprapubic operation for stone with immediate closure of wound. Transactions of the American Urological Association. Brookline: Riverdale Press; 1909. p. 98.

20. Spner SJ, Warnock GL. A brief history of endocopy, laparoscoy, and laparoscopic surgery. J Laparoendosc Adv Surg Tech A. 1997;7(6):369–73.

21. Moll FH, Marx FJ. A pioneer in laparoscopy and pelviscopy: Kurt Semm (1927–2003). J Endurology. 2005;19(3):269–71.

22. Lau WY, Leow CK, Li AKC. History of endoscopic and laparoscopic surgery. World J Surg. 1997;21(4):444–53.

23. Advincula AP, Wang K. Evolving role and current state of robotics in minimally invasive gynecologic surgery. J Minim Invasive Gynecol. 2009;16(3):291–301.

24. Badash I, Burtt K, Solorzano CA, Carey JN. Innovations in surgery simulation: a review of past, current and future techniques. Am Transl Med. 2016;4(23):453.

25. Shore EM, Lefebvre GG, Grantcharov TP. Gynecology resident laparoscopy training: present and future. Am J Obstet Gynecol. 2015;212(3):298–301, 298. e1. https://doi.org/10.1016/j.ajog.2014.07.039. Epub 2014 Jul 25.

26. Buyske J. The role of simulation in certification. Surg Clin North Am. 2010;90(3):619–21. https://doi.org/10.1016/j.suc.2010.02.013.

27. Nitschmann C, Bartz D, Johnson NR. Gynecologic simulation training increases medical student confidence and interest in women's health. Teach Learn Med. 2014;26(2):160–3. https://doi.org/10.1080/10401334.2014.883984.

28. Rosen KR. The history of medical simulation. J Crit Care. 2008;23(2):157–66. https://doi.org/10.1016/j.jcrc.2007.12.004. https://www.ncbi.nlm.nih.gov/pubmed/18538206.

29. Gaba DM. The future's here. We are it. Simul Healthc. 2006;1:1–2.

30. American Congress of Obstetrics and Gynecology [Internet] working group goals and objectives. Available from: http://www.acog.org/About-ACOG/ACOG-Departments/Simulations-Consortium/Consortium-Goals-and-Objectives. Last accessed Feb 2017.

31. American Board of Medical Specialties [Internet] Standards for the ABMS program for maintenance of certification (MOC). January 15, 2014. Available from: www.abms.org/media/1109/standards-for-the-abms-program-for-moc-final.pdf. Last accessed Feb 2017.

第2章 模拟教育理论

原著：Les R. Becker、Belinda A. Hermosura
翻译与审阅：程曦、陈睿、顾崇娟

概述

医学模拟教学是针对医学生、住院医师和专科医师培训的一种医学教育方法[1]，这种培训模式成本低而且收益明显，已被广泛认可[2]。最近的研究表明，模拟医学培训在高危及罕见产科急症演练中成果显著[3]。本章着重讨论模拟教学（SBE）的教育理论。

经验学习理论（ELT）是模拟教学的核心理论。David Kolb 和他的同事们为 ELT 的基础研究付出了毕生精力[4-6]。这一章节概述了 Kolb 团队对模拟教学的研究，并将相关内容整理为实用的基础理论。

> **关键知识点**
> - 模拟教学是以经验学习理论为基础，并为受培训者提供显著有效的实践技能操作训练。
> - 理解模拟教学背后的教育理论，有助于教学工作者开拓新的模拟项目。
> - 考虑模型的逼真程度，选择最符合教学目标的模型。

经验学习理论的起源

尽管 Kolb[4]在模拟教学领域的研究经常被引用，但他在 2014 年出版的历史性著作起初并没有受到广泛关注[6]。2014 年 Kolb 修订了他的早期著作，并且整合了关键要点。本章节以 Kolb 对 ELT 最早期的描述为开端。

Kolb[7]和其后的学者[4-6]将经验学习的特征描述为一个四阶段循环（图 2.1）。在第一个阶段，学员是"具体体验"，在临床教学中就是指模拟的医

疗操作或者就诊过程。学员的具体体验是构成第二阶段"观察和反思"的基本要素。经历第二阶段后，学员可以掌握诊疗过程的内在运作模式。在第三阶段，学员们在新的环境（其他模拟环境或真实的临床情景）中实践他们的运作模型，以积累更多的经验，并且不断循环重复，直至熟练掌握相关技能[8-10]。即使在 Kolb[7,11]最早期的著作中，他也强调了学习的四个关键特征。这四个关键特征包括具体体验、反思性观察、抽象概念化和主动实践。通过循环往复的过程，学员可取得到成功的效果。在学习过程中，学员必须放下偏见，全身心地投入体验中去，将观察结果整合为逻辑理论，并用其来做决策并解决问题[7]。

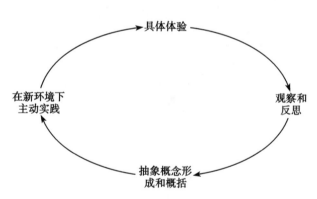

图 2.1 经验学习模式[7]

经验学习理论看似简单，但事实并非如此。在 1984 年和 2015 年的著作中，Kolb 致谢了 Piaget、Lewin 和 Dewey 对 ELT 作出的奠基性贡献，这三人被誉为"ELT 的最重要的精神先驱[6]"。Piaget 的毕生研究对象都是儿童，他描述了认知过程在学习和教育中的作用。Kolb[4]总结 Piaget 的观点时写道："Piaget 从理论上描述了人类如何从经验中获得智慧，智慧是在个人和环境交互作用中产生的，它不是个体的天赋特征。"Piaget[12]把认知过程描

述为"实体环境对智力形成的作用",并进一步指出,"实体环境中的具体体验是认知发展过程的基本要素"。同理,通过模拟培训,学员可以在实验室获得经验和体会,帮助掌握新的手术操作和专业知识。

Lewin 医生被认为是美国社会心理学的创始人[13]。Lewin 写道[14]:"为理解或预测行为,人和他周围的环境应被视为一系列相互依赖的因素的集合。"T-组合是反思性学习的早期形式[15],随着学习过程的循环重复,学习深度不断增加[16]。围绕 Lewin 的 T-组合研究,Kolb 建立了经验学习的理论。Kolb 的每日晚间讨论最开始只对工作人员开放,后来学生也可参与讨论。Kolb[6] 总结的 Lewin 医生对 ELT 的贡献大致如下:

"Lewin 发现,处于紧张的逻辑辩证和争论环境中时,人们结合自身的具体体验进行详细解析,可以最有效地促进学习。把有具体体验的学员和有实际经验的教师集中在一起,在一个开放自由的环境下探讨彼此不同的观点,会激发大家的思路,创造出一个充满活力的学习环境。"

最后,Kolb 称 John Dewey 为"20 世纪最有影响力的教育理论家"。如今,我们的教育方法基本上都是从 Dewey 的著作中继承和衍生而来[17]。学徒制、实习生制度、半工半读、合作教育以及其他教学形式的出现,即使不被称作革命性进展,但在当时也被认为是很大的进步。虽然 Dewey[17] 的关注点是全球范围的,但在他著作的第三章"经验标准"中可以看出,他思想的某些方面,无论是在模拟实验室还是在临床教学中,都与现代模拟教育有着强烈的共鸣。他写道:"教育者的主要责任不仅是通过环境促进学员经验形成,还要认识到何种环境有益于学员积累经验并不断进步[6]。"

学习风格和学习空间

在关于 ELT 与高等教育的讨论[5]和回顾[18]中,Kolb 等对学习风格和学习空间的早期探讨作了进一步拓展。他早期提出"知识可以通过领悟和经验转化进行积累",即四个基本学习方式:发散、吸收、融合和适应。人们积累的经验可以通过具体体验(CE)或者其对应的抽象概念化(AC),也可通过反思性观察(RO)或者其对应的主动实践(AE)将经验转化为知识。Kolb 等[5]描述的四种学习风格

来源于对各种学习方式进行分析。每个人领悟和经验转化的能力不同,应根据个人情况寻求一种或者多种适合自己的学习方式。

Kolb 等[18]基于以下六个方面简明扼要地描述了 ELT 体系。

(1) 学习最好作为过程,而不是结果。

(2) 所有的学习都是不断重新学习的过程,因为所有的信念和想法都需要被核实和检验,并整合为新的、更精炼的概念。

(3) 学习需要反思、行动、感受、思考交替进行。

(4) 学习是一个全面的过程,涉及个人的思考、感受、理解和行为。

(5) 学习是人和环境之间的互动,并从中吸收新的经验。

(6) 学习是创造知识的过程。

有了这些知识基础,我们现在可以讨论"学习空间"[18]。要注意,这六个内容在"学习空间"中可以进行互动,并非一成不变[6,18]。Kolb 等[18]还进一步指出,"在 ELT 中,体验式的学习空间包括吸引和排斥的力量(正反馈和负反馈的效果),正如行为/反馈和经验/理论的双重辩证法的两极,目的是为学习空间创造一个二维结构。"

上面六个内容都可用于高仿真的医学模拟场景,无论是基于人体模型或者是基于计算机模拟都适用。模拟训练之后的总结也称复盘(debriefing),是重要的组成部分,可以使模拟过程成为一个全面的整体。学习方式与模拟教学有关,与妇产科模拟教学的相关性尤为突出。

"模拟空间"的提议

"模拟空间"(simulation space)通常指用于医学模拟的场地[19],当用于分子生化检测时,模拟空间指模拟的测试平台[20]。关于学习空间的最新定义,Kolb[6]在其中囊括了物体、文化、机构、社会和心理的各个方面。

在这一章节中,我们将模拟空间定义为"与内在的经验学习过程相一致的模拟学习环境"。我们的定义同 Kolb 等人对 ELT 的描述[18]相吻合,Kolb 认为 ELT 是"受学习空间中学员状况影响的动态过程",包含了个体、文化、社会制度和心理在内的多维学习空间[6]。另外,当 Kolb 讲述 ELT 的应用时,Kolb 的 ELT(图 2.2)和 Lewin、Dewey 以及 Piaget 的基本理论通常联系在一起(图 2.3)。

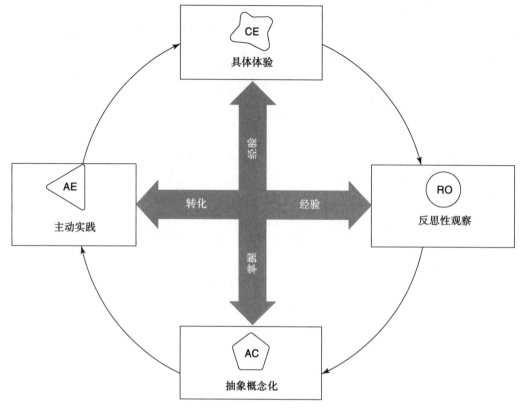

图 2.2　Kolb 的经验学习模式[6]

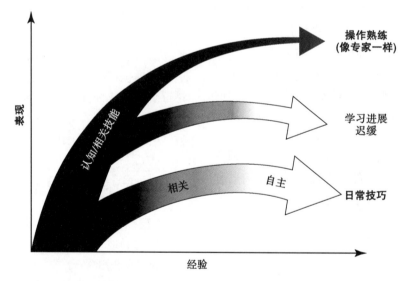

图 2.3　Ericsson[74] 的图说明操作熟练的学员和低水平或进展迟缓的学员之间的差别

Kolb 的修正模型

　　在讲述了 Kolb 的 ELT 理论概况之后,我们现在可以讨论 ELT 的模型(图 2.2)。

　　模型的关键要素是配对,通过具体体验(CE)及抽象概念化(AC)掌握新的技能,并且通过反思性观察(RO)和主动实践(AE)来转化体验[6]。

从周期循环到螺旋式上升

　　对于学习方法,大家比较熟悉 Kolb 的周期模式,Kolb 的螺旋式上升的学习模式还鲜为人知[6]。螺旋式上升的学习模式起源于艺术、哲学、自然科学,甚至物理学。在 Kolb 对 Thomas Cook 的评述中,我们可以看到他对螺旋式上升学习模式最简洁的描述。Thomas Cook 是 Kolb 欣赏的 20 世纪早期的学者、艺术家、历史学家和记者[21]。

Kolb[6] 在评论 Cook[21] 时这样说："螺旋式上升理论是富有想象力的概念，其美好之处在于它是不断进步的，而不是一成不变的。它可以用于解释过去，更重要的是可以预言未来。在它定义和阐释往事物的同时，也时常预测着新发现的到来。"

螺旋式上升理论完美地表述了 Kolb 定义的学习周期，基于模拟训练的学习也完全符合螺旋式上升理论。在这种学习模式下，每次模拟获得的经验都有助于下一次训练。此外，Kolb 也把螺旋式上升理论整合进他的知识创新体系中。我们建议把螺旋式上升学习模式作为终身学习中反思性实践的基础。Mann 和他的团队[22] 提供了医务人员进行反思性实践的有力证据。反思会被复杂的临床情况所触发。因此，通过模拟临床遭遇来加快螺旋式学习，我们能更好地进行反思性实践，也有利于终身学习。

理论支持

我们对 ELT 的回顾目前仍然浮于表面，我们必须借助一些其他理论来探讨如何进行模拟教学。在以下章节中，我们将讨论认知架构、Vygotsky 的最近发展区理论以及精确模拟教学。

模拟仿真度（Fidelity）

早期对模拟仿真度的讨论可以追溯到二十世纪五十年代，但最近对于模拟仿真度的定义源于 20 世纪 80 年代到 90 年代，来自美国军队[23-24]、联邦航空管理局[25] 和关于航空仿真模拟器[26-27] 的学术讨论。此后，Hays 和 Singer[28] 将模拟仿真度定义如下：

"模拟仿真度指训练场景和其模拟的实际操作场景之间的相似程度，包括两个维度：物理特征和功能特征。物理特征包括视觉、空间和本体感觉等；功能特征包括信息、训练场景的刺激和应答选项等。"

20 世纪 90 年代[29]，整体病人模拟器开始商业化，此后引发了商业竞争。现在，随着模拟器的功能不断增加，关于高仿真和中仿真模拟器的讨论在大量地进行，关于飞行模拟仿真度的讨论也在继续进行[25]。各种保真度的模拟器类型见表 2.1[30-31]。

Liu 和他的团队[32] 发表了关于仿真类型的综合报道。最近发布的仿真度定义见表 2.2，Rehmann 等所提出的仿真类型仍然是最有用的仿真度整体分类方案[25]。

表 2.1　模拟和模拟器仿真度类型

作者	仿真度类型	原理
Rehmann 等[25]	模拟	环境仿真度——模拟器复制运动、视觉和感官线索的程度 装备仿真度——模拟器复制真实系统的外观和感觉的程度 心理仿真度——学员认为模拟的仿真程度
Seropian[99]	模拟	貌似真实的环境 看似合理的回应 看似可信的互动 熟悉的装备 逼真的模拟设备
Maran 和 Glavin[30]	模拟器	部分任务培训师 基于计算机的系统 虚拟现实和触觉系统 模拟环境 集成模拟器 讲师驱动模拟器 模型驱动模拟器

表2.2　基于仿真度类型的分类和文献概述

分类	术语	参考文献	释义
环境	物理仿真度	Allen[100]	设备外观、声音和感觉与实际环境相似的程度
	环境仿真度	Rehmann 等[25] Paige 和 Morin[39]	模拟器复制运动、视觉和感官线索的程度
	试听仿真度	Rinalducci[101]	视觉和听觉刺激的复制
	模拟仿真度	Gross 等[102] Alessi[26]	设备可以复制实际环境或模拟显示和感觉的真实程度
	运动仿真度	Kaiser 和 Schroeder[103]	实际环境中运动的复制
	物理(工程学)	Dahl 等[104]	设备外观、声音和感觉与实际环境相似的程度
	病人仿真度	Tun 等[33]	全部或部分病人的互动
设备	功能仿真度	Allen[100] Dahl 等[104]	设备的功能、运行方式以及为模拟真实环境所提供的刺激
	设备仿真度	Zhang[105] Rehmann 等[25]	复制实际设备的硬件和软件
	任务仿真度	Zhang[105] Roza[106] Hughes 和 Rolek[107] Dahl 等[104]	复制用户完成的任务和操作
	医疗模拟仿真度	Tun 等[33]	临床设备和环境的重现
心理	心理仿真度	Rehmann 等[25]	学员认为模拟的替代程度
	心理/心理-认知仿真度	Kaiser 和 Schroeder[103] Beaubien 和 Baker[108] Dahl 等[104]	设备复制心理和认知因素的程度(即沟通、情景感知)
	心理 　任务属性 　概念属性	Paige 和 Morin[39] Dieckmann 等[109] Paige 和 Morin[39]	事件和情景反映实际情况的程度
	临床场景仿真度	Tun 等[33]	与场景脚本和演变的相关程度

从表2.1和表2.2可以看出,模拟器的选择让人眼花缭乱,这给建立特定的学习环境和学员群体带来了困难。Norman 等[34]发表了关于模拟仿真的重要研究,起到了分水岭作用。他们在三个方面比较低仿真模拟器(LFS)组、高仿真模拟器(HFS)组和无干预对照组的差异。这三个方面是:①听诊技巧和心音模拟器的使用;②基本运动技能;③复杂的危机管理能力。他们的研究结果与传统观点基本吻合。在大部分情况下,HFS 组和 LFS 组的模拟培训效果都优于无干预对照组,但所有研究都未能表明 HFS 组显著优于 LFS 组,二者之间的平均差异在 1%~2%。其他学者的研究结果,如 Lee 等对重症急救人员的试点培训研究[35]、Bredmose 等[36]的伦敦直升机急救培训研究以及 Levett-Jones

和他的团队在护理教育的研究[37-38],均与 Norman 的研究结果一致。在探讨这些研究结果的指导意义之前,让我们回顾一下最近的一些研究。

三篇综述总结了当前仿真技术的现状和观点分歧[33,39-40]。Paige 和 Morin[39]提出多维的仿真度模型,包括设备和环境的物理仿真度、任务仿真度(反映现实情况)、功能仿真度(模拟应答的真实性)、心理仿真度和概念仿真度。另外,他们把用于线索提示的模拟分为两类:概念提示和现实提示。他们强调"与任何学习环境的特征相比,仿真度的各个方面都取决于学员对学习情境的感知"。他们从病人(或参与人员)、临床场景和医疗设施(包括设备)等各个维度列出场景的真实性、刺激因素和线索提示。Hamstra 等[40]呼吁另一种观点:完全放弃"仿真度"这个术语,并用"物体和功能相似性"进行取代,把精力放在可操作性和基于共识的方法学上,例如"知识转换、学员参与和消除质疑"。

我们如何利用仿真度

考虑到医学教育模拟器的资本投入,以及放弃"仿真度"一词的可能性有限,医学教育者如何在确保教学效果的前提下充分利用现有的设备?Alessi[26]指出,仿真度的高低不是关键因素,医学教育者应根据学员的不同水平、类别或教学目标,选择合适的仿真度,这样做更为有益。

他写道:"在模拟设计中,我们正在面临两难的选择:一方面,增加仿真度在理论上会增加知识转换,但也可能会抑制初始学习效果,从而影响知识转换。另一方面,降低仿真度可能会增强初始学习效果,但是模拟场景与实际工作相差较大,学到的东西可能会难以应用到实际工作中去。如果用于初始演示或指导,教育者可以采用简单的、仿真度较低的模拟,而用于独立练习的训练项目,教育者可采用仿真度较高的模拟[26]。"

因此,选择仿真度时,应考虑学员的当前水平,确定合适的仿真度。随着学员水平的进步,仿真度也会相应提高。这一原理源于认知负荷理论[41-42]。早期学习应在仿真度相对较低的环境中进行,以减少认知负荷[42]。在准备进行临床实践时,可以提高仿真度,增加知识负荷。

Paige 和 Morin[39] 建议,设计模型时教育者应该认真考虑多个方面的因素,如物理、心理和概念仿真度。在他们的例子中,学习一项新技能可能与较高的物理仿真度、较低的心理仿真度和中等的概念仿真度有关。Burchard 等描述的宫腔镜下切除模拟就是一个很好的例子[43]。

总之,如何有效地改变仿真度以优化培训结果?我们建议,较低仿真度的模拟方法可以用于新手培训,以及任何水平学员的初始技能培训和技能提高培训。高仿真度的模拟方法适合于水平较高的学员,对他们的训练重点应放在知识与技能的实践转换和高风险评估。

知识基架

认知基架

Holton 和 Clarke[44]指出,正如脚手架能帮助工人建造或修复建筑物一样,"认知基架"可用于学习新的知识和操作。更重要的是,认知基架可以让"学员能够到达原本无法到达的地方[44]"。当学习或建筑任务完成时,"基架被移除……并且在最终产品中察觉不到[44]"。

模拟教育明确借鉴了认知基架的原理。Jerome Bruner 是一位终身致力于儿童发育研究的认知心理学家[45],他的基础工作得到广泛认可,使得"认知基架"的概念不断。他将儿童的技能获取描述为"目标导向的熟练行动……由一系列有序的行动组成,根据前瞻、反馈和结果不断地修正行动,以减少行动的变异性,并增加行动的预测性及效能[45]。"

基架理论借鉴了 Vygotsky[46]的"最近发展区"理论。关于儿童的"近端发展区"理论是指"实际能力和发展潜力之间的差距。实际能力根据独立解决问题的能力来评定,发展潜力是指在成人指导下或与能力更强的同龄人合作下解决问题的能力。"Wood 等强调学习的社会背景,并指出解决问题或获得技能可借助认知基架。认知基架可以帮助儿童或新手完成任务或实现目标,如果没有认知基架的帮助,独立解决问题的可能性不大[47]。

临床医学问题通常缺乏合理的框架[48]。在这种情况下,新手不太可能获得独立解决问题的知识[49]。Saye 和 Brush[50] 将两类基架概念化,以帮助新手在缺乏合理框架的学习环境中成长。作者将"硬基架"定义为"根据学生可能遇到的困难,提前预测和计划的静态基架[50]"。在模拟培训中,硬基架的例子包括操作视频(Yelland 和同事将其描述为"技术基架"[51])和格式化任务清单。

相比之下,软基架是"动态的、随环境改变的基架[50]",其中可能与模拟监察员或流动教员是否在场有关[52]。软基架的建立要求导师和学员分别获得提问和反馈的机会。基架的作用不仅在于"支持知识的即时构建……也为学员未来的独立学习提供了基础[44]"。导师甚至同事之间的"交互基架"[44]可以贯穿一个人的职业生涯,构成终生学习的基础。Sibley 和 Parolee[53] 以及 Paramalee 和 Hudes[54] 都证实了基架在团队建设中的重要性。我们认为 Holton 和 Clarke 提出的交互基架[44]是团队或小组终身学习的基础,Tolsgaard 等的综述确认了基架在医学教育早期阶段的价值[55]。模拟医学同样依赖专家基架[44,56-59],教师通过动态评估学员的专业水平,帮助学员发挥潜力,促进学员掌握新的知识和技能[60]。Van Lier[61] 将这种类型的基架称为"可变基架"。

在早期研究中，Jonassen[62]强调了基架在计算机引导的以病例为基础的教学中的重要性。Hmelo和Day[63]率先将基于情境的问题引入模拟基础医学教育[64]。Choules[65]在关于医学教育学习的综述中，发现自主学习者在虚拟病人情景中使用基架的策略，旨在通过互动教学加强诊断推理和管理病人的技能。Wu等[66]最近通过临床推理教学，论证了基架在认知方面的价值。不管在认知上，还是通过听觉、视觉和触觉表现，基架在模拟领域的重要性得到广泛认可。Lemheney和他的团队[67]在近期虚拟现实（VR）模拟中提及处理门诊紧急医疗情况的基架，Kizakevich等人[68]在多人创伤的VR模拟分诊中，也同样提及基架的应用。

对于较为传统的模拟主题和方法，Rawson等[69]强调了基架在基础和临床教学中进行液体疗法模拟的重要性。Nel[70]在对心理学学员进行临床模拟培训时，强调了模拟医学的双重理论基础，包括基架和近端发育区的概念[46]。在介绍关键团队合作原则的模拟课程中，Banerjee等[71]确定了基架是获取知识和技能的重要基础。在鲜为人知的远程模拟领域，Papanagnou[72]指出了基架的内在障碍，他认为远程模拟可能是一种更适合高水平学员的模式。

总之，基架不仅是教学研究的一个部分，更是医学模拟和教育的重要组成部分。根据特定的模拟主题和类型，基架可以是模拟器本身，但在多数情况下，基架指教师、监考员或学员同行。

刻意练习

专业技能（expert performance）与刻意练习

在本节中，我们将简要介绍专业技能的获取和成为专家的途径，即刻意练习。随后，我们将介绍如何掌握医学的学习技巧及各种学习方法的内在联系，并对现代医学教育作一简述。

（译者注：expert performance是教育界的一个新词汇。通常指行业专家所具有的完美无缺的技能，这种技能可以通过刻意苦练来获取。有人翻译为专业表现或专家表现，我们在本章译为专业技能。）

Ericsson毕生致力于专业技能的理论研究，他在这个领域的贡献超出了本章内容所涵盖的范围。自20世纪90年代初以来，他的大部分研究都集中在刻意练习上。在过去的十年中，他扩大了研究范围，将这些概念与模拟学习相结合。在对钢琴家的研究中，Ericsson等[73]发现，在一些特定条件下，练习总能提高技能。技能的显著提高与下列因素有关：①给予明确的目标和任务；②激励改进；③提供反馈；④提供足够的机会重复练习和改进[74]。Ericsson和他的同事进一步确定，如果要刻意地改善学员的表现，使其超出自己目前的水平，需要其全神贯注、刻意练习，通常还需要借助更好的方法来完成任务[74]。另外，想要达到最高境界，学员也需要进行心理方面的培训，具体为"心理重建"，可以让学员提前计划和推演各种行动方案，同时让他们对学习进行自我监控，从而为持续复杂的学习提供关键性反馈[75]。Ericsson[73]的一项著名研究还发现，到20岁时，最优秀的音乐家的练习时间已经超过了10 000个小时，这是低水平音乐家的两倍。这项研究和其他研究（举例见[76]）都明确表明，刻意练习可以持续地提高专业技能。Ericsson的研究显示：（图2.3）[74]，经过长期磨炼后，学员学到的操作技能会逐步稳定，并成为自主技能。Fitts和Posner[76]发现，如果一个技能几乎不需要认知努力，最终会导致技能发展受阻。相比之下，追求专家般完美技能的学员一直处于学习的认知和联想阶段，同时心理准备也更加全面。如下所述，模拟是进行刻意练习的一种方式，是帮助学员达到专家水平的有效路径[77]。

刻意练习、掌握学习方法和医学教育

McGaghie[78]简洁地描述了学习的核心原则："①所有学员都可以优秀地完成学习任务；②在良好的学习环境中，学员的学习效果差异不大。"此外，学习的要旨在于获取知识和技能，学习效果和专业技能可以与固有标准进行比较。所有学员均应给予足够的时间来达到学习目的，每个学员需要的时间可能不同[79]。医学教育的原则是保证医护人员的素质和能力[79]。刻意练习是熟练掌握专业技能的重要途径。

负责住院医师培训的人员已经把刻意练习和学习技巧纳入培训中。美国西北大学的Diane Wayne在该领域作出了突出贡献，她将有关学习的新概念应用于加强心脏生命支持[80]和胸腔穿刺术[81]。Jeffrey Barsuk是Wayne的同事，他的团队证实了三项组合在技能培训中的价值，这三项包括模拟、掌握学习方法和刻意练习。他们把这三项组合应用于血液透析导管插入术[82]、成人腰椎穿刺[83]、腹腔穿刺术[84]和中心静脉置管[85]的培训。其他研究表明，刻意练习和掌握学习方法在其他领域也得到广泛应用，包括婴儿腰椎穿刺[86]、新生儿复苏[87-89]、神经外科[90]、外科操作技能[91]和可视喉镜[92]等。在宫腔镜技术培训中，住院医师进行刻意练习已经产生良好的培训效果[93-94]。基于刻意练习的学习模式可以改善病人和群体的健康结局[95-98]。

本章是体验式模拟医学教育理论的入门课，概述了该领域的起源，回顾了模拟仿真度的最新概念，讨论了认知基架的重要性，最后阐述了刻意练习和掌握学习方法之间的密切关系。

参考文献

1. Deering S, Auguste T, Lockrow E. Obstetric simulation for medical student, resident, and fellow education. YSPER. 2013;37(3):143–5.
2. Bruno CJ, Glass KM. Cost-effective and low-technology options for simulation and training in neonatology. YSPER. 2016;40(7):473–9.
3. Fisher N, Bernstein PS, Satin A, Pardanani S, Heo H, Merkatz IR, et al. Resident training for eclampsia and magnesium toxicity management: simulation or traditional lecture? Am J Obstet Gynecol. 2017;203(4):1–5.
4. Kolb DA. Experiential learning. Englewood Cliffs: Prentice-Hall; 1984.
5. Kolb AY, Kolb DA. Learning styles and learning spaces: enhancing experiential learning in higher education. Acad Manag Learn Edu. 2005;4(2):193–212.
6. Kolb DA. Experiential learning: experience as the source of learning and development. 2nd ed. Pearson Education: Saddle River; 2015.
7. Kolb DA. Management and the learning process. Calif Manag Rev. 1976;XVIII(3):21–31.
8. Dreyfus SE, Dreyfus HL. A five-stage model of the mental activities involved in directed skill acquisition. DTIC Document: Berkeley; 1980.
9. Dreyfus SE. The five-stage model of adult skill acquisition. Bull Sci Technol Soc. 2004;24(3):177–81.
10. Ericsson KA. The influence of experience and deliberate practice on the development of superior expert performance. In: Ericsson KA, Charness N, Feltovich PJ, Hoffman RR, editors. The Cambridge handbook of expertise and expert performance. Cambridge: Cambridge University Press; 2006. p. 683–704.
11. Kolb DA. On management and the learning process. Cambridge, MA: Massachusetts Institute of Technology; 1973.
12. Piaget J. Development and learning. In: Gauvain M, Cole M, editors. Readings on the development of children, vol. 1997. New York: Scientific American Books; 1964. p. 19–28.
13. Marrow AJ. The practical theorist: the life and work of Kurt Lewin, vol. 1969. New York: Basic Books; 1969.
14. Lewin K. Resolving social confllicts & field theory in social science. Washington, DC: American Psychological Association; 2008 [1946].
15. Hampden-Turner CM. An existential "learning theory" and the integration of T-group research. J Appl Behav Sci. 1966;2(4):367–86.
16. Bradford L, Gibb J, Benne K, editors. T-group theory and laboratory method: innovation in re-education. New York: Wiley; 1964.
17. Dewey J. Education and experience. New York: Simon and Schuster; 1938.
18. Kolb AY, Kolb DA. Learning styles and learning spaces: a review of the multidisciplinary application of experiential learning theory in higher education. In: Sims RR, Sims SJ, editors. Learning styles and learning. New York: Nova Science Publishers, Inc.; 2006. p. 45–91.
19. Arafeh JMR. Simulation-based training: the future of competency? J Perinat Neonatal Nurs. 2011;25(2):171–4.
20. Toofanny RD, Simms AM, Beck DA, Daggett V. Implementation of 3D spatial indexing and compression in a large-scale molecular dynamics simulation database for rapid atomic contact detection. BMC bioinformatics. 2011;12:234.
21. Cook T. The curves of life. London: Constable and Company; 1914.
22. Mann K, Gordon J, MacLeod A. Reflection and reflective practice in health professions education: a systematic review. Adv Health Sci Educ. 2009;14(4):595.
23. Hays RT. Simulator fidelity: a concept paper. DTIC Document; 1980.
24. Hays RT. Research issues in the determination of simulator fidelity: proceedings of the ARI sponsored workshop 23–24 July, 1981.
25. Rehmann AJ, Mitman RD, Reynolds MC. Federal aviation administration technical C. A handbook of flight simulation fidelity requirements for human factors research; 1995. 25 p.
26. Alessi SM. Fidelity in the design of instructional simulations. J Comput-Based Ins. 1988;15:40–7.
27. Alessi SM. Simulation design for training and assessment. Aircrew Train Assess. 2000;
28. Hays RT, Singer MJ. Simulation fidelity in training system design: bridging the gap between reality and training. New York: Springer; 1989.
29. Bradley P. The history of simulation in medical education and possible future directions. Med Educ. 2006;40(3):254–62.
30. Maran NJ, Glavin RJ. Low-to high-fidelity simulation–a continuum of medical education? Med Educ. 2003;37(s1):22–8.
31. Alinier G. A typology of educationally focused medical simulation tools. Med Teach. 2007;29(8):e243–50.
32. Liu D, Macchiarella N, Vincenzi D. Simulation fidelity. Boca Raton: CRC Press; 2008. p. 61–73.
33. Tun JK, Alinier G, Tang J. Redefining simulation fidelity for healthcare education. Simul Gaming. 2015;46(2):159–74.
34. Norman G, Dore K, Grierson L. The minimal relationship between simulation fidelity and transfer of learning. Med Educ. 2012;46(7):636–47.
35. Lee KHK, Grantham H, Boyd R. Comparison of high- and low-fidelity mannequins for clinical performance assessment. Emerg Med Australas. 2008;20(6):508–14.
36. Bredmose PP, Habig K, Davies G, Grier G, Lockey DJ. Scenario based outdoor simulation in pre-hospital trauma care using a simple mannequin model.

Scandinavian. Journal of Trauma, Resuscitation and Emergency Medicine. 2010;18(1):13.

37. Lapkin S, Levett-Jones T. A cost-utility analysis of medium vs. high-fidelity human patient simulation manikins in nursing education. J Clin Nurs. 2011;20(23–24):3543–52.

38. Levett-Jones T, Lapkin S, Hoffman K, Arthur C, Roche J. Examining the impact of high and medium fidelity simulation experiences on nursing students' knowledge acquisition. Nurse Educ Pract. 2011;11(6):380–3.

39. Paige JB, Morin KH. Simulation Fidelity and cueing: a systematic review of the literature. Clin Simul Nurs. 2013;9(11):e481–e9.

40. Hamstra SJ, Brydges R, Hatala R, Zendejas B, Cook D. Reconsidering fidelity in simulation-based training. Acad Med. 2014;89(3):387–92.

41. van Merrienboer JJG, Sweller J. Cognitive load theory and complex learning: recent developments and future directions. Educ Psychol Rev. 2005;17(2):147–77.

42. Reedy GB. Using cognitive load theory to inform simulation design and practice. Clin Simul Nurs. 2015;11(8):355–60.

43. Burchard ER, Lockrow EG, Zahn CM, Dunlow SG, Satin AJ. Simulation training improves resident performance in operative hysteroscopic resection techniques. Am J Obstet Gynecol. 2007;197(5):542–e4.

44. Holton D, Clarke D. Scaffolding and metacognition. Int J Math Educ Sci Technol. 2006;37(2):127–43.

45. Bruner JS. Organization of early skilled action. Child Dev. 1973;44(1):1–11.

46. Vygotsky L. Mind in society: the development of higher psychological processes. Oxford: Harvard University Press; 1978.

47. Wood D, Bruner JS, Ross G. The role of tutoring in problem solving. J Child Psychol Psychiatry. 1976;17(2):89–100.

48. Barrows HS, Feltovich PJ. The clinical reasoning process. Med Educ. 1987;21(2):86–91.

49. Land SM, Hannafin MJ. Patterns of understanding with open-ended learning environments: a qualitative study. Educ Technol Res Dev. 1997;45(2):47–73.

50. Saye JW, Brush T. Scaffolding critical reasoning about history and social issues in multimedia-supported learning environments. Educ Technol Res Dev. 2002;50(3):77–96.

51. Yelland N, Masters J. Rethinking scaffolding in the information age. Comput Educ. 2007;48(3):362–82.

52. Simons KD, Klein JD. The impact of scaffolding and student achievement levels in a problem-based learning environment. Instr Sci. 2007;35(1):41–72.

53. Sibley J, Parmelee DX. Knowledge is no longer enough: enhancing professional education with team-based learning. New Dir Teach Learn. 2008;2008(116):41–53.

54. Parmelee DX, Hudes P. Team-based learning: a relevant strategy in health professionals' education. Med Teach. 2012;34(5):411–3.

55. Tolsgaard MG, Kulasegaram KM, Ringsted CV. Collaborative learning of clinical skills in health professions education: the why, how, when and for whom. Med Educ. 2015;50(1):69–78.

56. Borders LD, Eubanks S, Callanan N. Supervision of psychosocial skills in genetic counseling. J Genet Couns. 2006;15(4):211–23.

57. Hess A. Growth in supervision: stages of supervisee and supervisor development. In: Kaslow F, editor. Supervision and training: models, dilemnsa,

and challenges. New York: The Hawoth, Inc.; 1986. p. 51–67.

58. Middelton LA, Peters KF, Helmbold EA. Programmed instruction: genetics and gene therapy: genes and inheritance. Cancer Nurs. 1997;20(2):129–51.

59. Read A, Donnai D. New clinical genetics. 3rd ed. Oxfordshire: Scion; 2015.

60. Venne VL, Coleman D. Training the Millennial learner through experiential evolutionary scaffolding: implications for clinical supervision in graduate education programs. J Genet Couns. 2010;19(6):554–69.

61. Van Lier L. Interaction in the language curriculum: awareness, autonomy, and authenticity. London: Longman; 1996.

62. Jonassen DH. Scaffolding diagnostic reasoning in case-based-learning environments. J Comput High Educ. 1996;8(1):48–68.

63. Hmelo C, Day R. Contextualized questioning to scaffold learning from simulations. Comput Educ. 1999;32(2):151–64.

64. Barrows HS. How to design a problem-based curriculum for the preclinical years. New York: Springer Pub Co; 1985.

65. Choules AP. The use of elearning in medical education: a review of the current situation. Postgrad Med J. 2007;83(978):212–6.

66. Wu B, Wang M, Johnson JM, Grotzer TA. Improving the learning of clinical reasoning through computer-based cognitive representation. Med Educ Online. 2014;19:25940.

67. Lemheney AJ, Bond WF, Padon JC. Developing virtual reality simulations for office-based medical emergencies. J Virtual Worlds Res. 2016;9:1–18.

68. Kizakevich P, Furberg R, Hubal R, editors. Virtual reality simulation for multicasualty triage training. Proceedings of the 2006 I/ …; 2006/01/01.

69. Rawson RE, Dispensa ME, Goldstein RE, Nicholson KW, Vidal NK. A simulation for teaching the basic and clinical science of fluid therapy. Adv Physiol Educ. 2009;33(3):202–8.

70. Nel PW. The use of an advanced simulation training facility to enhance clinical psychology trainees' learning experiences. Psychol Learn Teach. 2010;9(2):65.

71. Banerjee A, Slagle JM, Mercaldo ND, Booker R, Miller A, France DJ, et al. A simulation-based curriculum to introduce key teamwork principles to entering medical students. BMC Med Educ. 2016;16(1):295.

72. Papanagnou D. Telesimulation: a paradigm shift for simulation education. AEM Educ Train. 2017;1:137.

73. Ericsson KA, Krampe RT, Tesch-Römer C. The role of deliberate practice in the acquisition of expert performance. Psychol Rev. 1993;100(3):363–406.

74. Ericsson KA. Deliberate practice and acquisition of expert performance: a general overview. Acad Emerg Med. 2008;15(11):988–94.

75. Ericsson KA. The scientific study of expert levels of performance: general implications for optimal learning and creativity1. High Abil Stud. 1998;9(1):75–100.

76. Fitts PM, Posner MI. Human performance. 1967.

77. Ericsson KA. Deliberate practice and the acquisition and maintenance of expert performance in medicine and related domains. Acad Med. 2004;79(10 Suppl):S70–81.

78. McGaghie WC. Mastery learning. Acad Med. 2015;90(11):1438–41.
79. McGaghie WC, Miller G, Sajid A, Tedler T. Competency-based curriculum development in medical education. An introduction. Public health papers no. 68. Geneva: World Health Organization; 1978. 96 p.
80. Wayne DB, Butter J, Siddall VJ, Fudala MJ, Wade LD, Feinglass J, et al. Mastery learning of advanced cardiac life support skills by internal medicine residents using simulation technology and deliberate practice. J Gen Intern Med. 2006;21(3):251–6.
81. Wayne DB, Barsuk JH, O'Leary KJ, Fudala MJ, McGaghie WC. Mastery learning of thoracentesis skills by internal medicine residents using simulation technology and deliberate practice. J Hosp Med. 2008;3(1):48–54.
82. Barsuk JH, Ahya SN, Cohen ER, McGaghie WC, Wayne DB. Mastery learning of temporary hemodialysis catheter insertion by nephrology fellows using simulation technology and deliberate practice. Am J Kidney Dis. 2009;54(1):70–6.
83. Barsuk JH, Cohen ER, Caprio T, McGaghie WC, Simuni T, Wayne DB. Simulation-based education with mastery learning improves residents' lumbar puncture skills. Neurology. 2012;79(2):132–7.
84. Barsuk JH, Cohen ER, Vozenilek JA, O'Connor LM, McGaghie WC, Wayne DB. Simulation-based education with mastery learning improves paracentesis skills. J Grad Med Educ. 2012;4(1):23–7.
85. Barsuk JH, Cohen ER, Mikolajczak A, Seburn S, Slade M, Wayne DB. Simulation-based mastery learning improves central line maintenance skills of ICU nurses. J Nurs Adm. 2015;45(10):511–7.
86. Kessler DO, Auerbach M, Pusic M, Tunik MG, Foltin JC. A randomized trial of simulation-based deliberate practice for infant lumbar puncture skills. Simul Healthc. 2011;6(4):197–203.
87. Sawyer T, Sierocka-Castaneda A, Chan D, Berg B, Lustik M, Thompson M. Deliberate practice using simulation improves neonatal resuscitation performance. Simul Healthc. 2011;6(6):327–36.
88. Barry JS, Gibbs MD, Rosenberg AA. A delivery room-focused education and deliberate practice can improve pediatric resident resuscitation training. J Perinatol. 2012;32(12):920–6.
89. Cordero L, Hart BJ, Hardin R, Mahan JD, Nankervis CA. Deliberate practice improves pediatric residents' skills and team behaviors during simulated neonatal resuscitation. Clin Pediatr. 2013;52(8):747–52.
90. Marcus H, Vakharia V, Kirkman MA, Murphy M, Nandi D. Practice makes perfect? The role of simulation-based deliberate practice and script-based mental rehearsal in the acquisition and maintenance of operative neurosurgical skills. Neurosurgery. 2013;72(Suppl 1):124–30.
91. Palter VN, Grantcharov TP. Individualized deliberate practice on a virtual reality simulator improves technical performance of surgical novices in the operating room: a randomized controlled trial. Ann Surg. 2014;259(3):443–8.
92. Ahn J, Yashar MD, Novack J, Davidson J, Lapin B, Ocampo J, et al. Mastery learning of video laryngoscopy using the Glidescope in the Emergency Department. Simul Healthc. 2016;11(5):309–15.
93. Chudnoff SG, Liu CS, Levie MD, Bernstein P, Banks EH. Efficacy of a novel educational curriculum using a simulation laboratory on resident performance of hysteroscopic sterilization. Fertil Steril. 2010;94(4):1521–4.
94. Rackow BW, Solnik MJ, Tu FF, Senapati S, Pozolo KE, Du H. Deliberate practice improves obstetrics and gynecology residents' hysteroscopy skills. J Grad Med Educ. 2012;4(3):329–34.
95. Barsuk JH, Cohen ER, Potts S, Demo H, Gupta S, Feinglass J, et al. Dissemination of a simulation-based mastery learning intervention reduces central line-associated bloodstream infections. Qual Saf Health Care. 2014;23(9):749–56.
96. Griswold S, Ponnuru S, Nishisaki A, Szyld D, Davenport M, Deutsch ES, et al. The emerging role of simulation education to achieve patient safety: translating deliberate practice and debriefing to save lives. Pediatr Clin N Am. 2012;59(6):1329–40.
97. McGaghie WC, Issenberg SB, Cohen ER, Barsuk JH, Wayne DB. Medical education featuring mastery learning with deliberate practice can lead to better health for individuals and populations. Acad Med. 2011;86(11):e8–9.
98. McGaghie WC, Issenberg SB, Barsuk JH, Wayne DB. A critical review of simulation-based mastery learning with translational outcomes. Med Educ. 2014;48(4):375–85.
99. Seropian MA. General concepts in full scale simulation: getting started. Anesth Analg. 2003;97(6):1695–705.
100. Allen J. Maintenance training simulator fidelity and individual difference in transfer of training. Hum Factors. 1986;28(5):497–509.
101. Rinalducci E. Characteristics of visual fidelity in the virtual environment. Presence Teleop Virt. 1996;5(3):330–45.
102. Gross D, Freemann R, editors. Measuring fidelity differentials in HLA simulations. Fall 1997 Simulation Interoperability Workshop; 1997.
103. Kaiser M, Schroeder J. Flights of fancy: the art and sceince of flight simulation. In: Vidulich M, Tsang P, editors. Principles and practices of aviation psychology. Mahwah: Lawrence Erlbaum Associates; 2003. p. 435–71.
104. Dahl Y, Alsos OA, Svanæs D. Fidelity considerations for simulation-based usability assessments of mobile ICT for hospitals. Int J Hum Comput Interact. 2010;26(5):445–76.
105. Zhang B. How to consider simulation fidelity and validity for an engineering simulator. Flight simulation and technologies. Guidance, navigation, and control and co-located conferences. American Institute of Aeronautics and Astronautics; 1993.
106. Roza M, Voogd J, Jense H, editors. Defining, specifying and developing fidelity referents. 2001 European simulation interooperability workshop. London; 2001.
107. Hughes T, Rolek E, editors. Fidelity and validity: issues of human behavioral representation requirements development. 2003 Winter simulation conference. New Orleans; 2003.
108. Beaubien JM, Baker DP. The use of simulation for training teamwork skills in health care: how low can you go? Qual Saf Health Care. 2004;13(suppl 1):i51–i6.
109. Dieckmann P, Gaba D, Rall M. Deepening the theoretical foundations of patient simulation as social practice. Simul Healthc. 2007;2(3):183–93.

第3章 模拟剧本的构建要点

原著:Toni Huebscher Golen

翻译与审阅:罗艺洪、王乐乐、顾崇娟

概述

模拟剧本(simulation scenarios)的构建受多种因素影响,其中包括近期发生的不良事件、新的管理要求、新技术的出现、教育目标的改变。模拟剧本被设计成具有形成性(formative)或总结性(summative)的特点,可以评估学员的能力或教授新的知识。模拟剧本旨在提高沟通能力和/或专业技能。所有的模拟剧本都有一个共同目标,即增强实践能力。

人们迫切地希望构建一个理想的模拟剧本,其中包括所有细节、细微差别以及实际工作中遇到的所有可能。然而,这样的模拟剧本可能不太现实。著名的电影制作人史蒂文·斯皮尔伯格(Steven Spielberg)曾说过:"如果你只是给观众一些特效,这就很难取悦他们;但如果是一个好故事,观众很容易被取悦。"类似的原则同样适用于模拟剧本的创作,即不必过于担心特效,而要专注于构建正确的模拟内容。在医学模拟中,剧本内容应该强调教学重点,其他所有的情节都是装饰。本章将一步步地讨论模拟剧本的编写细节,目的是贯彻既定的教学原则,避免不必要的细节,并采用有效的教学方法,使剧本引人入胜。剧本场景构建模板见图 3.1。

---

a

模拟剧本的构建模板

临床主题(要简短精练):＿＿＿＿＿＿＿＿＿

学习范围(符合下列 1~2 条)
　急症,不常见的疾病
　团队交流
　治疗方案的实施
　医疗相关法律法规问题
　技术操作

模拟效果(用一句话总结;包括学员能表现出来的知识、技能以及行为。例如,学员给病人传达坏消息时富有同情心。)

场景设置
　模拟训练中心
　手术室(现场)
　产房(现场)
　护士站
　急诊科
　其他(描述):

图 3.1　场景构建模板

b

初步学习目标(不要少于 2 条,也不要多于 5 条。句子简短,并且直接指示将进行的操作。例如进行体格检查,或是,向病人及家属解释病情)

1.
2.
3.
4.
5.

角色描述

　　学员的临床经验以及专业水平:

　　　工作人员团队
　　　　护士
　　　　助产士
　　　　医生
　　　　快速反应团队
　　　　手术室团队
　　　　药车
　　　　辅助人员
与角色相关的信息(疲劳、心理状态、新手水平、专注力):

　　　病人
　　　姓名:
　　　年龄:
　　　孕产史:
　　　妊娠状态:是/否
　　　疾病/手术史:
　　　用药史:
　　　过敏史:
　　　社会因素:
　　　心理状况:

　　陪同的人/家庭成员
　　　姓名:
　　　关系:
　　　出现的原因:
　　　对学员的期望(希望学员做什么?):
　　　心理状态:

用具
　　　人体模型
　　　训练模型
　　　静脉输液泵
　　　静脉输液液体
　　　静脉输液管
　　　Foley 导尿管(导尿包)
　　　腹腔镜仪器

图 3.1(续) 场景构建模板

c

宫腔镜仪器

生命体征监护仪

胎儿监护仪

补液

血液制品

药物道具

缝合材料

手术器械

识别带

影像

胎心率监测仪及报警器

文件、表格、电子病历

其他

学员设置清单(学员须知)

参与角色的具体说明

场景设置

指南及学习预期

告知学员这是一个安全的环境

允许犯错误,并且鼓励犯错

表演得尽可能自然

快乐地学习

预模拟要求的完成情况(例如阅读相关材料,视频)

提供模拟中解决问题的必要资料(例如病人的姓名、年龄、初始的检验结果)

模拟演示的时间轴

0~5 分钟

开始阶段

向学员介绍各自的角色,病人、场景设定、指南、学习预期,以及在开始解决问题时必要的病人资料

转折点(如生命体征改变)

提供转折点的角色:

5~15 分钟

中间阶段

学员解决问题并且完成任务

15~25 分钟

结束阶段

复盘,反馈

主持人清单

主持人清单是保证学习目标完成的工具,且有助于演示后的复盘和反馈。

创建清单要从学习的主要目的开始,明确为达到目标而需进行的每个操作。

清单

1. 学习目标

a. 为了达到学习目标,学员需要完成的任务

b. _____

c. _____

d. _____

图 3.1(续) 场景构建模板

d

2. 学习目标

    a. 为了达到学习目标,学员需要完成的任务

    b. _____

    c. _____

    d. _____

3. 学习目标

    a. 为了达到学习目标,学员需要完成的任务

    b. _____

    c. _____

    d. _____

清单范例:

学习目标:

1. 评估生命体征
2. 进行体格检查
3. 确定妊娠状态
4. 与团队及家属沟通,将病人转移至手术室

主持人清单:

    学员确定体温

    学员确定心率

    学员确定呼吸频率

    学员确定血压

    学员沟通交流,并识别异常血压

    学员确定氧合状态

    学员进行心脏听诊

    学员进行肺部听诊

    学员进行腹部触诊

    学员进行妊娠测试

    学员与护士沟通,病人需要转移至手术室

    学员本人或让人通知手术室,告知病情紧急

    学员向病人告知需要手术,并签署知情同意书

    病人转运至手术室

复盘及反馈

    阐述模拟培训场景的学习目的以及出现的问题。

    学员以及参与者对模拟训练的体会如何?

    总结达成的学习目标。

    学生是否学到了适用的知识和技能?

    模拟训练中的哪些部分表现好?

    模拟训练中的哪些部分需要改进?

    学生认为模拟训练的疾病诊断是什么?

    我们的模拟培训后续如何提高?

图 3.1(续) 场景构建模板

关键知识点

- 模拟方案的创建应限于临床上面临的问题,且解决问题的方法很难通过传统教学来传授。
- 在开始剧本构建时,应先明确期望的结果。
- 选择最适合临床问题的场景。
- 充分发挥角色的作用,使剧本演示有真实感。
- 把制订的学习目标作为辅导员的任务清单。
- 演示终止后,进行汇报、总结或反思。至此,成功的模拟剧本方告结束。

理论与证据

坚实的教育理论和实践是搞好模拟培训的基础。Jeffries 等[1]和美国护理联盟[2](NLN)详尽地考虑了模拟方案的设计。他们确定了教育实践的几个关键环节,包括主动学习[3]、反馈[4]、采用多种学习风格以及对成功持有较高期望[5],这些做法均可提高模拟培训的获益。

除了基础教育原则外,模拟剧本设计中的某些特点也会带来成功。在编写剧本时,对于培训目标、剧本真实性、解决问题的方法、学员支持及模拟后进行复盘总结,都应有详尽的方案。根据培训的目的、场景和预期结果,剧本的每个特点可在培训的不同部分中展现。

在进行模拟练习之前,学员应先听取剧本和场景的标准描述,这样可以明确场景和角色特点,并避免不必要的事件发生[6]。

仿真度是指一个模拟场景接近真实的程度。一个场景可追求或高或低的仿真度,模拟的目的决定所需仿真度的程度,例如培训腹腔镜下淋巴结清扫术可能需要高仿真度,而低仿真度对于Ⅱ度会阴裂伤修补术的培训或者团队合作与沟通的练习十分有效[7]。

每个模拟剧本都应为学员提供解决问题的机会。有待解决的问题数量和难度应根据学员的知识和技能水平而定。剧本的难度对学员应该具有一定的挑战性,不是高不可攀的,而是具有成功的可能性。应该避免给学员提供太多的信息。当学员面临问题时,他们应该对问题进行评估,解决问题,然后反思他们的表现[8]。当学员结束模拟训练时,他们应该从任务完成过程中获得自信,并从中受到鼓励。

构建模拟剧本时,编者要明确学员何时需要帮助及如何获取帮助、提示或其他信息。编者可以通过多种方式将信息融入剧本。主持人可以提前或实时提供信息,也可以由参与模拟的其他人提供信息,或者通过适当的定时电话、检查报告或其他方式来传达信息,目的是将这些信息很自然地融入脚本和场景中。例如,在构建一个旨在学习如何治疗子痫前期的场景时,学员可能只专注于治疗高血压,却没有注意到人体模型已经发生抽搐,此时,护士发出的一声惊呼可能有助于转移焦点,并有利于推动模拟场景向前发展。

回顾分析也可称复盘。无论模拟剧本多么简单,都应在剧本中包括反思及复盘。模拟演示一旦完成,应立即开始复盘。复盘的细节将在其他章节进行描述。许多模拟剧本的编者都认为复盘总结是模拟培训的最关键部分。完好的复盘应包括以下基本内容:主持人给予反馈,学员说出自己的感受和印象,回顾剧本的演示流程,以及学员之间的经验分享[9-13]。

要构建一个好的模拟剧本,编者需要提前进行详细的计划,其中要结合教育理论、医学知识、模拟经验、最佳临床实践经验以及持续改进方案[14]。

选择临床问题

并非所有的教学都需要模拟。模拟培训需要的资源较多,为使模拟培训达到良好的效果,选择培训主题时应考虑:具有挑战性的临床问题,新的专业技能或很少使用的专业技能以及提高多专业沟通能力的项目。

妇产科的具体例子如下所示:

(1) 高危但发生率较低的疾病

- 肺栓塞
- 羊水栓塞
- 败血症
- 糖尿病酮症酸中毒
- 子痫
- 心搏骤停

(2) 沟通困难的临床问题

- 产妇死亡
- 流产
- 医患冲突
- 医护人员表现不佳
- 领导能力缺乏

（3）医疗制度
- 安全核查清单的使用
- 导致工作中断的问题
- 移交病人或交班
- 大出血
- 非常规病区的处理（例如急诊诊室分娩）

（4）医疗相关法律法规问题
- 文档/电子病历
- 临床处理不一致
- 医患关系
- 医务人员疲劳

（5）妇产科技能培训
- 腹腔镜手术
- 剖宫产子宫切除术
- 子宫压迫缝合术（B-Lynch 缝合术）
- 肩难产
- 产钳助产
- 臀位阴道分娩
- 小儿包皮环切术
- Ⅲ度和Ⅳ度会阴裂伤修补术

设定目标

模拟培训的目的是让学员掌握知识、技能或改变行为。创建的剧本和场景必须允许学员在其中扮演关键角色。换句话说，模拟剧本必须以学员为中心来进行互动体验[15-16]。

培训目标必须符合学员水平。参与模拟培训的学员不可能都在同一水平，因此剧本的内容必须足够的灵活，以满足不同水平学员的需求。有效的模拟培训方案应考虑到多个环节，例如：专业知识、沟通交流、操作技能，确保培训目标符合学员的水平。另外，制定的目标应有循证医学支持，反映病人的医疗需求，并可在给定的时间内实现[17]。

学员是否在某个方面交流困难？是否能够胜任病人交接？是否需要练习新的操作规程？是否需要开展新技术？模拟剧本的目的是否清晰？这些问题均应有明确的答案。

如果模拟培训内容涉及腹腔镜卵巢囊肿切除术，教师是否只需要培训穿刺套管的正确放置，还是需要培训囊肿切除的操作；如果模拟肩难产，是否需要熟练掌握肩难产的全部操作，还是仅需掌握一两个手法。模拟培训还可用于沟通技能的培训和提高。如果涉及产妇死亡后的沟通交流，是仅进行情感支持还是解释医疗详情？

模拟的预期成效取决于学员的熟练程度、花费的时间、人员、场地及培训负责人对教学需求的评估。

模拟场景

模拟场景的布置应有真实感，剧本应包含学习要点，场景应设定为学员熟悉的情景。当遇到类似的情景时，学员会回忆起所学的东西，因为场景可唤起记忆。

模拟培训的场地可在设备齐全的模拟中心，也可在未使用的诊室，空闲的产房或手术室。培训前需明确所需设备、用品和人员，更重要的是明确预期成效。例如，产科出血的模拟培训在产房中进行的效果可能最好，这是因为在熟悉的环境中，工作人员知道急救药物或设备的具体位置。如果只是演示剖宫产、子宫切除术，最佳场地可能是在有高仿真人体模型的模拟中心。

学习目标

一旦设定了模拟培训的目的和场景，模拟课程的学习目标就会自动明朗。编者应牢记史蒂文·斯皮尔伯格的建议——"一些特效很难取悦观众，但如果是个好故事，他们就会喜欢"。模拟培训应着重于讲述正确的故事，因此，模拟剧本需要突显学习目标。随着模拟剧情的逐步展开，围绕学习目标的模拟训练核查表应运而生。

根据模拟剧本的复杂程度和学员的水平，学习目标应不少于两个，但不超过五个。学习目标是学员期望达到的特定要求。

常见的妇产科模拟培训的学习目标如下：

例 1 的模拟效果：在救治妊娠 35 周的心搏骤停孕妇时，急救操作的先后顺序正确，能够分配任务，指挥抢救。

- 场景设定：模拟中心、高级人体模型，护理、麻醉医师、产科医师团队。
- 学习目标：①能够识别无脉搏状态；②正确开始心肺复苏（CPR）；③与复苏团队进行交接；④帮助孕妇及时分娩胎儿。

例 2 的模拟效果：在异位妊娠腹腔镜手术中，能正确放置穿刺套管。

- 场景设定：模拟中心、低仿真度的前腹壁模型、学员和辅助教师。

- 学习目标：①正确摆放病人体位；②行套管穿刺前，测试腹腔镜设备；③识别解剖标志；④正确地抓握和放置穿刺套管，确保安全放置。

例 3 的模拟效果：遇到脐带脱垂病人时，能够迅速地把产妇转移到手术室进行紧急剖宫产。

- 场景设定：待产室、产房、护士、麻醉医师、产科医师。
- 学习目标：①进行阴道检查，确认是否脐带脱垂；②托举胎儿头部；③与团队沟通并制定计划；④立即将病人转移到手术室。

剧本的组织

剧本故事的组成部分包括临床主题、结果、场景和学习目标，这些内容决定着故事如何展开。编者可以将模拟分为三个阶段：开始、中间和结束。每个阶段都应包含病人评估结果的概要、所处的环境和学员的预期行为，还应确定进入下一阶段的触发点（可以是病人状态的改变或时间的推移）[14]。

场景设置：开始阶段

学员会在模拟的开始阶段进入剧情。学员进入场景后所做的一切活动都应在编者的考虑范围内，包括进行治疗、护理操作、与病人及同事沟通等。所有需要的设备也应该在开始阶段确定好。

这一阶段可以看作是场景设置阶段。为了扮演好自己的角色，学员需要了解的知识和需要准备的材料都有哪些？通过在床边与同事交接班，学员可以知道病人的生命体征（包括缺氧、高血压等）、初始评估结果（疼痛、焦虑）或其他需要注意的信息（例如病人无人照顾、外科医生未回复紧急呼叫等）。在这个阶段，学员开始投入模拟情景中，适应环境并开始解决问题。这一阶段的长短取决于情况的复杂程度和学员的熟练程度，通常不超过 5 分钟。这一阶段至关重要，如果跳过，学员可能会不理解自己所处的位置和学习目标，这会使他们感到措手不及、无法完成任务或受到不公平的对待。为了充分理解这一点，我们可以想象一下在临床中遇到问题时，如果没有任何病史和线索，该如何解决问题。

假设学员处于一个简单场景的开始阶段，例如异位妊娠破裂。

（1）临床结局：学员展现出将一位生命体征不稳定的异位妊娠破裂的病人迅速转移到手术室的能力。

（2）场景：急诊科。

（3）学习目标：①评估生命体征；②进行体格检查；③确认病人怀孕情况；④与相关科室沟通，将病人转移到手术室进行手术。

在该模拟演练的开始阶段，就应该让学员了解场景。例如，学员可以看到急诊科的标志，监视器显示病人的初始生命体征，病人身份可以通过识别带显示，以及其他角色的描述。

情景中的角色应该在开始阶段就出现并进行描述。对角色的描述要足够详细，这样角色才能更真实，角色的行为也更容易被故事背景预测和解释。病人是核心角色，但其他人也发挥着重要作用。角色的描述有时可以编入剧本，但并不一定都需要这样。例如，护士可以在见面时向学员介绍自己，并简要介绍自己的背景，或者培训者提前给学员准备一份打印好的角色描述："照顾病人的护士叫苏珊。她是急诊科的新手护士，但有 10 年的重症监护病房（ICU）工作经验。20 分钟后她就要下班了。"

在这个例子中，学员会期望知道苏珊如何对危重病人做出应对。她可能不知道所需设备的位置（例如超声检测仪）或将病人从急诊室转移到手术室的程序。同时，因为她将要下班，可能感到疲劳或做事匆忙。这些细节可使学员在解决临床问题时，适当地进行调整，以达成模拟的预期结果和学习目标。

运用异位妊娠破裂的场景，重点关注其最后一个学习目标，即迅速将病人转移到手术室。由于急诊科护士在这方面的经验不足，学员可能会在完成这一任务时遇到困难。剧本在开始阶段已经描述了苏珊的角色特点，营造了真实感，同时给学员一种公平感。因为提前告知了学员，苏珊不知道如何将病人从急诊科转移到手术室，她缺乏这方面的专业经验，所以在模拟演示时学员不会对此感到惊讶。

角色背景有助于学员了解各个角色在场景中如何反应。这些信息应该准备好并提供给学员。所有的角色都应该能够回答这些问题：你的背景是什么？你为什么在这里？你目前的情绪状态是什么？与学员的互动你期望会发生什么？应该提供足够的信息，以便角色在与学员互动时能够做出适当的反应[18]。

回到异位妊娠破裂的例子中，另一个角色可能是病人的伴侣。他的角色描述可以提前以书面形式提供给学员，也可以有机融入场景中。无论如何，伴侣这个角色都应在开始阶段出现，并且应该能够回答关键问题。

"你与病人是什么关系？""我是病人的丈夫。"

"你为什么在这里？""我刚才在上班，我妻子的同事打电话跟我说她正被救护车送往医院。"

"你目前的情绪状态怎么样？害怕吗？"

"与学员互动后，你期望会发生什么？"学员将解释治疗计划。

病人的角色必须得到充分的描述，这样故事才有意义。病人应该像其他角色一样，具有真实的细节，但又不能过于复杂，避免干扰和混淆。预期的结果和学习目标决定病人的角色特征。例如，一个场景的预期结果是在孕妇发生心搏骤停后，成功地进行抢救任务的优先级排序，那么病人的角色设置应考虑到心搏骤停的相关危险因素，同时避免不必要的病史。病人患有高血压与心搏骤停有关，但如果病人同时有反复出现的尿路感染，该病史就是不必要的，且可能造成干扰。

Aschenbrenner 等[18]指出，角色描述不应该过于详细，以免让学员偏离模拟培训的预期结果和学习目标。一个可能干扰场景的例子是语言问题，假设英语不是病人或辅助人员的首选语言，那么如果语言能力是一个学习目标，这样的角色会有效；如果语言能力与目标无关，那么语言障碍可能会妨碍学员表现，并使学员产生挫伤感，难以达成学习目标。

推进故事发展：中间阶段

场景的中间阶段为学员提供了解决问题的机会，这一部分要求参与者进行分析和判断，根据场景变化作出相应的决策。一旦选好临床主题，决定了故事结局，学习目标、场景、角色及情节也会随之确定。

从开始阶段到中间阶段的转变必须有一个对学员来说显而易见的转折点。这个转折点可能是病人生命体征的变化，另一位医生提出的担忧，同事或家人发起的争吵，以及电话中提供的新信息。在进入场景之初，学员已经获得了一定的信息。在中间阶段，学员需要自行适应和融入变化后的场景，并根据场景的变化采取行动。

模拟的中间阶段也有不确定性。为了让学员解决问题，正确的答案不能太显而易见。难易程度往往与学员的经验有关。

中间阶段的预计时间应事先确定好。模拟时间可能会受到房间、人员安排、设备可用性及临床主题复杂程度的影响，通常持续 10~15 分钟。

中间阶段应注重不同的学习风格。尽可能考虑学员的特点，有些学员能通过触觉（触诊、操作）、听觉（胎心音、呼吸音、口头解释）或视觉（面部表情变化、怀孕的腹部、闪烁的警报器）的方法达到最佳学习效果。学员将所有线索整合在一起并作出决策。在中期阶段学员需要行动和决策时，理想的情况是学员收集到的信息一致，这样有助于解决问题[15]。

剧本与场景设计举例

模拟效果：在处理妊娠 35 周心搏骤停的病人时，展示出急救操作的优先顺序，合理分配抢救任务。

场景设置：医学模拟中心、高保真的孕妇模型，护士、麻醉师、产科医师团队。

学习目标：①确定是否无生命体征；②实施心肺复苏；③与快速反应团队准确交接；④及时分娩胎儿。

→ 开始阶段（5 分钟）

角色
- 学员：住院医师。
- 病人：28 岁女性，既往生产过一胎，现妊娠 35 周，有高血压病史。
- 病人伴侣：病人打电话让伴侣到医院，伴侣曾经在医院有过不幸的往事。
- 护士：在产房有 15 年工作经验。
- 快速反应团队：包括另一名护士、麻醉医师和呼吸治疗师，可以随时到场。

设备
- 生命体征监护
- 仪胎心监护仪
- 抢救车

病人评估
- 体温：37℃。
- 心率：110 次/min。
- 呼吸：24 次/min。
- 血压：160/90mmHg。
- 血氧饱和度：鼻导管给氧，流速 2L/min，血氧饱和度 97%。
- 病人主诉："我胃疼，有一点出血，还有 5 周我就要生了。"

场景环境布置
- 产房（墙上挂牌）。
- 孕妇在病床上，右髋下有枕头。
- 孕妇的伴侣在床边，面带焦虑及担忧
    - "她怎么了？"
    - "宝宝还好吗？"
    - "我们还有一个 3 岁的孩子，一会儿要去托儿所接回来。"

开始阶段对学员的预期目标：
- 向助产士、孕妇及孕妇伴侣介绍自己。
- 向护士询问交班信息。
- 明确胎儿的生命体征、健康状态。
- 安抚病人及病人伴侣。
    - 关于他们 3 岁的小孩，让他们想其他办法接送照顾。
    - 告知病人和伴侣血压的异常情况，但不要惊吓到他们。

→ 向剧情中间阶段过渡：病人主诉"我喘不上气！我喘不上气！"

→ 中间阶段

病人评估
- 病人无呼吸
- 病人无明显脉搏

场景及环境设置
- 辅助人员呼叫病人，摇晃病人双肩，试图唤醒病人。
- 护士询问住院医生怎么办。
- 监护仪开始报警。

中间阶段的学习目标
- 描述病人是否有脉搏。
- 实施闭胸心脏按压。
- 寻求帮助。
- 将病人调整为适合进行闭胸心脏按压的体位（硬实的平板，左侧倾斜）。
- 当快速反应团队到达时，进行 SBAR 交班。
    S：situation 指现状，病人在 1 分钟前出现无脉搏。
    B：background 指背景，此时指病史，孕 35 周，高血压。
    A：assessment 指评估，病人可能发生羊水栓塞、肺栓塞、脑卒中等。
    R：recommendation 指建议，快速反应团队实施 CPR 以及加强生命支持（ACLS），产科医生需要在心搏骤停后 4 分钟左右实施剖宫产。
- 安排专人向病人伴侣交代病情。
- 安排专人记录抢救时间。
- 当快速反应团队到达并准备就绪时，将闭胸心脏按压交托给快速反应团队。
- 口述准备手术器械，在心脏停搏 4 分钟左右进行剖宫产。
- 不要耗费时间将病人转移到其他地方。
- 在心脏停搏约 4 分钟时开始剖宫产。

场景切换：结束阶段

一旦学生已经达成了学习目标，或者表现出无法完成学习目标，都将进入结束阶段。应该给予学生足够的时间及线索，去达到学习目标要求。极少数情况下，如果学员表示不能适应场景，应当立刻终止培训。场景需要精心设计，恰当的临床问题、现实的结果、熟悉的场景设置、突出的角色特点，以及可以达到的学习目标都是需要注意的部分，不要让学生有挫败感。如果学员不能完成模拟培训的学习目标，其原因通常是准备工作不充分，而不是学生知识或技能的欠缺。

当主持人宣布模拟演示结束，就意味着进入结束阶段，下一步是每个人都要参加的复盘、讨论和总结。结束阶段的学习目标是给予学员机会去反思自己的操作，并从中得到收获。

复盘、反馈与模拟演示应当在不同的环境下进行，这有利于学生从模拟场景中抽离出来，回到现实。每个模拟培训都要有复盘，从而使领导者或主持人将模拟培训中的决策、行动及预期结果联系起来。复盘的形式和技巧不在本章中讨论。

总结

有效的模拟训练建立在合适的临床问题之上。临床问题包括新的诊疗证据、指南更新、新技术的出现、医疗文书的需求或是最近发生的不良事件。在设计模拟剧本时，应当将学员作为剧本的核心，剧本的内容必须紧扣学生的实践经验。场景及角色学生应为熟悉的，与真实环境相符的。模拟的效果主要决定学习目标，学习目标以学员行动为导向，根据学习目标制作核查表。复盘和反馈是模拟教学成功的关键。

参考文献

1. Jeffries PR. A framework for designing, implementing, and evaluating simulations used as teaching strategies in nursing. Nurs Educ Perspect. 2005;26(2):28–35.
2. National League for Nursing (NLN). http://www.nln.org/professional-development-programs/simulation. Accessed 26 Mar 2017.
3. Reilly DE, Oermann M. Behavioral objectives: evaluation in nursing. 3rd ed. New York: National League for Nursing; 1990. (Health Sciences Library WY 18 R362b 1990)
4. Henneman EA, Cunningham H. Using clinical simulation to teach patient safety in an acute/critical nursing course. Nurse Educ. 2005;30(4):172–7.
5. Vandrey C, Whitman M. Simulator training for novice critical care nurses. Am J Nurs. 2001;101(9):24GG–LL.
6. Jeffries P, editor. Simulation in nursing education: from conceptualization to evaluation. 2nd ed. New York: National League for Nursing; 2012. p. 32–9.
7. Medley CF, Horne C. Using simulation technology for undergraduate nursing education. J Nurs Educ. 2005;44(1):31–4.
8. Rauen C. Using simulation to teach critical thinking skills. Crit Care Nurs Clin North Am. 2001;13(1):93–103.
9. Cantrell MA. The importance of debriefing in clinical simulations. Clin Simul Nursing. 2008;4(2):e19–23.
10. McDonnell LK, Jobe KK, Dismukes RK. Facilitating LOS debriefings: a training manual. NASA technical memorandum 112192. Moffett Field: Ames Research Center: North American Space Administration; 1997.
11. O'Donnell JM, Rodgers D, Lee W, et al. Structured and supported debriefing (interactive multimedia program software). Dallas: American Heart Association (AHA); 2009.
12. Decker S. Integrating guided reflection into simulated learning experiences. In: Jeffries PR, editor. Simulation in nursing education from conceptualization to evaluation. New York: National League for Nursing; 2007.
13. Phrampus P, O'Donnell J. Debriefing using a structured and supported approach. In: Levine A, DeMaria S, Schwartz A, Sim A, editors. The comprehensive textbook of healthcare simulation. New York: Springer Science + Business Media; 2013. p. 73–93.
14. Bambini D. Writing a simulation scenario: a step-by-step guide. AACN Adv Crit Care. 2016;27(1):62–70.
15. Clapper TC. Beyond knowles: what those conducting simulation need to know about adult learning theory. Clin Simul Nurs. 2010;6:e7–e14.
16. Jeffries P. Simulation in nursing education: from conceptualization to evaluation. 2nd ed. New York: National League for Nursing; 2012. p. 26–37.
17. Lioce L, Reed CC, Lemon D, et al. Standards of best practice: simulation standard III- participant objectives. Clin Simul Nurs. 2013;9(6s):S15–8.
18. Aschenbrenner D, Milgrom L, Settles J. Designing simulation scenarios to promote learning in simulation. In: Jeffries P, editor. Nursing education: from conceptualization to evaluation. 2nd ed. New York: National League for Nursing; 2012. p. 43–74.

第 4 章　模拟复盘及反馈

原著：Emily K. Marko
翻译与审阅：黄倩、黄可珺、顾崇娟

概述

　　模拟复盘是模拟教学中最难掌握的技能之一，是模拟演示之后的阶段。复盘时，导师和学员一同讨论并反思模拟过程，在此过程中个人或集体的能力得到提升。教育理论认为，引导学员进行反思能将学员现有的经验转化为新的知识，为下次应用做好准备。在本章中，我们将回顾经验学习理论和以学员为中心的学习方法，这对掌握复盘至关重要。目前许多方法都可以进行复盘，然而并没有明确的证据证明哪一种更好。因此，我们将介绍几种复盘方法及其要点。复盘方法因目标、模拟类型、学员水平、环境、设备和导师的经验不同而有所差异。

关键知识点

- 模拟演示后进行复盘，时间至少为模拟演示的两倍。
- 复盘的前提是经验学习（experiential learning）理论和反思性实践。
- 模拟学习是通过在复盘过程中对实践进行反思来巩固的。
- 目标必须表述明确或直观呈现。
- 模拟复盘的方法有很多种，包括倡议/探询、优点/不足及快速循环的刻意练习等，但这些方法都涉及结构化反馈。
- 心理上的安全感对于模拟复盘的学习至关重要。
- 驱散学员的情绪有利于进行复盘。
- 核查表或流程是临床复盘演练的有用工具。
- 学员的反馈需要具体化和个性化。
- 团队复盘沿用 TeamSTEPPS® 的理念。
- 复盘演练面对的挑战可以通过多种策略解决，与复盘无关的重要问题可以以后讨论（"停车场策略"）。
- 复盘演练需要技巧和实践。

　　有经验的导师采用复盘来帮助学员反思他们的行为，找出知识和技能上的差距，重新制定决策，改进团队合作。在规划模拟课程时，复盘阶段应留出额外的时间，通常是实际模拟时间的两倍。本文将描述实用的、结构化的复盘方案，并重点介绍复盘和评估的工具。

说明/背景

　　复盘一词来源于军队，是指在执行任务后收集、处理和传播信息，并确认成员是否准备好重返岗位。医学复盘通常在紧急事件、创伤或病人死亡等重大事件发生后使用。医学复盘不仅总结哪些方面进展顺利或需要改进，还为医护人员提供了宣泄情绪的机会。医学复盘是以经验学习理论为基础，通过引导反思的过程进行学习的重要阶段。

　　Kolb 提出的经验学习理论认为，"知识来源于经验的转化。知识是对经验掌握和转化的结果。"他设计了一个学习循环模型包括"体验、观察、思考、计划"四个阶段，强调反思和分析的重要性[1]。Schön 在反思性实践理论中描述了两个重要概念："行动中的反思"和"行动后的反思"[2]。这些教育理论为成年学员在模拟复盘演练中反思学习垫定了基础。

　　Ericsson 在刻意练习方面的研究为学员提供了多种提高技能的机会。其关键是在重复训练之间提供及时和具体的反馈，以便学员掌握技能[3]。这一概念最适用于开发新技能或从新手到专家级别的技能提升的学员。

　　医学的模拟复盘涉及团队合作和沟通。TeamSTEPPS 是基于证据的团队合作方式，可用于提升工作效率和保障病人安全，其目的是通过提高医护之间的沟通和团队合作技能来改善病人结局[4]。TeamSTEPPS 由美国国防部和美国医疗保健研究与质量局研发,目的是在临床广泛开展团队合作。TeamSTEPPS 及其整个课程都是公开提供的,并且已在联邦机构、医疗保健和学术机构广泛应用。通过回顾 TeamSTEPPS 的工具和策略在临床实践中的应用实例,可以更好地进行复盘演练。

不断发展的证据:复盘方法

Rudolf 等在模拟复盘领域开展了一项横跨 20 多年的重要工作,重点包括反思性实践及复盘时的准确判断[5]。Rudolf 的复盘模型包括三个阶段:确定学员的概念框架,提供合适的绩效评估,以及使用倡议-探询的方法帮助学员进步。这些方法有助于提高医务人员参与模拟培训所必需的心理安全感。通过倡议-探询的方法,熟练的模拟复盘者能识别出有疑问的操作,帮助学员找到导致该行为的认知框架或观点,并阐明这些行为的意外后果。

复盘也有一种融合性的方法(PEARLS),通过发扬优秀表现和反思性学习来进行模拟复盘[6]。由于担心对学员产生负面影响,导师通常不愿给予批判性反馈。Eppich 和 Cheng 设计了一种脚本化的复盘方法,分为四个阶段:反应、描述、分析和总结[6]。反应阶段允许所有学员减轻压力,舒缓情绪。描述阶段是对事件和关键问题进行简要总结,以便达成共识。分析阶段让学员自我评估哪些事情进展顺利和哪些事情进展不顺利(优点/不足),对特定操作进行指导性反馈,或使用倡议-探询的方法进行分析。总结阶段需要学员复习学习目标并总结关键学习点。PEARLS 框架和复盘脚本为不同水平的导师提供了标准化结构。

美国心脏协会(AHA)和美国匹兹堡大学医学模拟中心(WISER)合作开发的结构化、支持性复盘是以学员为中心的复盘方法,分三个阶段进行:收集、分析和总结(GAS)[7]。这种方法被美国心脏协会广泛用于高级心脏和儿科加强心脏生命支持项目。这种方法包括倾听学员讲述他们对模拟的观点,随后学员在事件记录和观察报告的帮助下进行反思,最后总结回顾经验教训。

Dreifuerst 创立的学习复盘(DML)采用苏格拉底式提问法来揭示与行为有关的思维过程。探究假设、基本原理和结果有助于学员在模拟前、模拟过程中及模拟过程之外进行反思[8]。

Kolbe 等开发了一种称为团队增益(Team-Gains)的结构化复盘混合工具[9]。它整合了三种方法:指导性的团队自我纠正、倡议-探询的方法和系统建构技术。后者涉及循环性问题和"反思团队"对学员互动的外部看法。这个工具适用于较大规模团体的模拟演练,需要专人观察和提供反馈。团队增益的步骤包括反应阶段、澄清临床问题、从模拟到现实的转换、重新引入专家模型和总结学习经验。这些方法能够有效地提高心理安全感和包容性。

麻醉医师非技能(ANTS)工具包括四个关键技能类别:态势感知、决策、任务管理、团队合作/领导能力[10]。它对框架的每个类别使用四点行为评分量表。ANTS 工具有助于模拟复盘和提供建设性反馈,已经在全世界的麻醉医师中应用。

"快速循环的刻意练习"是亨特等基于 Ericsson 的关于刻意练习的研究提出的一种复盘和反馈方法[11]。导师在刻意练习和直接反馈之间快速循环,直到技能掌握为止。它专门针对住院医师培训,采用定向反馈和重复练习的指导原则,以便在短时间内最大限度地加强肌肉记忆学习。模拟若偏离金标准则中断,然后重复进行直到正确完成。心理安全感和专家指导至关重要。这些技巧提高了初学者对程序和团队合作技能的掌握。

总之,模拟复盘的主题包括确保心理安全感,允许情感宣泄以便更好地学习,为所有学员提供参与的机会。复盘使用反思性实践,通过实践提高临床专业知识,并优化团队合作和沟通。

如何实施:模拟复盘的实践指南

结合其他学者的大量工作,本文提出了系统的模拟复盘的实用指南。在妇产科模拟项目中,专业技能、团队合作和沟通是学习的重要组成部分。妇产科专业的本质是在紧急情况下全情投入,以及快速、协调的团队合作。因此,本实用指南阐述了妇产科模拟复盘的几个关键组成部分。表 4.1 概述了结构,表 4.2 列出了复盘的最佳做法。

表 4.1 妇产科模拟训练教师的结构化复盘指南

组成部分	说明	示例语句	建议时间
学习氛围	转移到有助于小组讨论的复盘区域 带上核查表和/或视频准备进行回顾 列举本次模拟不能涵盖的重要问题	让我们聚集在这个区域讨论模拟演练,请将您的电话和寻呼机调至静音 如果我们遇到需要交给领导或运营部门的问题,我们将记录下来	1~2分钟
情绪扩散	允许每个人表达他们对模拟演练的感受,验证情绪,加强心理安全感并采用和"Vegas原则"	模拟经常会引发各种情绪,你现在感觉如何?我们每个人都受过良好的培训,并尽力为病人服务。像这样的事件发生后,人们通常会感觉内心波动。请记住,模拟是一个安全的环境,在这里我们作为一个小组在一起学习。在模拟中发生的事情都会留在这里。我们将销毁所有录制的视频,除非您允许我们保留它们	3~5分钟
目标	为复盘提供议程 简短地陈述模拟目标 询问学员是否还有其他需要解决的问题	在接下来的20~30分钟内,我们将回顾我们的模拟练习,并要求每个人都发言。我们将在开始的几分钟内讨论临床问题或技能,然后在剩下的时间里反思我们在模拟训练中的团队合作和沟通 让我们回顾一下模拟的目标……还有其他人想补充的吗?	3~5分钟
临床演练复盘	使用验证过的核查表或方案,让小组按步骤进行回顾并发现理论或技能的差距 根据具体临床任务的需要进行刻意练习,专家对复盘演练提供反馈 审查医疗设备的使用和可及性	让我们看一下我们的核查表或方案……我们遗漏了什么吗?有什么方法能帮助我们记住这个? 有人想复习或练习一项技能吗?(或者让我们花点时间回顾一下这项技能……) 有没有什么设备是不能用的呢?	10~15分钟
团队合作复盘	利用开放式问题,引出关于团队合作的反思和对话 要求每个成员反映和交流他们对场景的看法 运用倡议-探询和重构的方法发现改进的机会 使用视频复盘、导师笔记或团队绩效评估	我们的团队合作和沟通如何? 你对模拟中的事件有什么看法? 你有没有遗漏任何信息?您希望接收哪些信息? 当你……我注意到……我很好奇……你当时在想什么? 让我们回顾今天使用的TeamSTEPPS的示例,看看是否有机会……	15~20分钟
总结	回顾目标和学习要点 让每个学员陈述一个经验教训 如果时间允许,重复模拟演练 确保跟进本次模拟未涵盖的重要问题 感谢大家的参与,并邀请他们参加以后的模拟	让我们回到我们的目标,看看我们是否涵盖了所有这些目标…… 请陈述一个从今天的模拟演练中学到的要点 让我们利用所学到的经验,重复模拟 您还希望我们与领导层讨论其他问题吗? 谢谢你的参与,希望下次再见	5~10分钟

注:TeamSTEPPS,团队策略和工具包。

表 4.2 模拟复盘的最佳实践

每次模拟后都要尽快做一次复盘

计划复盘时间为实际模拟时间的 2~3 倍

在生理上和心理上创造良好的学习环境

在复盘过程中表述模拟的基本理念和规则:每个人都受过良好的培训,都希望为病人尽心尽力,保证其心理安全感
("Vegas 原则")

使用结构化格式进行复盘

在模拟简报中声明学习目标

确保在复盘之前宣泄情绪,使学员进入学习状态

保证每个人都有讲话和反馈的机会

让学员主导大部分的讨论,导师避免做演讲

在复盘开始,应关注临床技能或核查表的各个项目

使用核查表或方案进行绩效评估

复盘应重点集中在团队合作和沟通上,大多数病人的安全事件发生在这方面

利用专业知识提供具体的反馈,而不仅仅是"每个人都干得很好"

必须鼓励学员在复盘过程中进行反思,以便更好地学习

视频是很有效的方法,但必须确保学员的心理安全感(告诉学员视频不保存)

复盘时集中讨论 5~8 个目标,不是所有的事情都能进行复盘

此次模拟训练中发现的没有解决的重要问题,以后继续跟进和解决

抓住每个机会,将模拟与实际工作联系起来

鼓励学员在模拟培训中掌握所有的知识和技能。必要时重复操作,进行快速循环刻意练习,或再次参加模拟培训

如果时间允许,让学员重复模拟,确保正确地掌握专业知识和技能

一定要感谢学员的参与,并欢迎他们参与未来的模拟

根据发现的差距,导师后续提供给学员文章、核查表或方案等来进一步学习,为模拟所花费的时间增值

负责模拟的导师必须掌握并练习复盘技巧

注:Vegas 原则,原文为"What happens in Vegas,stays in Vegas."即无论在模拟中出现什么错误,都不会追究。

调整学习氛围

模拟复盘的地点应认真考虑。如果模拟训练的活动影响情绪时,换一个地方进行复盘可能有益,过渡到新环境有助于学员放松压力。学员可以围着桌子坐在一起,或者大家站成一圈。将寻呼机和手机调至静音以减少干扰。复盘时使用模拟视频是合适的方式,大家可以共同观看模拟视频。

如果在模拟室进行复盘,刻意让学员坐或站成一个圆圈,让大家感觉位置平等。在模拟室进行复盘的好处在于可以随时使用模拟设备,进行演示或重复特定的任务。导师站在学员的对面共同进行复盘最有效,这样他们就可以保持眼神交流,成为团队的一部分。

可以准备一个黑板和三脚架或用纸笔做记录,复盘过程中会提到很多重要问题,但这些问题并不能都在复盘时解决。这些问题常与系统或操作有关,需要有关负责人关注。导师会汇总团队复盘中提出的问题,并在会后给领导层建议。

情绪扩散

模拟培训结束后应尽快扩散情绪。经验学习涉及对行为的情绪反应,而进行模拟练习的学员通常会感受到一系列的情绪变化,为了让学员进入复盘的反思阶段,需要稳定情绪。做到这一点的其中一个方法是询问每个人的感受。一些学员会立即反馈,而其他人可能不愿意发言,应鼓励每个学员积极参与。重要的是要确认学员的感受,让大家明白导师期望在模拟演练中看到错误暴露出来。加强心理安全感并采用"Vegas 原则"是参与模拟演练的规则,在复盘之前应告知大家,模拟演练中发生错误是不可避免的,这些错误不会被记录或对外宣传。复盘时讨论的内容应根据模拟培训的目标决定。

讨论复盘目标

导师为学员提供复盘的提纲和目标,对学员的

参与和目标设定有重要作用。导师应说明模拟复盘的时间分配情况,先回顾所有临床问题,随后复盘团队合作,并寻找知识、技能或态度方面的差距。学员参与复盘目标的制定并达成一致意见,可以让学员对复盘更感兴趣。

临床演练复盘

学员往往热衷于讨论临床问题,最好在复盘开始的时候就予以讨论。核查表可以帮助学员重点讨论这一部分。在模拟过程中,导师可以使用核查表或指派观察员根据医护标准制定预期任务。临床核查表和有效的绩效评估工具可通过相关的学术组织获得,如美国妇产科学院病人安全核查表[12]、病人安全项目综合(safety bundles)[13]和MedEdPortal[14]等。在模拟过程中,导师还应在纸或视频上记录具体的临床问题,并以此为参考。同时,导师应关注医疗设备的使用或有效性问题,询问并及时解决学员的临床问题。导师也可以充分利用这个机会,通过快速循环复盘来练习临床技能和改善紧急事件中所需的团队协作。

团队合作复盘

导师将采用他们最熟悉的方法进行复盘。倡议/探询、优点/不足和促进反思是本章前面描述的几个例子。团队汇报的一个重要方面是使用术语"我们",例如"我们作为一个团队的工作情况如何?"这加强了团队合作和沟通。在处理特定的团队合作技能时,TeamSTEPPS 概念很有帮助。展示TeamSTEPPS 缩写词和概念的海报或卡片,如表4.3 所示,是复盘中有用的视觉辅助工具。导师应允许每个人讲述他们在模拟过程中对自己角色的感受,以及是否有任何过错或需要澄清的信息。导师建议或由团队成员建议使用 TeamSTEPPS 概念或工具,可以使团队合作和沟通更加有效。

总结和结束

在复盘即将结束时,应总结所学的概念,这是回顾及实现模拟目标的好时机。导师可以列出学习到的关键原则,或者让每个学员陈述他们学习到的要点。导师应确保没有解决的重要问题都记录在案,并向团队保证这些问题将由相关负责人做后续沟通。在复盘结束时,导师应感谢学员的参与,并邀请他们参加未来的模拟项目。如果时间允许,许多导师愿意重复模拟,以便强化学习内容,并让

表4.3　TeamSTEPPS 概念卡[美国医疗保健研究与质量局(AHRQ)http://teamsteps. ahrq. gov/]

概念	定义
SBAR	现状、背景、评估、建议(situation, background, assessment, recommendation)
呼叫(Call-Out) 核对(Check-back)	发送出重要的信息 接受方对信息予以核实,完成闭环通信
IPASS	介绍、病人、评估、情况、安全问题(introduction, patient, assessment, situation, safety concerns)
简报(Brief)	开始前的简短计划会议
组会(Huddle)	团队重组,以培养意识和计划
复盘(Debrief)	非正式会议,回顾团队表现
复述(Two challenge rule)	果断地表达 1 个问题至少 2 次,以确保被听到
CUS	我担心;我认为不合适;这是安全问题!(concerned, uncomfortable, safety issue)

学员在离开模拟训练时感到他们执行了"理想的方式"。

复盘评估工具示例

可以使用的复盘工具和核查表有很多,下文推荐的几个表格可用于评估学员、模拟导师或进行自我评估。

医疗模拟中心[15]设计了医疗模拟情景复盘评估(DASH)评估表。它是一个基于行为的六元素评分量表,可以提供对模拟导师基于证据的复盘演练的反馈。工具有评价者、导师和学员三个版本(图4.1~图4.3)。DASH©工具有助于提高模拟导师的复盘技能,这些技能需要多年的实践才能完全掌握。

复盘演练评估的六个要素如下:

要素 1　建立一个令人有参与感的学习氛围;

要素 2　维持一个令人有参与感的学习氛围;

要素 3　有条理地安排组织复盘;

要素 4　敦促参与对自身表现的深度讨论;

要素 5　评定并分析表现差距;

要素 6　帮助学员在未来达到或保持优良表现。

a

CENTER FOR
MEDICAL
SIMULATION

医疗模拟情景复盘评估(DASH)量表

使用说明：请从六个要素出发, 对复盘的质量进行评分。要素1能够帮助你评估模拟前的介绍环节, 如果你无须评估模拟前的介绍则请略过。这些要素在《DASH评分手册》中有明确定义, 其包含的内容和行为表现均与复盘相关。在各个要素中, 对复盘的评价均从优异到极差的范围中进行评分。请注意, 各要素的整体评分并非对各个方面或表现的分数取平均数后得出。在考虑各个方面的积累影响时, 不要进行算术式的计分, 而是进行整体性的思考, 因为它们可能在评分中的权重有所不同。作为评分人员, 请你从**整体看法**出发, 对各个要点中各方面赋予不同的权重。若某个方面无法进行评估, 例如, 在复盘过程中如果无学员出现情绪不稳定, 评估其表现时显得困难, 则跳过, 不要影响整体评分。

评分表

评分	1	2	3	4	5	6	7
描述	**非常无效/极差**	相当无效/非常差	基本无效/差	些微有效/普通	基本有效/好	相当有效/非常好	**非常有效/优异**

要素1评估模拟练习前的介绍环节
(如果评分者没有观察到课程的模拟前介绍, 则不对这个要素进行评估)

要素1 **建立一个令人有参与感的学习环境**	要素1评分:

- 阐明课程的目标、环境、保密性、角色以及预期目标
- 与学员建立一个 "虚拟协议"
- 制定后勤管理细节
- 向学员承诺尊重, 理解他们的需求

要素2~6评估课程的复盘环节

要素2 **维持一个令人有参与感的学习环境**	要素2评分:

- 阐明复盘的对象、角色以及预期目标
- 帮助学员融入一个真实性欠佳的环境中
- 尊重学员并关注他们的心理健康

b

要素3 **有条理地安排组织复盘**	要素3评分:

- 复盘开始时, 鼓励学员表达他们的感受, 必要时帮助他们了解模拟课程中所发生的事件
- 在复盘中对学员表现进行分析
- 在复盘接近结束时, 与学员合作, 对课程的学习进行总结

要素4 **敦促学员参与讨论**	要素4评分:

- 以具体的例子和结果作为提问和讨论的基础
- 发表自身的推理和判断
- 帮助学员进行口头及非口头的讨论
- (如有条件)利用影像、回放及回顾设备
- 识别并安抚感到不安的学员

要素5 **评定并分析表现差距**	要素5评分:

- 对学员的表现提供反馈
- 分析表现差距的原因

要素6 **帮助学员在未来达到或保持优良表现**	要素6评分:

- 通过讨论及教学帮助弥补学员的表现差距
- 紧扣主题
- 完成模拟课程的主要目标

图 4.1 医疗模拟情景复盘评估(DASH)量表[16]

a

医疗模拟情景复盘评估(DASH)量表：导师版

使用说明： 请提供一份本次模拟场景练习课程中对模拟前介绍及复盘的自我评价。包括对以下六个要素使用下列的评分量表进行评分。对于每个要素，本量表给出了相应要素中学员积极表现的描述，请你尽可能地根据这些良好表现来对所有要素中自身的表现进行整体评估。如果有一项列出的表现无法适用此量表，例如，当无学员表现出情绪不稳定时，导师对此处理的评估显得困难，则忽略此项，勿影响整体评价。在每个要素当中，你也许有的方面表现很好而有的地方则不然。本评估是对你在执行相应要素时整体的表现进行评分。

评分表

评分	1	2	3	4	5	6	7
描述	**非常无效/ 极差**	相当无效/ 非常差	基本无 效/差	些微有效/ 普通	基本有 效/好	相当有效/ 非常好	**非常有效/ 优异**

如果你没有进行课程的模拟前介绍，则略过

要素1 **我建立了一个令人有参与感的学习环境**	要素1评分：

- 我进行了自我介绍，描述了模拟的情景、课程的预期内容及学习目标，并介绍了课程的保密性相关问题
- 我解释了模拟情景教学的优点、不足，以及学员如何在其中获得尽量多的收益
- 我说明了必要的后勤管理细节，诸如洗手间位置、食物供给和日程安排等
- 我鼓励学员们分享他们对接下来的模拟课程及其复盘的感受和疑问，并保证他们不会在此过程中感到羞愧或难堪

要素2 **我维持了一个令人有参与感的学习环境**	要素2评分：

- 我阐明了复盘的目的、对学员的要求以及我在复盘当中(作为教师)扮演的角色
- 我明白学员对模拟场景真实性的担忧并帮助学员在模拟的场景中进行学习
- 我表达了对学员的尊重
- 我确保了复盘的重点在于教学，而非使学员对自己的失误感到难过
- 我鼓励学员分享他们的思考和感受，让他们不会感到羞愧或难堪

b

要素3 **我有条理地安排组织了复盘**	要素3评分：

- 我指导了复盘，使其进展具有逻辑性，而非在知识点中漂移不定
- 在复盘刚开始时，我鼓励了学员分享他们对模拟案例真挚的感受并认真对待他们的评论
- 在复盘中，我帮助了学员在回顾案例的过程中分析其行为表现和思考过程
- 在复盘接近结束时，我进行了总结，帮助学员整理了课程中的内容并将其与案例结合起来，使学员在将来的临床实践上能获得收益

要素4 **我敦促学员参与对自身表现的深度讨论**	要素4评分：

- 我使用了确实具体的例子而非抽象或宽泛的评论，来促进学员回顾自己的表现
- 我的观点明确，我没有迫使学员猜测揣摩我的想法
- 我认真倾听，并利用改述及非口头行为如目光交流、点头等，使每个学员都能感到自己被关注到
- 我利用了影像或录音资料来辅助分析和学习的过程
- 如果有学员在复盘过程中感到不安，我表达了尊重并建设性地帮助他们处理这样的负面情绪

要素5 **我评定了学员的表现好坏及其原因**	要素5评分：

- 我对学员或其团队的表现提供了真实具体的反馈意见，使用了准确的陈述并提供了真诚的观点
- 我帮助学员探索在情景处理要点时自身的想法及尝试方向

要素6 **我帮助了学员在未来如何达到或保持优良表现**	要素6评分：

- 我帮助了学员学习如何提高弱项并发挥长项
- 我具备相应的知识并运用它们帮助学员在未来如何达成优良表现
- 我确保课程覆盖了最重要的知识点

图 4.2 医疗模拟情景复盘评估(DASH)量表导师版[17]

a

医疗模拟情景复盘评估(DASH)量表：学员版

使用说明： 请您对本次模拟训练的介绍环节与复盘环节的印象进行总结。请采用下列量表对以下六大要素进行评价。各个要素下均明确描述了相应的导师行为表现。若列出的行为表现无法评估，例如，无法评估导师面对无学员表现情绪不稳定的处理方法时，则忽略，勿使其影响整体评估。在每个要素当中，导师也许有的方面表现很好而有的地方则不然。请你尽可能地根据各要素下相应的行为描述对导师在各个要素中整体的表现进行评分。

评分表

评分	1	2	3	4	5	6	7
描述	非常无效/极差	相当无效/非常差	基本无效/差	些微有效/普通	基本有效/好	相当有效/非常好	非常有效/优异

要素1评估模拟练习前的介绍环节
(如果你没有参与课程的模拟前介绍，则略过；如果课程没有模拟前介绍环节而你感觉需要增设该环节对你进行指引，则请在你的评分中反映）

要素1 导师建立了一个令人有参与感的学习环境	要素1评分：

- 导师进行了自我介绍，描述了模拟的情景、活动的预期内容，并介绍了课程的学习目标
- 导师解释了模拟情景教学的优点、不足，以及我如何在其中得到尽量多的收益
- 导师说明了必要的后勤管理细节，诸如洗手间位置、食物供给和日程安排等
- 导师鼓励了我们分享对接下来的模拟课程及其复盘的感受和疑问，并保证我不会在此过程中感到羞愧或难堪

要素2~6评估课程的复盘环节

要素2 导师维持了一个令人有参与感的学习环境	要素2评分：

- 导师阐明了复盘的目的、对我的要求以及导师在复盘当中扮演的角色
- 导师理解我对模拟场景真实性的担忧并帮助我在模拟的场景中进行学习
- 我能感受到导师对学员们的尊重
- 复盘的重点在于教学，而非使我对自己的失误感到难过
- 我可以在复盘中分享思考和感受，而不会感到羞愧或难堪

b

要素3 导师有条理地安排了组织复盘	要素3评分：

- 复盘的讨论进展具有逻辑性，而非就知识点争论不休
- 在复盘刚开始时，导师鼓励我分享对模拟案例真挚的感受并认真对待我的评论
- 在复盘中，导师帮助我在回顾案例的过程中分析自己的行为表现和思考过程
- 在复盘接近结束时，导师进行了总结，帮助我整理了课程中的内容并将其与案例结合起来，使我在将来的临床实践上能获得收益

要素4 导师敦促学员参与对自身表现的深度讨论	要素4评分：

- 导师使用了确实具体的例子而非抽象或宽泛的评论——来促进我回顾自己的表现
- 导师的观点明确，我无须猜测揣摩导师的想法
- 导师认真倾听，并利用改述及非口头行为如目光交流、点头等，使每个学员都能感到自己被关注到
- 导师利用了影像或录音资料来辅助分析和学习
- 如果有学员在复盘过程中感到不安，导师表达了尊重并建设性地帮助他们处理这样的情绪

要素5 导师评定了学员的表现好坏及其原因	要素5评分：

- 导师对学员或其团队的表现提供了真实具体的反馈意见，使用了准确的陈述问题并提供了真诚的观点
- 导师帮助我探索在情景处理要点时自身的想法及尝试方向

要素6 导师帮助了学员在未来如何达到或保持优良表现	要素6评分：

- 导师帮助了我学习如何提高弱项并发挥长项
- 导师具备相应的知识并运用它们帮助我了解在未来如何达成优良表现
- 导师确保了课程覆盖了最重要的知识点

图 4.3 医疗模拟情景复盘评估（DASH）量表学员版[18]

特殊情况

在复盘过程中有几个特殊情况需要解决。导师通常会对某个特定的主题很感兴趣，并且会打断汇报，使复盘很快成为一场演讲。导师应非常清楚这个问题并使用结构化的复盘格式来避免问题的发生。

当导师发现影响病人安全的严重错误时，在复盘过程中应立即公布并纠正，这点非常重要。模拟的最终目标是改善病人安全，尽管导师需要确保学员的心理安全感，但如果存在可能导致病人受到伤害的行为，则需要纠正学员。导师可能希望不公开地纠正错误，来避免学员在他人面前感到尴尬，但是其他学员也有可能从错误纠正中获益。专注于任务而不是个人，是团队复盘中解决错误的正确方式。偶尔遇到一些有问题的学员，比如抢夺话题、指责他人或拒绝参与的学员。有经验的导师知道如何识别这些表现并调整复盘。解决这些棘手场面常用的策略包括：控制话题将其从抢夺发言权的学员身上转移，将偏离主题的议题抄录在记事板上，在本课题的讨论结束后再择期讨论。请每位学员发言，并对其观点进行不掺杂个人感情的讨论。

协同复盘有其优点和挑战。在跨专业教学项目中，协同主持复盘的导师可为学员提供专业的知识背景。例如，内科医师和护士可以在协同复盘中对团队的实践技巧和专业水平提供意见。一次成功的协同复盘需要深思熟虑的计划，明确角色、方法以及共同目标，比对模拟观察笔记，保持目光交流，有策略地安排复盘过程，在开放式交流中提出问题，并组织导师们进行协同复盘。

总结

医疗模拟中的复盘是学习的重点亦是难点。在模拟情景中学习到的知识在复盘的帮助下记忆更为持久。要想成为熟练的模拟培训导师，需要大量的练习，保持耐心和勇于实践。复盘的理论基础是经验学习理论和反思性实践，导师的主动倾听、精心组织对复盘非常重要。尽管复盘的方法多种多样，但其主题一致，均包括学员的心理安全、情感扩散、专业标准、反思与重构、重复练习及提高团队合作精神。模拟培训的目的是保障病人安全。复盘可以发现学员表现的差距并寻找产生差距的原因，以此提高医疗团队的专业知识和技能，最终达到改善医疗质量和病人安全的目的。

参考文献

1. Kolb DA. Experiential learning: Experience as the source of learning and development. Upper Saddle River: FT Press; 2014.
2. Schön DA. Educating the reflective practitioner: Toward a new design for teaching and learning in the professions. San Francisco: Jossey-Bass; 1987.
3. Ericsson KA. Deliberate practice and the acquisition and maintenance of expert performance in medicine and related domains. Acad Med. 2004;79(10):S70–81.
4. King HB, Battles J, Baker DP, Alonso A, Salas E, Webster J, Toomey L, Salisbury M. In: Henriksen K, Battles JB, Keyes MA, Grady ML, editors. Advances in patient safety: new directions and alternative approaches (Vol. 3: Performance and Tools). Rockville: Agency for Healthcare Research and Quality (US); 2008.
5. Rudolph JW, et al. Debriefing with good judgment: combining rigorous feedback with genuine inquiry. Anesthesiol Clin. 2007;25(2):361–76.
6. Eppich W, Cheng A. Promoting excellence and reflective learning in simulation (PEARLS): development and rationale for a blended approach to health care simulation debriefing. Simulation in Healthcare. 2015;10(2):106–15.
7. O'Donnell J, et al. Structured and supported debriefing. Dallas: American Heart Association; 2009.
8. Dreifuerst KT. Debriefing for meaningful learning: Fostering development of clinical reasoning through simulation. Bloomington: Indiana University; 2010.
9. Kolbe M, et al. TeamGAINS: a tool for structured debriefings for simulation-based team trainings. BMJ Qual Saf. 2013;22(7):541–53. https://doi.org/10.1136/bmjqs-2012-000917.
10. Flin R, et al. Anaesthetists' non-technical skills. Br J Anaesth. 2010;105(1):38–44.
11. Hunt EA, et al. Pediatric resident resuscitation skills improve after "rapid cycle deliberate practice" training. Resuscitation. 2014;85(7):945–51.
12. https://www.acog.org/-/media/Patient-Safety-Checklists/psc006.pdf?dmc=1.
13. https://www.cmqcc.org/resources-tool-kits/toolkits/ob-hemorrhage-toolkit.
14. https://www.mededportal.org/.
15. Brett-Fleegler M, et al. Debriefing assessment for simulation in healthcare: development and psychometric properties. Simul Healthc. 2012;7(5):288–94.
16. http://harvardmedsim.org/wp-content/uploads/2017/01/DASH.handbook.2010.Final.Rev.2.pdf.
17. http://harvardmedsim.org/wp-content/uploads/2017/01/DASH.IV.ShortForm.2012.05.pdf.
18. http://harvardmedsim.org/wp-content/uploads/2017/01/DASH.SV.Short.2010.Final.pdf.

第 5 章　妇产科团队培训与沟通技巧

原著：Christopher G. Goodier、Bethany Crandell Goodier
翻译与审阅：谢小惠、顾崇娟

概述

医疗行业中的团队合作具有跨学科的属性。分娩团队通常由护士、护工、助产士和麻醉医师组成，必要时还需要儿科医师、儿科护士以及呼吸治疗医师。在 90 年代末，Pew 健康专业委员会发布了一份分析报告，建议所有医疗专业人员都应注重跨学科工作能力的培养。报告指出，跨学科的团队合作培训可以使资源利用合理化、错误最小化以及专业知识价值最大化[1]。

研究认为，在高风险、高工作强度的行业，尤其是航天、军事领域，团队合作能明显减少差错、提高效率、减轻压力，且能加强员工的灵活性和适应性[2-3]。

关键知识点
- 团队及团队合作的定义。
- 医疗团队培训的介绍。
- 团队合作的模拟训练。
- 团队文化创建。

背景

《人非圣贤孰能无过：创建安全的医疗体系》，自 1999 年美国医学研究院发布此文以来，病人安全及医疗差错一直是医疗的重中之重[4]。该机构认为，由于医学本身的复杂性以及资源分布不均，医疗行业的安全性远远不够，医疗改革更是面临各种挑战甚至停滞不前。为改善医疗安全，我们需要提高大家对医疗安全问题的认知度，合理开发各种资源，制定相应的目标，并完善监督体系。

国际医疗卫生机构认证联合委员会（JCAHO）成立于 1951 年，是一家独立的非营利性机构。它的任务是通过评估医疗机构提供安全、有效、高质医疗服务的能力，以此促进医疗行业的发展。JCAHO 制定了各项标准和调查流程，旨在缩小医疗机构中的资源分配差异，降低医疗风险。他们认为，沟通不当是大多数医院发生警讯事件的根源。警讯事件的定义为意外死亡或严重的心理或生理伤害事件[5,8]，在产科的发生率较高。JCAHO 发布了关于警惕产科警讯事件的报告，指出沟通不当和医院团队文化缺陷与围产儿发病率升高相关[6]。

2011 年，美国妇产科医师学会（ACOG）呼吁在产时对病人进行高质量的管理。该声明认为，分娩是一个动态的过程，有效的管理需要高度可靠的团队以及他们共同决策，以减少错误、提高满意度并改善分娩结局。ACOG 认为，拥有优秀的临床专业技能并不等于拥有优秀的团队合作技能[7]。在产科，分娩团队常常是临时组建的，每个团队成员都必须了解自己的角色和责任，以保证最好的分娩结局。

除此这些审查，医学教育领域还有很多机会去强调或强化这种技能。沟通与团队合作都属于非技术性技能，却与技术性技能相辅相成，从而为分娩保驾护航。很多临床医生尤其是实习医生，都忽略了团队合作技能的培训。学习沟通技巧时，他们也往往只用于和病人交流，以便作出鉴别诊断。此外，护士和医生所接受的培训侧重点也有所区别。McConaughey 认为，医生学习的是简明扼要、突出问题的沟通方法，而护士更多使用的是叙事性、描述性的语言，避免出现诊断性词语[8]。她主张建立标准化的沟通流程，使用共同的参考框架，方便医生和护士相互理解，避免沟通失误，保证医疗安全。我们认为，沟通流程不仅应该要标准化，还要与规范沟通和团队合作培训相结合。

团队与团队建设

团队的概念在不同领域或背景有所差异,但通常指的是拥有相同目标的两个或两个以上个体共同合作。Manser 将团队定义为"两个或两个以上具有专业能力的个体共同合作,共享资源,职责分明,相互协商,以实现某个特定的或相同的目标[9]。"Ilgen 进一步确定了团队与团体的差别,"团体是由多个独立的个体聚集在一起,同时进行某些任务或完成某项工作,而团队中的个体分工明确,个体之间相互影响、相互协助,从而共同完成目标[10]。"医疗团队通常是以医生为主导并且等级分明,但也要求所有团队成员,包括各专业的医生、护理人员和病人,相互沟通、协商合作。与其他行业相比,医疗工作变化频繁,因此团队成员并非固定搭配。在临床工作中,团队可能是临时组建的,不同专业的人员在短时间内共同合作,这样的团队也称为"行动小组"(action teams)。行动小组的成员不仅要具备专业技能,还要根据实际情况随机应变[11]。组建团队时,要明确成员之间的沟通方式和流程,要特别注意团队的构建和合作模式[12]。

大多数学者认为,高效的团队在其发展过程中基本遵循 Tuckman 模型,并且不断发展完善。在第一阶段即形成阶段,团队成员被召集在一起形成团队结构,但彼此缺乏信任或目标不明确[13]。这时,成员需要收集各种信息来了解自己的角色、目标以及预期结果。在第二阶段即发展阶段,团队成员彼此熟悉并明确各自的角色,设法解决问题,提高团队效率。在第三阶段即规范化阶段,成员在团队合作中不断积累经验,清楚每个成员的优缺点,也明确了自身角色与职责。最后一个阶段是执行阶段,这是团队执行力最好的一个阶段。成员在以往的团队合作经验中建立良好的关系,相互了解,彼此信任,坦诚相待,共同决策。由于环境的变化,所有团队都将不断循环经历上述四个阶段。固定团队比临时团队具有更强的执行力,因为他们已经建立了彼此之间的信任以及共同的目标[13]。简单来说,固定团队知道接下来会发生什么以及团队成员接下来会做什么。"行动小组"是指成员经常变换的团队,他们需要循环经历上述四个阶段,这样很难使团队保持最佳状态。与成员相对固定的团队相比,行动小组需要更频繁地进行人际交往,加强人际关系以及建立彼此信任,从中他们也可以获得更有效的沟通技巧。沟通技巧培训和模拟训练可以帮助临时团队或行动小组在早期低风险工作环境中完成工作。

医疗团队合作与沟通

机组资源管理(CRM)是航空业普遍使用的一种课堂教学方法,通过强化团队沟通与合作来确保飞行安全,提高飞行效率,打破层级的沟通障碍,赋予团队成员权力,从而增强团队凝聚力。虽然 CRM 的概念超出本章范围,但它可以促进医疗团队成员之间的沟通合作[14]。

美国医疗保健研究与质量局(AHRQ)在 2006 年 11 月与美国国防部合作发布了一个以循证医学为基础的团队合作系统 TeamSTEPPS(Team Strategies and Tools to Enhance Performance and Patient Safety),并将其列为医疗团队培训国家标准(登录该网站可以查询相关信息:https://www.ahrq.gov/teamstepps/index.html.)。ACOG 在《妇产科病人安全委员会意见》第 447 号中也明确提出团队合作对于提高病人安全的重要性,并指出 TeamSTEPPS 是提高团队意识,加强团队沟通的一种方式[15]。

基于 30 多年的研究,TeamSTEPPS 培训计划主要强调以下五个方面。

- 团队结构:团队由各专业成员组成,旨在保障病人安全;
- 团队沟通:成员之间的信息交流;
- 团队领导:具有调配成员、获取资源及帮助他人理解任务的能力;
- 团队督导:审核评估各个环节并获取相关信息,维持团队运作;
- 团队支持:了解团队成员的职责及需求,给予相应的支持。

Thomas 等在《围产医学杂志》(Journal of Perinatology)上发表了一项关于团队合作训练对新生儿复苏影响的随机对照研究。该研究发现在新生儿复苏过程中,约 30% 的标准步骤被遗漏或没有正确执行,而团队合作训练可以提高团队执行力,从而改善新生儿复苏结局[16]。

团队合作训练这一概念其实并不新颖,但在目前教学中仍多采用传统教学模式,先学习理论知识再自行应用到日常工作中。模拟训练已经广泛应用于多个行业,医疗行业也逐渐采用这种方式,通过各种临床场景模拟,将所学知识运用到实际工作中。

医疗质量和病人安全联合委员会(JCJQPS)发表了一篇关于团队合作和沟通对分娩创伤影响的研究,结论是理论学习结合模拟训练,可以有效地改善围产期结局[17]。研究发现,模拟训练不仅能提高团队协作能力,还能通过多学科合作来指导决策。这项前瞻性研究比较了三种不同的情况,对照组不进行任何干预,研究组又分为二组,一组是采用传统教学培训,一组是传统教学和模拟训练。该研究采用加权不良结局评分(WAOS)统计围产期发病率和死亡率,此外还通过安全态度调查问卷(SAQ)了解成员们的主观安全意识。结果显示,传统教学和模拟训练组的病人,其 WAOS 提高 37%,而团队成员对安全的认知没有明显提高[17]。该研究主张采用双重培训模式,即传统教学联合模拟训练,以改善病人结局。

团队合作与模拟训练

2011 年 4 月,ACOG 发表了题为《妇产科临床紧急准备》的委员会共识。情景演练和模拟训练被确定为实现"标准化流程管理,确保病人安全"的方法[18]。团队演练、高仿真模拟训练和现场模拟训练可以发现沟通中的常见错误及不足,有助于团队成员角色分配。通过对常见和罕见事件的演练,团队成员在不同的情景中练习沟通技巧,积累经验。制定统一的临床指南、处理流程,明确标识和抢救物品的摆放位置,有助于在低风险环境中准确有效地护理病人。对于产科病人,团队成员应明确处理流程,以便在出现突发事件时进行准确、有效的处理。

上述共识表明,标准化流程管理可避免团队出现角色混淆、任务分配指令不清等情况。简单地说,标准化流程能保证团队成员明确自身的角色。在发生紧急、突发或罕见事件时,结构清晰的团队能迅速行动并且完成任务[19-22]。

不同科室的医务人员参与模拟训练,在训练过程中取得彼此的信任,通过分工合作、交流分享、共同决策,建立一个通用的框架流程。即使在高危情况下,临时组建的团队只要按照该流程进行处理,可减少成员之间的沟通错误。下面介绍一个模拟训练的模板,它包括成员角色、职责说明和处理流程。通过反复模拟训练,团队成员之间的思维模式

逐渐一致,可以采用相应的框架流程处理实际临床案例[19,22]。

问题识别:首诊者(不论她/他扮演何种角色)应当发现问题,立即评估现场情况,判断是否需要支援(比如人员、药物、仪器设备等)并及时通知到位。

病人知情:在等待支援的时,向病人解释目前的情况及后续的处理,注意保护病人隐私,请无关人员离场。

团队组织:医生到场,及时了解病情。美国医疗改革研究会和联合委员会一致推荐使用现状、背景、评估和建议(SBAR)模式进行沟通。首诊者应简明地汇报目前情况、既往史或个人史,给出初步诊断及处理方案。这个模式可以确保有效地沟通和重要信息传递到位,在危重症发生时显得尤为重要。

角色分配:在确定是否需要额外资源时,团队领导者应重新陈述问题,明确成员分工。

实现闭环:当医嘱发出后(实验室和影像学检查等),执行者应重复该医嘱,得到确认的回复后再执行。若有疑问,执行者应及时提出,必要时多次沟通。领导者应根据病人病情变化做出相应调整,鼓励成员在处理过程中发现问题,及时反馈和沟通。

再次评估:领导者应根据辅助检查结果及时评估处理方案是否有效,必要时做出调整。团队成员应敢于提出问题,必要时补充有关信息。

医患沟通:及时告知病人和/或家属目前情况、治疗方案、治疗效果以及后续处理。

总结汇报(复盘):回顾事件经过,分析优点和不足,提高团队效率,保证病人安全。

在复盘过程中,团队成员可以了解彼此的观点和参考标准,有利于提高团队合作及沟通技巧。核查表或频率图可以判断出团队成员是否采取了合理的措施,包括分工是否明确,沟通是否全程有效,过程中的优点和不足有哪些,同时也可以强化语言、行为或处理的统一。很多学者也强调了分析总结与持续改进的重要性[23-25]。

团队成员不仅要注意语言沟通,还要注意非语言沟通。人际交流调查发现许多沟通是通过非语言沟通的方式进行的,包括眼神、肢体动作、语速、语调以及音量,这些可能传递更多的信息[26]。在团队合作过程中,成员不仅要使用规范的语言表达,还要注意非语言沟通。所有团队成员都应该清

晰、冷静地说话,说话时要保持眼神交流,一定要避免沟通障碍。

作为上述框架流程的一个例子,阴道分娩肩难产的模拟训练如表 5.1 所示。

表 5.1 模拟培训实例

病人发生肩难产,请通知其他护理人员、产科医生以及儿科医生立即到场协助。保证足够的抢救空间,做好时间记录	问题识别
X 女士,由于胎儿的一个肩膀卡在骨盆里无法自然娩出,我们需要采用其他的措施来娩出胎儿。现在请停止向下用力,保持冷静,听我们的指挥。救援人员正赶往现场,无关人员请离场	病人知情
肩难产,病人为初产妇,孕期有糖尿病,胎儿估重 3kg,x 秒前娩出胎头后胎肩未能娩出,我将采用 McRobert 手法和耻骨联合上加压协助胎儿娩出	团队组织
护士 A 和 B,请帮助病人摆好 McRobert 体位。护士 B 请行耻骨联合上加压,护理员请记录时间。请确认新生儿复苏工具是否准备齐全,若没有,请务必在儿科医生到达前准备好	角色分配
护士 B 请与产科医生确认耻骨联合上加压的位置是否正确。护理员请从肩难产发生开始计时,每____秒报时 1 次,再次确认物品准备齐全	实现闭环
产科医生确认,经过刚才的处理后前肩已经娩出或仍未娩出,若未娩出将采取下一步处理。团队成员如有任何疑问请及时提出	再次评估
X 女士,问题已经解决了,我需要你再次用力,娩出胎儿。胎儿娩出后,我们将立即评估胎儿情况,儿科医生也会到场协助	医患沟通
产科医生进行分析总结。你对此次模拟培训的评价有哪些? 是否发现了问题? 处理措施包括哪些? 处理过程中的不足之处有哪些? 改进的建议是什么? 我们的目标是对这次演练进行全面回顾,以找到改进团队合作的机会	总结汇报(复盘)

团队合作的模拟训练场地

模拟训练可就地开展,也可在专门的模拟培训中心进行,二者各有利弊[27]。专门的模拟培训中心的基础设施配备齐全,有专业的导师和技术人员,搭配专业影音设备使模拟场景更逼真。原地模拟训练更突出整个流程中的侧重点以及训练中的沟通问题,还能避免占用工作时间。所有工作人员都应积极参加培训及考核。

团队合作的文化建设

医疗机构通过团队合作来确保病人安全。优秀的团队是由多个学科训练有素的成员组成,彼此相互协助,共同达成目标,而不是单纯的人员集合[28]。团队合作需要机构领导层的大力支持,包括委任团队领导,优化配置资源,合理组织培训及安排时间。团队领导应善于把握时机进行提问,带领成员学习和回顾各种流程。医疗机构应当增加培训机会,让团队成员可以随时随地学习,巩固各种观念和规范语言。在日常工作中使用规范的语言和方法,定期组织演练,巩固整个流程和框架。

组织过程应协调一致,并且出色的团队合作会得到支持和奖励。

总结

临时组建医疗团队可能增加风险,跨学科团队合作和沟通技巧的培训对提高病人安全至关重要。研究证实,团队培训的方法可行,各级医疗人员应该投入各种资源和时间,共同创建和培养自己的团队和文化。模拟训练为团队的有效沟通培训创造了实践的机会,并为所有医护人员提供了一个共享的参考流程,以最大程度地减少不良结局。

参考文献

1. O'Neil EH and The PEW Health Professions Commission. Recreating health professional practice for a new century. San Francisco: PEW Health Professionals Commission; 1998.
2. Baker D, Gustafson S, Beaubien J, Salas E, Barach P. Medical teamwork and patient safety: the evidence-based relation. Rockville: Agency for Healthcare Research and Quality, Center for Quality Improvement and Patient Safety; 2005.
3. Gully SM, Incalcaterra KA, Joshi A, Beaubien JM. A meta-analysis of team efficacy, potency, and per-

formance: interdependence and level of analysis as moderators of observed relationships. J Appl Psychol. 2002;87(5):819–32.

4. Kohn L, Corrigan J, Donaldson MS. To err is human: building a safer health care system. Washington, DC: National Academy Press; 1999.

5. Salas E, DiazGranados D, Weaver SJ, King H. Does team training work? principles for health care. Acad Emerg Med. 2008;15:1002–9.

6. Joint Commission on Accreditation of Healthcare Organizations: Preventing Maternal Death. The Joint Commission, Sentinel Event Alert 30. http://www.jointcommission.org/.

7. American College of Obstetrics and Gynecology. Quality patient care in labor and delivery: a call to action. Available from https://www.acog.org/-/media/Departments/Patient-Safety-and-Quality-Improvement/Call-to-Action-Paper.pdf.2011. Accessed 20 Feb 2017.

8. McConaughey E. Crew resource management in healthcare. The evolution of teamwork training and MedTeams®. J Perinat Neonat Nurs. 2008;22(2):96–104.

9. Masner T. Teamwork and patient safety in dynamic domains of healthcare: a review of the literature. Acta Anaesthesiol. 2009;53(2):143–51.

10. Ilgen DR. Teams embedded in organizations: some implications. Am Psychol. 1999;54:129–39.

11. Sundstrom E, de Meuse KP, Futrell D. Work teams: application and effectiveness. Am Psychol. 1990;45(2):120–33.

12. Kilgore RV, Langford RW. Reducing the failure risk of interdisciplinary healthcare teams. Crit Care Nurs Q. 2009;32(2):81–8.

13. Tuckman BW. Developmental sequence in small groups. Psychol Bull. 1965;63:384–99.

14. Miller KK, Riley W, Davis S, et al. In situ simulation: A method of experiential learning to promote safety and team behavior. J Perinat Neonat Nur. 2008;22:105–13.

15. American College of OB/GYN: Committee Opinion #447. Patient safety in obstetrics and gynecology. Obstet Gynecol. 2009;114:1424–7.

16. Thomas EJ, Taggart B, Crandell S, Lasky RE, Williams AL, Love LJ, Sexton JB, Tyson JE, Helmreich RL. Teaching teamwork during the Neonatal Resuscitation Program: a randomized trial. J Perinatol. 2007;27(7):409–14.

17. Riley W, Davis S, Miller K, Hansen H, Sainfort F, Sweet R. Didactic and simulation nontechnical skills team training to improve perinatal patient outcomes in a community hospital. Jt Comm J Qual Patient Saf. 2011;37(8):357–64.

18. American College of OB/GYN: Committee Opinion #487. Preparing for clinical emergencies in obstetrics and gynecology. Obstet Gynecol. 2011; 117(4): 1032–4.

19. Eisenberg EM, Murphy AG, Sutcliffe K, Wears R, Schenkel S, Perry S, Vanderhoef M. Communication in emergency medicine: implications for patient safety. Commun Monogr. 2005;72:390–413.

20. Grote G, Zala-Mezo E, Grommes P. Effects of standardization on coordination and communication in high workload situations. Linguistiche Berichte. 2003;12:127–54.

21. Entin EE, Serfaty A. Adaptive team coordination. Hum Factors. 1999;41:312–25.

22. Lingard L, Whyte S, Espin S, Baker GR, Orser B, Doran D. Towards safer interprofessional communication: constructing a model of "utility" from preoperative team briefings. J Interprof Care. 2006;20:471–83.

23. Eppich W, Howard V, Vozenilek J, Curran I. Simulation-based team training in healthcare. Simul Healthc. 2011;6(7):S14–9.

24. Rudolph JW, Simon R, Rivard P, Dufresne RL, Raener DB. Debriefing with good judgment: combining rigorous feedback with genuine inquiry. Anesthesiol Clin. 2007;25:361–76.

25. Hunter LA. Debriefing and feedback in the current healthcare environment. J Perinat Neonatal Nurs. 2016;30(3):174–8.

26. Knapp M, Hall J. Nonverbal communication. Boston: De Gruyter Mouton; 2013.

27. Deering S, Johnston LC, Colacchio K. Multidisciplinary teamwork and communication training. Semin Perinatol. 2011;35:89–96.

28. Lerner S, Magrane D, Friedman E. Teaching teamwork in education. Mt Sinai J Med. 2009;76:318–29.

第6章 模拟训练的资质评估：资质培训的模式与策略

原著：Etoi A. Garrison、Jessica L. Pippen
翻译与审阅：贺晓亚、毛迪、顾崇娟

概述

模拟训练可用于评估跨学科团队之间的沟通和团队合作能力，并促进医疗质量和安全的提高[1-3]。模拟已经被用作一种教学方法来教授医学生、住院医师和亚专科医师[4-5]。它也用于评估执业医师的专业能力[6-7]。模拟训练是获取知识、技能和培养临床推理能力的最有效的方法之一。对学员操作的准确客观评价取决于所选择的评价方法和评价工具。在本章中，我们将回顾评估工具的质量。在本章后附有核查单和总体评分量表，这两种常见的评估工具可用于评估模拟训练，以确定学员是否达到了预期的操作效果。

> **关键知识点**
> - 模拟训练是评估沟通能力和团队合作技能的有效工具。
> - 理解有效性(validity)的概念对于评估模拟器材和模拟课程的实用性很重要。
> - 选择的评估工具应根据模拟目标进行调整，有些适合采用核查表，而另一些则更适合采用总体评分量表。

可靠性

韦伯斯特将可靠性(reliability)定义为"试验、测试或测量程序在重复试验中产生相同结果的程度"[8]。就评估而言，可靠性是评估方法及其生成数据的一个属性[9-10]。再测信度(test-retest reliability)是指同一学员在不同时间、不同环境下，用同一评估方法对其评估，每次均产生相似结果的能力[9]。等值信度(equivalence reliability)是指对具有相似水平的学员进行评价时，其得分的可重复程度。等值信度也可指对同一学员使用不同的评估方法(内容、复杂度和结构不同)，但却重复获得相同的分数。这个概念可以用篮球来举例说明。假设有两名球员(每名球员代表不同的受训者)，他们的目标是将篮球投入同一个篮筐中。球员 A 从三分线投篮(方法 A)，球员 B 从中场投篮(方法 B)，两名球员的投篮次数相同。一名球员每次尝试都成功地将篮球投入篮筐，另一名球员每次尝试都击中篮筐边缘，但没有得分。随着时间的推移，这两名球员在让篮球击中同一目标的能力方面同样可靠。然而，一名球员的得分会比另一名高。在这个例子中，我们需要注意的是从中场投篮的球员 B 可能要比从三分线投篮的球员 A 需要更多的技巧。这种差异表明，解释评估所产生的数据时必须谨慎，因为评估在一定程度上取决于学员和评估方法内在的严谨性。Scalese 和 Hatala 以射箭为例做了类似的说明[9]。

等价性用来描述测试的相似性，是指对具有相似技能的学员采用同一种评估方法，每个学员产生的结果相似。例如 10 名技术相似的球员均未能从中场投篮成功。我们可以推断出该评估方法(从中场投篮)产生的分数虽然相同，但可能不适用于评估单个球员。等价性还可以指同一个人采用两种在难度和结构上相匹配的不同的评估方式。

评定者信度(inter-rater reliability)是指训练有素的不同评定者使用相同评估工具对同一学员分别进行评定，其评分的一致程度。评定者信度可以由同一评估者对多个具有相似技能的学员进行相同的评估并产生同样的评价结果决定。评定者信度也指同一评定者对同一学员在不同时间点重复进行评估时产生相似结果的能力。

评估方法的可靠性可能会受到评估工具的影响。McEvoy 等进行了一项研究，以确定评估工具的可靠性，该工具用于评估住院医师对模拟围手术期麻醉紧急情况的处理。经过培训的专家和非专家教师均需观看模拟录像，其中两次允许评定者停止录像（"暂停"）而另外两次不允许评定者在评分期间暂停录像（"继续"）[11]。在这项研究中，他们发现不管是不是专家，经过训练的教师都能可靠地再现评估分数。他们还发现，尽管录像审查的方法存在差异，但评估分数仍能可靠地再现。然而，如果在另一个住院医师培训中心进行评估，能否产生同样的结果还不得而知。此外，如果在现场模拟或实际临床工作中应用该评估工具，也不确定能否产生可靠的结果。

如图 6.1 所示，影响模拟训练评估工具可靠性的变量包括：①学员因素；②考官因素；③评估方法；④评估方法应用的一致性；⑤病人的不确定性和环境因素。

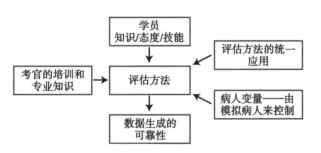

图 6.1　影响模拟训练评估工具可靠性的变量

有效性

《韦氏词典》将有效性定义为"逻辑上或事实上健全的品质，是可靠的或可信的"[12]。当从数据得出的结论得到证据支持时，该评估工具被视为有效。评定者进行医学模拟评估时，必须考虑到学员的能力和背景。Andreatta、Downing、Cook 和 Messick 在医学模拟的有效性方面做出了一些成绩，这几位作者阐明了医学模拟有效性的概念[13-17]。他们认为有效性不是评估工具独有的属性，也不能直接归因于评估产生的分数。然而，它直接关系到对评估数据的决策，以及如何在评估中解释数据。Andreatta 认为，有效性与下列因素相关：①被测量的内容（"评估对象"）；②如何通过评估工具测量

"评估对象"；③评估工具应用的临床环境；④支持数据结论的证据[14]。在 2011 年 Andreatta 等发表的述评中使用了"评估对象"一词，指正在被评估的项目[14]。在医学教育领域中，评估对象的涉及面很广，可以是被评估的能力，也可以是具体的组成部分，例如计划生育或正常分娩。评估对象还可以是更具体的问题，如放置宫内节育器或Ⅳ度会阴裂伤修补。例如，在对 ACGME 病人的处理和操作技能中，正常分娩的识别和管理是一个广泛的评估对象，而自然分娩的管理则更为具体。评估对象的知识、态度、技能和行为也决定了评估工具的关键组成部分。然而，对于模拟训练，其挑战在于识别评估对象的各个部分，并确定评估工具是否可以观察和测量评估对象的关键元素，可观察到的行为是否易于评估。例如，在正常分娩的评估中，对胎儿枕前（OA）或枕后（OP）位置的正确认识和适当的会阴保护手法是容易评估的行为。临床决策中放弃阴道试产并中转剖宫产的推理也是评估的重要组成部分，但除非学员明确说明（图 6.2），否则很难从观察到的行为中推断出学员是如何进行临床决策。

评估对象的有效性是指评估工具捕获评估对象关键组成部分的能力，以及如何在评估中解释数据。图 6.2 列出了正常阴道分娩的几个关键组成部分。评估内容必须清晰，细节明确，包括模拟所需要的知识、行为和技能。理想的评估工具能全面透彻地对学员进行评估，能反映学员整合不同来源的信息的能力，并能够利用信息进行医疗处理。如果评估工具准确地反映了评估对象，则可以依据评估工具生成的数据进行逻辑分析。例如模拟评估工具准确地获得了与阴道分娩相关的所有知识、行为和技能的各个部分，则模拟期间评估的低分可能与实际阴道分娩时发生的不良临床事件相关。一名学员如果没有正确地摆放体位，或在孕妇用力时没有与病人沟通，那么与正确执行这些任务的学员相比，他在评估工具上的得分会较低。如果评估工具没有捕捉到学员与病人和护理人员交流的信息，学员在模拟过程中可能会得到较好的分数；但是，评估也可能低估学员其他方面的能力。评估结果可能与实际临床能力和表现不符。同样，如果模拟阴道分娩的评估对象没有包含胎儿电子监护和Ⅰ类、Ⅱ类或Ⅲ类胎心监护的处理信息，生成的评估数据虽与评估对象匹配，但可能对实际病人管理的适用性有限。有效性证据是十分必要的，它可以证明学员在模拟培训时的评分与实际工作能力相符。

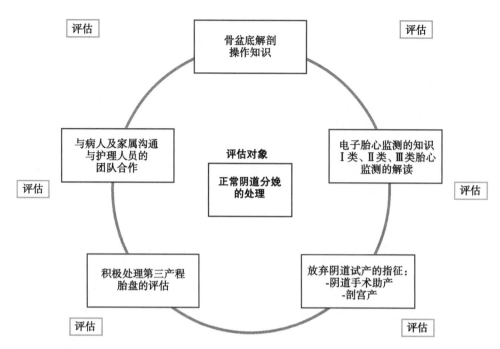

图6.2　模拟培训内容及评估。理想的评估能准确地反映评估对象的整体能力及其各个组成部分的表现[14]。

读者可以参考 Andreatta、Shields、Downing 和 Messick 的文章，以便更深入地了解评估对象和评估工具之间的关系[14-16]。

　　根据 Scalese 和 Hatala 的研究，有效性是指测试结果真正反映测试对象的程度[9]。用篮球来举例说明，我们假设把篮球投入篮筐才能得分。球员 A 投球总是击中篮筐的边缘，而球员 B 总能投进篮网。只有球员 B 投球的方法才能使得分升高，因此，与球员 A 使用的方法相比，球员 B 的方法更有效。有效性是指在评估时对数据进行准确分析，它不是一个对与错的二分法。投球得分与球员有关，也与评估方法有关。在本例中，评估方法（投球得分）是让球员站在三点线处把球投进篮网。有效性

评估是一个过程，通过这个过程逐渐完善结构，这样才能正确分析收集到的数据，并得出正确的结论。相反，如果投篮球的目标是触及篮筐的边缘，那么球员 A 的投球方法就会更有效。

　　有人认为有效性的确定是一个过程，通过收集证据来支持或反驳对评估数据的解释，从而做出决定[10,14]。支持有效性理论的证据大致可分为五类：内容有效性、应答过程有效性、测量或内部结构有效性、关系有效性和结果有效性。定义有效性证据的五要素框架在 1989 年由 Messick 首次提出[16,18]。该理论于 1999 年被美国心理协会采用，并于 2014 年被再次采用[18-19]。表 6.1 列出了有效性证据的定义，并提供了每类证据的代表性例子。

表6.1　有效性证据的定义及典型实例

有效性证据的类型	定义	证据示例（Cook 的有效性证据）
内容有效性	评估工具与评估对象之间的关系旨在测量 APA（Cook/Hatala 验证）	专家小组确定评估项目和评估工具 修订先前已通过验证的评估工具，使其可用于目前的评估 进行试点测试，必要时修订评估工具 使用临床指南或其他高质量证据，进一步完善评估工具
应答过程的有效性	评估对象的模拟操作与实际操作之间的相关性	分析评估专家意见和学员反馈 质量控制——学员表现的视频拍摄 对考官评估工具的使用进行标准化培训
测量有效性或内部结构可靠性	评估数据之间的关系以及它们与评估对象的关系	评定者的可靠性——不同评定者之间分数的可重复性 重测的可靠性——不同测试版本之间分数的可重复性 项目分析——评分、项目间关联和项目不同点的评估

续表

有效性证据的类型	定义	证据示例(Cook 的有效性证据)
关系有效性	评估分数与其他可预测评估对象表现的变量或因素之间的关系	模拟的评估分数与其他操作评估之间的关系(正或负) 模拟评估分数与临床实践中的表现之间的关系 模拟评估分数与通过计算机、笔试或口试的评估之间的关系 评估分数与专业水平(新手/专家)或状态(受过培训/未经训练)的关系
结果有效性	评估本身有利或有害的影响	使用既定的合格/不合格阈值(ROC 曲线) 实际与预期合格率/不合格率的比较 描述对学员或病人的预期影响(正面、负面或中性)

注:ROC 曲线,受试者工作特征曲线;支持上述有效性证据示例的更多信息,可参见以下参考文献[10,15,17,20]。

内容有效性(content validity)的证据是指评估对象的组成部分真实反映评估对象的程度,以及评估对象的关键部分在评估工具中所代表的程度。

模拟评估的内容有效性证据可以由专家评审组确定。评判中重点关注模拟案例和评估工具是否真实地捕获了技能、课程内容和学习目标,这些项目可用于提供证据,并支持内容的有效性。基于专家评审和学员反馈内容,对评估工具进行试点测试和修改的过程也可以作为内容有效性的证据[15]。寻找内容有效性的证据也可使用既往报道的其他方法[20]。需要注意的是,使用既往已经验证的评估工具时,需保证各项参数与最初开发该评估工具的使用条件一致,且测试方法等同。

过程有效性(process validity)是指模拟过程中的认知和实操是否真实地反映实际情况和需求。模拟作为临床评估的一个平台已经获得广泛的关注,这是因为与标准的口头或书面考核相比,它提供了更现实的机会来评估临床所需的认知和实操过程[14]。过程有效性证据可以通过专家意见和考生反馈来提供[13,20]。过程有效性也指维护数据完整性的方法。支持过程有效性的证据应描述在测试过程中如何减少误差来源以及其他质控措施。例如,数据驱动化的质控措施包括分析考官评分的分歧,以便更好地达成一致。

测量有效性(measurement validity)可以通过严格遵守已经建立的评分算法和标准来反映[14]。应该有明确的证据表明,由算法生成的数据与相应的评估对象之间存在关联。学员或考官打分差异的可重复性可以用来支持评分、评估工具和评估对象之间的关联强度。用于提供内部结构有效性理论的数据元素包括:在不同评定者之间的分数可重复性(评定者信度),在不同站点或任务之间的分数可重复性(站间可靠性)和在测试中不同项目之间的可重复性(内部一致性)。

关系有效性(relational validity)是指支持评估数据和自变量之间相关关系的证据,自变量可用于预测被评估对象的表现,相关性可为正相关或负相关[14,17]。对不同技能的多个学员进行评估,如果评估分数都很准确,就说明评估工具比较可靠,这也能支持该工具的关系有效性。一般认为模拟评估分数和学员经历之间存在正相关关系。如果模拟阴道分娩的评估成绩与低年资、中年资或高年资住院医师之间存在正相关关系,这就能支持该评估的准确性和有效性。

结果有效性(consequential validity)是指评估结果是否与预期或未预期的实际结果相符[14,17]。例如,根据阴道分娩课程的评分及其他数据,可以给住院医师评定出一个合格分数线。这个分数线用以确定住院医师是否可以独立进行阴道分娩操作并能够给初级住院医师带教。后续的临床结果可以用来评估这一基于模拟的分数线是否恰当。

推断学员能力时,评定者应十分谨慎地论证评估数据,应考虑学员的专长、临床经验、形成性评价与总结性评价[13]。

产科评估工具: 核查表和总体评分量表

模拟核查表和总体评分量表常用于总结性或形成性评估,以确定学员表现的缺陷并指导学员进一步改进。根据核查表和总体评分表的结果,教员可以确定是否需要对教学内容和实操项目进行修订和改进。

表 6.2 显示的是华盛顿医学中心和模拟教学实验室(MedStar SiTEL)妇产科使用的核查表,可用于评估学员在子痫管理方面的知识、技能和态度。

表 6.2 MedStar 模拟教学实验室的子痫核查表

子痫抽搐急症的评估工具

考生姓名：				单位：	
☐ 一年级	☐ 二年级	☐ 三年级	☐ 四年级	☐ 研究员	☐ 职员

学习成果：章节学习结束后学员将会
识别子痫相关风险因素
讨论子痫相关的潜在并发症
识别子痫抽搐
展示子痫抽搐的管理
展示如何对子痫病人进行问诊
展示对子痫病人的正确记录

	核查表项目（ACOG 模拟教学组）	ACGME 核心技能	评分		备注
			是	否	
1.	识别子痫	医学知识	☐	☐	
2.	呼叫其他产科医生进行协助	人际沟通能力	☐	☐	
3.	呼叫麻醉医师	人际沟通能力	☐	☐	
4.	给予正确剂量的硫酸镁	治疗措施	☐	☐	
5.	给予正确剂量的安定	治疗措施	☐	☐	
6.	给予正确剂量的抗高血压药	治疗措施	☐	☐	
7.	确保病人气道开放	治疗措施	☐	☐	
8.	密切监测生命体征	治疗措施	☐	☐	
9.	抽搐后正确评估	治疗措施	☐	☐	
10.	向病人或家属正确解释	人际沟通能力	☐	☐	
11.	如有需要，呼叫快速反应团队	治疗措施	☐	☐	

注：ACOG，美国妇产科医师学会；ACGME，美国毕业后医学教育评鉴委员会。

这份核查表清楚地列出了学员、导师和观察者的学习目标。学员的评估项目包括诊断准确性，与病人和护理人员的沟通能力，治疗计划是否妥当，以及在治疗无效时如何改变方案。二分法"是"或"否"选项可用来评估学员在完成关键任务时的表现。如果该模拟核查表用于形成性评价，可将"是"或"否"修改为"不满意"或"令人满意"或"相当出色"的框架（表 6.3）。例如，一名学员可能知道抗高血压药的名称、剂量和给药途径，但可能不知道开始或停止给药的标准。如果学员只知道前者，可划分为"令人满意"；如果学员所有都知道，则为"相当出色"。修订后的子痫核查表增加了三层系统，可进一步描述学员和教员的具体表现。

总体评分量表可以用来评估学员的表现。当使用总体评分量表对学员进行评估时，评定者需要具备更高水平的技能和专业知识[21]。下面是一个总体评分量表的例子（模块 6.1）。

表6.3　修订后的子痫核查表

项目	ACGME 核心技能	评分(选择一项)	备注
识别子痫	医学知识	不满意:没有作出诊断 令人满意:作出正确诊断 相当出色:作出正确诊断,并利用病史做鉴别诊断	
呼叫其他产科医生进行协助	人际沟通能力	不满意:没有寻求帮助 令人满意:寻求了帮助 相当出色:寻求了帮助。当团队成员到达时,委派责任,并与工作人员进行有效沟通	
呼叫麻醉医师	人际沟通能力	不满意:没有呼叫麻醉医师 令人满意:呼叫了麻醉医师 相当出色:呼叫了麻醉医师,并提供呼吸支持,直到麻醉医师到来。适当的使用现状-背景-评估-建议(SBAR)模式对治疗计划进行有效的沟通	

注:ACGME,美国毕业后医学教育评鉴委员会。

模块6.1　需要考虑的各个领域(可能还有其他领域)
1. 询问病史　完整性、逻辑性及重点。
2. 体格检查技能　接触病人、检查技巧及对检查结果的解释。
3. 咨询技巧　对病人的友好程度、提问风格、同理心及清晰的解释。
4. 临床判断　运用临床知识、正确解释、逻辑方法,认识到自己知识的局限性,寻求适当的建议。
5. 专业性　尊重、礼貌、自信。
6. 组织/效率　高效、有逻辑的、有序。
7. 总体的临床能力　表现出判断力、综合能力、关怀能力、有效性、效率。

询问病史

1	2	3	4	5	6	7	8	9	
不满意			令人满意			相当出色			NA

体格检查

1	2	3	4	5	6	7	8	9	
不满意			令人满意			相当出色			NA

临床判断

1	2	3	4	5	6	7	8	9	
不满意			令人满意			相当出色			NA

专业性

1	2	3	4	5	6	7	8	9	
不满意			令人满意			相当出色			NA

组织/效率

1	2	3	4	5	6	7	8	9	
不满意			令人满意			相当出色			NA

总体的临床能力

1	2	3	4	5	6	7	8	9	
不满意			令人满意			相当出色			NA

注:NA,不适用或不详。

与核查表相比,总体评分量表和核查表都可以作为模拟培训的主要或次要评估方法,但总体评分量表更通用,可用于评估各种临床操作。有人认为,评定者使用总体评分量表时需要具备更多的专业知识,因为它可以捕获学员表现中更细微的差别[10]。如果评定者对培训内容不是十分精通,使用核查表较为合适。核查表的逐步评分格式可以提供固定的评估方法,并且操作方便。然而,它可能使观察者无法捕捉学员临床表现中的细微差异并打分,而这些细微点是反映临床能力的重要指标[21]。有人认为,核查表虽然打分仔细,但可能没有充分考虑到诊疗中可采用的各种方法,而这些方法往往是区分新手和老手的关键[10,20-22]。读者可以参考 Ilgen 等的综述,其对核查表与总体评分量表的优缺点做了详细地描述。这两种评估工具都可以用于评估模拟训练期间学员的表现[21]。

对模拟训练结果的解释需要一定的基本信息,包括评估方法的可重复性、模拟工具准确评估学员的能力,以及有效性的论证,正确使用这些信息可以更好地将模拟测试分数转化为临床实践能力。

参考文献

1. Rosen MA, Salas E, Wilson KA, et al. Measuring team performance in simulation-based training; adopting best practices for healthcare. Sim Health Care. 2008;3:33–41.
2. Guise J, Deering SH, Kanki BG, et al. Validation of a tool to measure and promote clinical teamwork. Sim Healthcare. 2008;3:217–23.
3. Goffman D, Lee C, Bernstein PS. Simulation in maternal–fetal medicine: making a case for the need. Semin perinatol. 2013;37:140–2.
4. Medical simulation in medical education: results of an AAMC survey. https://www.aamc.org/download/259760/data/medical simulation in medical education an aamc survey.pdfS.
5. Deering S, Auguste T, Lockrow E. Obstetric simulation for medical student, resident, and fellow education. Semin Perinatol. 2013;37:143–14.
6. Sidi A, Gravenstein N, Lampotang S. Construct validity and generalizability of simulation-based objective structured clinical examination scenarios. J Grad Med Educ. 2014;6(3):489–94.
7. Chiu M, Tarshis J, Antoniou A. Simulation-based assessment of anesthesiology residents' competence:

8. Webster- Reliability. https://www.google.com/search?q=reliability&oq=reliability&aqs=chrome..69i57j0l5.2916j0j8&sourceid=chrome&ie=UTF-8.
9. Scalese, RJ, Hatala R. Competency assessment. The comprehensive textbook of healthcare simulation. Chapter 11. Springer Science Media: New York 2013. 135–160.
10. Cook DA, Hatala R. Validation of educational assessments: a primer for simulation and beyond. Adv Simul. 2016;1:31.
11. McEvoy MD, Hand WR, Furse CM, et al. Validity and reliability assessment of detailed scoring checklists for use during perioperative emergency simulation training. Simul Healthc : J Soc Simul Healthc. 2014;9(5):295–303.
12. Webster- Validity. https://www.google.com/#q=definition+of+validity+as+a+noun.
13. Andreatta PB, Gruppen LD. Conceptualising and classifying validity evidence for simulation. Med Educ. 2009;43:128–03.
14. Andreatta PB, Marzano DA, Curran DS. Validity: what does it mean for competency based assessment in obstetrics and gynecology? Am J Obstet Gynecol. 2011;204:384 e1–6.
15. Downing S. Validity: on the meaningful interpretation of assessment data. Med Educ. 2003;37:830–7.
16. Messick S. Validity of psychological assessment: validation of inferences from persons' responses and performances as scientific inquiry into score meaning. Am Psychologist. 1995;50:741–9.
17. Cook DA, Zendeja B, Hamstra SJ, Hatala R, Brydges R. What counts as validity evidence? Examples and prevalence in a systemic review of simulation based assessment. Adv Health Sci Educ. 2014;19:233–50.
18. Messick S. Standards of validity and the validity of standards in performance assessment. Educ Measure Issues Prac. 1995;14:50–8.
19. American Educational Research Association, American Psychological Association, National Council on Measurement in Education. Validity. Standards for educational and psychological testing. Washington, DC: American Educational Research Association. 2014. pp. 11–31.
20. Cook DA, Brydges R, Zendejas B, et al. Technology-enhanced simulation to assess health professionals: A systematic review of validity evidence, research methods, and reporting quality. Acad Med:872–83. https://doi.org/10.1097/ACM.0b013e31828ffdcf.
21. Ilgen JS, Ma IWY, Hatala R, Cook DA. A systematic review of validity evidence for checklists versus global rating scales in simulation-based assessment. Med Educ. 2015;49:161–73.
22. Norman GR, Van der Vleuten CP, De Graaff E. Pitfalls in the pursuit of objectivity: issues of validity, efficiency and acceptability. Med Educ. 1991;25:119–26.

第 7 章　执业证书获取、资质认证和执照审核

原著：E. Britton Chahine
翻译与审阅：陈咏昕、顾圆圆

概述

　　本章将探讨模拟在妇产科专业行医执业证书获取、资质认证和执照审核过程的应用，并对目前的实施情况和未来的挑战进行讨论。

关键知识点
- 目前的执业证书获取、资质认证和执照审核仍主要基于理论考试和主观的临床评估。
- 模拟可以提供比现有方法更客观的评估，尽管开发和验证模拟评估还需要更多努力。
- 模拟技能评估越来越多地用于高标准的考试，以建立标准化技能和知识水平。

背景

　　在讨论应用于执业证书获取、资质认证和执照审核的模拟前，我们先介绍一些重要的定义。执业证书(licensure)是由政府机构颁发的一种具有时限的证明，确保已获得的专业学位可满足职业要求。资质认证(certification)是一种自愿的、有时限性的证明，标志着该个体已完成超过主要学位或主要学位以外的培训[1-2]。执照审核(credentialing)是一个组织的地方行为，表示专业人员已达到要求，并具备在该机构从事专业工作所需的专业知识。这些资格认证的目的是确保医生和其他卫生专业人员能够胜任其执业范围内的工作，具备了医疗工作需要的理论知识、操作技能及沟通能力，并能将三者整合应用(图 7.1)。在此基础上，临床决策、正确的实施和执行以及与医护团队和病人清晰沟通的能力都是必要条件。当我们考虑这些不同

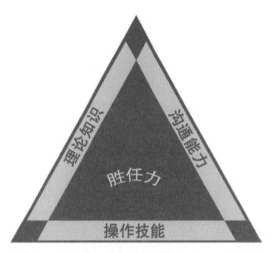

图 7.1　具备胜任医疗工作所需的理论知识、操作技能及沟通能力，并将三者整合应用

组成部分时，目前最常用的标准化多项选择考试、取得学位和书写病例病程等评价方法明显仅适用于评估理论知识部分，而对评估临床技术和沟通技能几乎没有任何帮助。

　　目前，最受认可的决定胜任力的因素是培训时间。这可能包括本科和研究生学习、医学院校或护理学校培训、住院医师和/或专科医生培训以及成功完成标准理论知识的评估。例如，自 1992 年美国医师执照考试(USMLE)开展以来，美国医生均需通过此考试以取得行医执业证书[3]。而在妇产科，住院医师在实习期间通过妇产科住院医师教育委员会(CREOG)考试以及在完成住院医师培训时通过美国妇产科学委员会(ABOG)的笔试，对获得妇产科学会认证至关重要。这些理论评估确立了胜任力培养的教学基础，并使得对于妇产科专业及其亚专业学科的能力评定更为标准化。

　　在护理方面，资格证书的一个例子就是产科住

院病人护理证书(RNC-OB),它可以通过参加国家认证机构(NCC)的资格证书考试获取。该考试与CREOG及ABOG理论考试相似,为多项选择试题,护理人员在获得注册护士执业证书并从事产科工作达到一定时长后即可报考。

在妇产科住院医师培训期间的技能评估是通过外科及产科手术量是否达到特定数量以及教员对住院医师技术能力的反馈来作出评价。目前除了这种以学习经历为基础的评价模式外,暂时没有其他标准化的评估指标。但美国毕业后医学教育评鉴委员会(ACGME)已经开始使用里程碑式的体系,试图将一些核心训练的评价指标标准化(本章后续将对此进行进一步讨论)。鉴于每位学习者的学习能力有所差异,掌握技能的速度不尽相同,同样的案例数下每位学员对技能的掌握程度可能不一样。因此我们很难去设置一个最少的学习案例数,也很难评估学员在什么时候才能完全掌握一项技能。为解决这一问题,部分机构设计出整体评分及逐项核查评分表,但它们都有其局限性[4]。一般来说,技术要点逐项核查评分表可以反映测试者是否清楚关键手术步骤,但可能无法完全评估实际技能。整体评分表更适合评估测试者的综合技能,但可能会受到回忆偏差和主观偏见的影响。目前,大部分导师都未被告知应如何进行测评,例如应侧重评估哪一方面或是如何统一评分标准,这将增加评分误差及降低不同考核者之间的评分可靠性。

此外,本专业的工作表现评估通常在病例完成后进行,除非对操作或手术过程进行录像并回顾,否则就会增加回忆偏差的风险。更重要的是,因为ACGME对工作时间有所限制,住院医师接触到的病例数、手术量及其学习的机会都大大减少了。住院医师临床经验较为缺乏,临床实践中决策的自主性较低,这会加剧实时评估的难度。总而言之,目前的技术评估往往基于评定者对测试者的总体印象,通常没有明确的可重复或可靠的数据支持。

沟通技能的评估包括与病人、其他医务人员和医疗团队的交流能力,可能是能力评估中最难客观评估的方面,然而医护人员之间的沟通不良是引起医疗差错的可预防的主要原因之一[5]。目前,大多数沟通能力评估是基于参与沟通的考官回忆和病人观察到的互动。美国妇产科医师学会(ACOG)已经开始支持团队合作训练,其中包括提高医疗质量和病人安全的团队策略和工具包(TeamSTEPPS)计划,旨在促进构建标准化沟通系统,从而减少医护人员交接病人信息时的失误[6]。虽然强调团队合作和沟通培训是提高病人安全性的重要步骤,但实施需要实践和领导层的支持,才能使其成为医疗服务交接的一个不可分割的部分。同时,这不是一个适合多项选择题测试的领域,该领域评估的测试方法具有挑战性。

模拟训练是一种教学和评估工具,它可以整合和评估胜任力的三个组成部分,包括理论知识、实践技能和沟通能力,并提供较为全面的临床实践情况。随着这种理念的发展,模拟评估方式逐渐加入执业证书获取、资质认证和执照审核的考核过程中。使用复苏安妮模型进行考核是最早的基于模拟训练的资质认证方法之一,即基础生命支持(BLS)认证。复苏安妮最早是在20世纪60年代作为教学和评估基础生命支持技能的训练工具出现。随后,哈维的心脏病人体模型和盖恩斯维尔麻醉模拟器的发明延续了使用模拟系统教学和评估特定技能的趋势[7]。1979年,加强心脏生命支持(ACLS)模拟课作为一门资质认证课程被引入,该课程利用人体模型进行教学,并评估参与者的知识、技能和团队合作的综合能力[7]。随后,1999年美国医学研究院发表的一篇名为《人非圣贤孰能无过:创建安全的医疗体系》的报告报道了每年因医疗过失而死亡的大量病人。该报告让人们意识到目前的评估和教育标准的缺乏,显著地提升了各个机构对模拟训练的兴趣并将其纳入培训计划[8]。

在《人非圣贤孰能无过:创建安全的医疗体系》报告发表后,ACGME赞同每个医生都应该具备六项核心胜任力(见模块7.1)。这着重于整体技能培训和评估,这些技能最终被纳入妇产科里程碑体系。里程碑体系对住院医师的知识、技能、归属及表现提供了一个更明确的定义,从而更好地评估他们的能力[9]。随着关注重点的改变,模拟评估在帮助制定基本标准方面显得尤为重要,模拟评估已经整合到大多数学科的执业证书获取、资质认证和执照审核的考试中。

模块7.1　ACGME六项核心胜任力

- 病人诊疗
- 医学知识
- 基于实践的学习与改进
- 基于医疗系统的实践
- 专业素养
- 人际关系和沟通技巧

一般来说，执业证书获取、资质认证和执照审核过程中有几点可以引入模拟培训：第一点是机构可以通过模拟中心组织考试；第二点是模拟培训可以作为考试本身的一部分；第三点是继续教育；最后一点是模拟可以应用于地方医疗机构，它能作为技能认证和赋予资质的一部分。

模拟训练作为获取认证的先决条件，目前已经在各医学院校开展。很多学校已经将模拟训练纳入客观结构化临床考试（OSCE），利用标准化病人（SP）模拟临床情景的情况也越来越多。2004 年以来，美国执业医师考试就将模拟场景纳入考试的临床技能部分，利用标准化病人对专业技能和沟通技能进行评估。根据美国外科委员会的要求，住院医师需要先通过一种基于模拟的培训和评估认证，即腹腔镜手术基础（FLS），才有资格参加美国普通外科委员会的认证考试。此外，美国胃肠和内镜外科医生协会（SAGES）开发了一个基于模拟的内镜手术基础（FES）课程，其设计初衷是为胃肠外科医生、普通外科医师和其他内科医生提供胃肠（GI）内镜手术中所需的基础知识、临床决策和技术技能的教学和综合教育评估工具[10]。这个课程目前也是获得美国普通外科委员会认证的先决条件。妇产科学暂时还没有设立模拟课程作为委员会认证的要求，但由于妇产科与外科技能明显重叠，在不久的将来就可能引入模拟课程。在委员会认证考试方面，美国麻醉学委员会已经将模拟纳入了他们的测试过程，包括基于模拟的使用标准化病人的OSCE，以及展示技术技能的高保真模拟场景。在我们的专业领域，美国妇产科学委员会（ABOG）已经为美国妇产科医师学会（ACOG）的认证考试提供了模拟课程，模拟可作为维持认证（MOC）要求的一种选择，此外还成立了一个模拟委员会用以评估模拟在认证和其他方面应用的潜能[11]。最近，美国妇产科学委员会与一家模拟公司签订了一项协议，有可能将超声图像模拟系统纳入考试流程[12]。

执照审核是地方机构的考核方法，机器人手术就是其中一个需要模拟训练来获取手术权限的例子。目前，很多医院在执照审核的考试过程中均要求参与者在供应商赞助的高仿真模拟机器人手术技能模拟器上进行训练。另一个要求模拟训练进行资格认证的例子是在美国军事医疗系统（MHS），这一系统内有 50 家提供产科服务的医院。截至 2017 年，所有从事产房分娩工作的护士、助产士和医生必须每 2 年参加一次产科急症模拟课程。该培训项目包括 ACOG 的临床产科急症（ECO）课程和美国家庭医生学会的产科高级生命支持（ALSO）课程两个选项。

虽然模拟已经开始应用于高标准评估和认证，在住院医师和专科医师培训方面也有了很大进步，但各级培训的模拟标准化工作仍任重道远。妇产科里程碑项目得到了 ACGME、ABOG 和 ACOG 的认可，使得规范化培训所需的关键知识和技能取得进展，并建立起模拟培训的目标。ACGME 认可的亚专科包括母胎医学、女性盆底医学和重建外科、生殖内分泌学和不孕症，以及妇科肿瘤学，这 4 个亚专业也建立了与教学和技能相关的里程碑项目。为了提供可用于模拟培训的里程碑项目，ACOG 模拟工作组和 CREOG 技术特别小组开发了适合的教学内容、评估工具、低保真的经济实惠型模拟工具及标准化课程[11,13]。如何将里程碑项目和相关的模拟培训融入培训中，仍然取决于各个住院医师和专科医生培训中心，操作和沟通技能的评估也是如此。对于重返工作岗位或在某些方面比较薄弱的医生，专家已经在努力地创建相关课程，但目前仍缺少规范的模拟训练方案。展望未来可以肯定的是，模拟培训将普遍应用于各级别医务工作者的评估中。然而，要做到这一点，必须提供标准化且有效的评估工具。

在采用模拟训练作为高标准的评估方案之前，我们必须确保评估工具是能有效衡量表现的措施。此外，与多项选择题考试相比，模拟训练的教师需要接受特殊培训，以了解如何客观地评估学员，个体化地提供反馈及指导，并使评估具有重复性和可靠性。通过建立结构性效度并结合里程碑评估，不同层次的医务人员可以有一个胜任目标，以及每个核心操作和技能需达到的分数[14]。这种反馈体系能使个人受到客观地评估，发现及改善不足之处，这也可作为取得认证前的一个合理的验证过程。

总结

模拟训练提供了评估理论知识、专业技能和沟通技巧的机会，与现有的方法相比，它能更好地评估学员的胜任力。随着评估工具的不断开发和验证，其被纳入执业证书获取、资质认证和执照审核的程度肯定会继续扩大。面对考试方式的变化，疑虑和阻力在所难免，但当这些模拟方法可用时，相信不会有人质疑模拟训练比多项选择题考试能更好地评估职业胜任力。

参考文献

1. Astho [Internet]. Arlington: Association of State and Territorial Health Officials; c1999–2017 [cited 2016 Dec 19]. Understanding licensing, credentialing, certification, and privileging; [about 1 p.]. Available from: http://www.astho.org/Programs/Preparedness/Public-Health- Emergency-Law/Scope-of-Practice-Toolkit/Understanding-Licensing,-Credentialing,-Certification,-and-Privileging(2)/.

2. Silvis J. Accreditation, certification, licensure, registration. 2011 Nov 22 [cited 2017 Apr 9]. In: Healthcare Design Magazine [Internet]. Ontario: Healthcare Design. c2002–2017 [about 7 screens]. Available from: http://www.healthcaredesignmagazine.com/architecture/accreditation-certification-licensure-registration/.

3. USMLE [Internet]. Philadelphia: United States Medical Licensing Examination; c1996–2017 [cited 2017 Apr 9]. Available from: http://www.usmle.org/.

4. Darzi A, Mackay S. Assessment of surgical competence. Qual Health Care. 2001;10(Suppl 2):ii64–9.

5. Committee on Patient Safety and Quality Improvement. Committee opinion no. 517: communication strategies for patient handoffs. Obstet Gynecol. 2012;119(2 Pt 1):408–11.

6. American College of Obstetricians and Gynecologists, Communication Strategies for Patient Handoffs. Committee Opinion #517, 2012.

7. Cooper J, Taqueti V. A brief history of the mannequin simulators for clinical education and training. Qual Saf Health Care. 2004;13(Suppl 1):i11–8.

8. Ziv A, Berkenstadt H, Eisenberg O. Simulation for licensure and certification. In: Levine, et al., editors. The comprehensive textbook of healthcare simulation. New York: Springer Science+Business Media; 2013. p. 161–2.

9. Bienstock J, Edgar L, McAlister R, Obstetrics and Gynecology Working Group. Obstetrics and gynecology milestones. J Grad Med Educ. 2014;6(Suppl 1):126–8.

10. SAGES-Fundamentals of Endoscopic Surgery [Internet]. Los Angeles: Fundamentals of Endoscopic Surgery; c2017 [cited 2017 May 7]. Available from: http://www.fesprogram.org/.

11. MOC Division. Bulletin for maintenance of certification for basic certification diplomates. Dallas: The American Board of Obstetrics & Gynecologists; 2017. ACOG [Internet]. Simulations working group toolkit. Washington (DC): The American Congress of Obstetricians and Gynecologists; c1997–2017 [cited 2017 Apr 18]. Available from: http://www.acog.org/About-ACOG/ACOG-Departments/Simulations-Consortium/Simulations-Consortium-Tool-KitGynecology. 2017. 37p. Available from: https://www.abog.org/bulletins/2017%20MOC%20Basic%20Bulletin%20Final.pdf.

12. MedaPhor and the American Board of Obstetrics and Gynecology (ABOG) Sign Agreement. Medaphor.com, 1 Mar. 2016, www.medaphor.com/medaphor-and-abog-sign-agreement/. Accessed 8 Sept 2017.

13. American Congress of Obstetricians and Gynecologists [Internet]. Washington, DC: Surgical Curriculum in Obstetrics and Gynecology; c2017 [cited 2017 May 10]. Available from: http://cfweb.acog.org/scog/.

14. Downing S. Validity: on the meaningful interpretation of assessment data. Med Educ. 2003;37:830–7.

第 8 章 妇产科模拟训练和病人安全

原著：Angela Chaudhari
翻译与审阅：崔龙、顾圆圆

概述

起初，模拟训练的使用对病人安全改善的效果似乎并不明确。为了讨论模拟的应用及其对病人安全的影响，首先要简要地讨论病人安全在医学中的演变。长期以来，医务人员一直遵守希波克拉底誓言中"不造成伤害"的宗旨，并在全国各地的医学教育毕业典礼上讲授和引用。然而，医务人员对于什么会对病人造成伤害持有不同的意见，使得该宗旨不像最初看起来那样一成不变。来自英国的病人安全专家 Charles Vincent 在他的《病人安全的起源》一书中评论了内科和外科医生 Ernest Codman，Codman 被认为是外科安全的先驱。Codman 在 20 世纪初创建并发表了关于"不成功治疗的评估"的文章，这是最早发表的外科手术失误及其原因的文章之一。他总结的原因包括知识局限、手术技能错误、手术判断失误、缺乏设备导致的错误、缺乏诊断技术导致的错误、病人缺乏战胜疾病的信心、病人拒绝治疗，以及不可控制的手术意外。Codman 还要求其他外科医生识别和记录错误，以证明他们的手术治疗效果，并且"使用科学的方法"来评估结果。据说最初他的想法被嘲笑，但他的建议很快被美国外科委员会采用，现在已经被美国最大的医疗认证机构——国际医疗卫生机构认证联合委员会（Joint Commission on Accreditation in Healthcare Organizations，JCAHO）采纳[1]。

在现代社会，医疗差错和病人安全进入公众视野往往是由于医疗差错导致的诉讼和巨额赔付，医疗事故和诉讼案件常被作为负面新闻报道。1999 年 11 月，美国医学研究院发布了一份具有里程碑意义的文章《人非圣贤孰能无过：创建安全的医疗体系》，这一报告让我们对医疗差错有了全新的认识。该报告强调了两项研究结果，即犹他州-科罗拉多州执业医师研究和哈佛的执业医师研究。根据他们的数据可以推断出，每年有 4.4 万~9.8 万名病人死于医疗过失，这是一个让所有人都感震惊的数字。该报告得出的结论是，大多数错误是医疗服务系统本身的问题，而不是某个执业人员玩忽职守造成的[2]。该报告发表后，病人安全立即成为公众关注的焦点，这一报告呼吁所有医疗机构进行系统性的管理改革。从那时起，世界各地的组织都在重新定义病人安全。世界卫生组织将病人安全定义为"在医疗服务中可预防的伤害"[3]。同样，国家病人安全基金会将病人安全定义为"避免医疗服务产生的意外或可预防的伤害"[4]。美国医疗保健研究与质量局（AHRQ）将病人安全上升到一个新的层次，把病人安全定义为一个学科，即"应用安全科学的方法，建立可信赖的医疗保健系统，从而最大限度地减少不良事件，并能最大限度地避免不良事件造成的伤害"[5]。这无疑标志着"不造成伤害"这一宗旨的变革。病人安全现在被认为是医疗保健领域的一个专业，独立于病人的治疗，需要定期分析和评估医疗过失的原因。

关键知识点
- 医疗差错和不良事件在医疗保健中频繁发生，避免可预防的不良事件和侥幸未遂事件是提高病人安全的关键。
- 提高妇产科病人安全的关键组成部分是差错汇报制度、团队培训和人力资源管理，以及使用模拟训练培养胜任能力。
- 建立安全的制度文化是改善病人安全的重要部分，可以通过模拟训练来改善病人安全。

概述和背景

在讨论病人安全时,首先要了解其关键定义,即什么能构成一个医疗差错或不良事件。美国医学研究院将医疗差错定义为"未能按预期完成计划的行为,或使用错误的方法去实现目标"[2]。一种医疗差错的例子是给病人输入血型不匹配的血液。不良事件可被定义为进行诊疗时发生的对病人的伤害,这种伤害不是由于病人本身的疾病所致。无论是否有医疗差错,不良事件都可能发生[6]。一个不良事件的例子是由于缺乏适当的围手术期预防措施而发生的深静脉血栓(DVT),这是由于医疗过失而导致的不良事件。另一个不良事件的例子是由于采用了适当的 DVT 预防措施而导致术后血肿。虽然对病人进行了适当的措施以预防 DVT,但是抗凝治疗却导致病人术后伤口血肿,这就是说即使采用恰当的治疗措施也会引起不良事件。未遂事件(near miss)是指一种有可能造成伤害但最终没有导致病人受到伤害的事件。例如,病人接受了一种错误的药物治疗,但最终这种药物没有对病人造成伤害。可预防的不良事件是本可以避免的病人伤害,是由于错误或系统缺陷造成。例如,由于对手术部位错误或手术病人的识别不当而导致手术错误,这些错误本可以在手术检查流程中的多个核查点内被发现并预防。Gluck 发表了一张维恩图,该图显示了这些术语之间的关系,并将可预防的不良事件描述为与医疗过失有关的事件。从病人安全的角度,未遂事件是需要关注的一个重要领域。这些事件可以作为最好的学习例子,通过制定针对性的策略以减少错误和提高安全性[6]。

正如 Gluck 所述,医疗差错是由医疗保健中的四个因素造成的:人的易犯错性、医疗过程的复杂性、系统缺陷、防御屏障的脆弱性[7]。

- 人的易犯错性(human fallibility):人的易犯错性被认为是"个体状况的一部分",并遵循长期以来大家公认的"孰能无过"的规律[2]。然而,有些个体状况与较高的医疗过失率相关,例如个人倦怠、工作时间过长、缺乏休息。Gluck 提出使用强制和提醒功能,来帮助医护人员克服人的易犯错性。强制功能被定义为"通过将正确的操作设置为默认的物理过程约束模式,这样会使犯错变得困难"[7]。强制功能的一个例子是在电子病历中设置自动医嘱集(automated order sets),对某些疾病或医疗情况,这些自动医嘱集会自动给出正

确的药物和处理步骤。护理要点提醒也有助于减少医疗过失[8]。一个例子是张贴标志牌,可以提醒医务人员、病人和家属洗手以减少病原体的传播。

- 医疗过程的复杂性(complexity of healthcare):现代医疗体系相当复杂,且新技术层出不穷,这些都被认为是造成医疗差错的原因[7]。病人情况多种多样,诊疗时间紧迫,任何疾病的处理都涉及多个环节,因此医学诊疗中能够规范化的环节应尽可能规范。在妇产科,许多医院已经开始使用标准化产房管理流程,以减少差错的发生。

- 系统缺陷(system deficiencies):引起医疗差错的另一个方面是医疗系统的缺陷和缺乏协调性。医疗系统规模庞大,包括病人、医务人员、基础设施、管理人员和规章制度[7]。可能造成病人安全问题的系统缺陷的一个例子是护理人员短缺或上岗人员不足。由于护理人员缺乏,因工作量太大而引起疏漏和差错,可能导致病人安全性降低。这种差错发生不是因为个人,而是执业系统的问题。病人交接是由于系统缺陷导致差错发生的另一方面,这方面的研究很多,特别是在大型医疗中心和与医疗保健有关的学科中[9]。

- 防御屏障的脆弱性(vulnerability of defensive barriers):在医疗系统中设置差错防御屏障是很有必要的。但是,这些屏障的缺陷是不可避免的,并会导致医疗差错[7]。一个例子是在手术室使用知情同意核查、术前暂停核查、签到程序。病人的病史由多个团队进行收集:外科医生、护理人员、麻醉团队。所有团队都签署同意书,以确保病人了解手术的风险,然后对病人进行标记,并且在去手术室之前巡回护士要核实病人的身份、手术的部位、过敏史和要做的手术。在开始手术之前,再次进行签到,以确保团队的所有成员都了解并同意病人身份、手术的类型和部位以及所需的设备。在开始手术之前的多个环节设置核查点,以防止手术部位出现错误。不幸的是,尽管这些规定都已开始执行,但手术部位错误仍然发生并被报道。这些差错是由于防御屏障的脆弱性所致的。

虽然医疗质量和病人安全是许多医疗机构关注的焦点,但是如何减少差错和提高医疗质量在医学界仍然没有统一标准。许多组织提倡,完善的医疗系统必须包含安全文化的建设。AHRQ 在 2009年将安全文化定义为"个人和医疗机构的价值观、

态度、观念、能力和行为模式的产物,其决定着医疗机构对健康和病人安全管理的承诺、氛围和能力"。安全文化必须包括承认医疗工作的高风险性,医疗团队所有成员在个人和机构层面的努力,以及在不带有责备的前提下和无惩罚风险下,对差错进行开诚布公的讨论[8]。医疗机构联合认证委员会最近发表了关于领导层在安全文化中的重要作用的声明。该声明列举了领导层在创建安全文化方面需要改进的不足。例如,领导层对病人不良事件汇报的支持不足,缺乏对员工诉求的反馈或回应,另外可能对报告错误的员工进行恐吓以及未能及时处理员工的工作厌倦问题[10]。Morello 等对 2 000 多篇文章进行了系统回顾,以确定在医疗机构内改善安全文化的策略。他们所发现的策略多种多样,包括领导巡视、基于团队的培训和基于模拟训练的培训,但遗憾的是,没有提供关于改善安全文化的最佳类型的确凿证据[11]。

国家病人安全基金会最近召集了一个专家小组,其目的是回顾美国医学研究院近 15 年发表的报告并提出建议。专家小组在他们的建议中确定了这八个组成部分:

1. 确保领导层建立并维护安全文化。
2. 建立集中协调的病人安全监督机制。
3. 创建一组有意义的通用安全指标。
4. 增加对病人安全和措施研究的资助。
5. 强调整个医疗过程中的安全问题。
6. 对整个医疗系统的医务人员提供支持。
7. 与病人和家属合作,以提供较为安全的医疗服务。
8. 确保技术安全和优化,以提高病人安全[8]。

这些都是提高机构安全性的重要建议,但是具体到每个妇产科部门和医务人员发挥的作用是什么?进一步说,在妇产科领域,模拟训练在提高病人安全、避免医疗差错和不良事件方面发挥了什么作用?

证据

随着许多发达国家的孕产妇和婴儿的死亡率和发病率升高,且医疗诉讼持续增加,评估产科安全措施的研究越来越多。2010 年,Abuhamad 和 Grobman 发表了名为《妇产科病人安全和医疗责任》("Patient Safety and Medical Liability")的文章,并就产科病人安全方面推荐了三个关键部分:差错汇报、CRM 和模拟培训[12]。

差错汇报

差错汇报是改善医疗机构系统缺陷的关键环节。无论是过去还是现在,一件导致病人受到伤害的事件会让整个医疗系统开始进行内部审查。这些审查通常更侧重于确定事件的个人原因,而不是着眼于本可能阻止原始错误的系统缺陷。相关研究已经表明,大多数差错是由于系统的复杂性和缺陷导致的,而不是由于个别医务人员的能力不足所导致的[13]。正因如此,报告所有差错和报告未造成伤害的侥幸事件同样重要,这样有助于在全系统范围内进行改进。其他复杂的技术行业,如航空行业,已经非常成功地使用非惩罚性的差错汇报来改善和维护行业内的安全标准。这一行业已经充分认识到人的局限性。因此,差错和侥幸事件的报告予以"免责"[14],这有助于进行全系统的变革,克服人的自然易错性,以及提高航空安全。如果将航空和医疗这两个领域的复杂性进行比较,那么类似的文化显然也可以提高医疗行业系统的安全性。Penney 等在 2006 年发表了关于侥幸事件和不良事件报告的系统综述,该研究发现汇报方法过于多样化,无法确定差错报告的益处[15]。最近,Fox 等在匹兹堡儿童医院发表的一个倡议提出,应该指导住院医师进行差错汇报。该文章显示,在 4 年中,差错报告从每月平均 3.6 次增加到 37.8 次,严重伤害从每月平均发生 15.0 次减少到 8.1 次,这些数据突出了差错汇报的重要性[16]。遗憾的是,医疗系统仍然需要依赖医生和护士的自愿报告,许多机构仍然只分析导致伤害的事件,而不对侥幸事件进行评估来预防差错的发生。

团队培训和人力资源管理

造成产科差错的部分原因是医疗团队的复杂性。产科医疗服务通常是由产科、麻醉科和儿科及其护理和支持团队提供,团队成员需要同时照顾母亲和婴儿,因此很难确定产科医疗服务的优先次序。这些团队之间的沟通错误通常会导致医疗差错。团队培训和人力资源管理是预防这类错误发生的关键。CRM 是一项已经在妇产科实施的安全举措,是指"将个人组成有效的团队,以高效、安全和可靠的互动实现共同目标"[12]。CRM 源于航空业技能培训,其原则包括了解环境,预测和计划,尽早寻求帮助,发挥领导作用和服从精神,合理分配工作量,调动所有可用资源,有效沟通,使用所有可用信息,预防和解决错误,交叉检查,使用认知辅助工具,反复评估,运用良好的团队合作,合理地分配注意力,并动态设置优先级[17]。CRM 也称为团队培训,自 20 世纪 70 年代以来一直用于航空业,尽管这些年来的情况发生了变化,但它仍然是航空培训和安全标准维护的重要组成部分。

医院现已采纳产程和分娩的团队培训,以提高技能并减少在实际工作中出现错误,并且已经发布了许多评估产科的团队培训和 CRM 的研究。Haller 等进行了一项横向研究,以评估提高产科团队合作和沟通技能的 CRM 干预措施,从而提高安全文化。他们发现,研究的参与者都高度重视团队训练,在训练之后,医院团队和安全气氛发生了积极的变化,*OR* 值从 2.9 上升到 4.7[18]。Pettker 等发表了更全面的产科安全方案,包括 CRM 培训、产科安全护理的实施、标准化流程、病人安全委员会的监督和匿名事件报告。通过这个更全面的方案,医务人员对团队文化、安全文化和工作满意度的认知有所改善,个别医务人员还报告医护关系更加和谐。他们的团队培训借鉴航空和国防工业 CRM 的经验,利用视频、讲座和角色扮演,对产科团队(执业医生、住院医生、护士和管理人员)进行培训,使所有参与者都能最大程度地获益[19]。一项研究评估了 CRM 培训对剖宫产术中沟通的影响。研究者没有使用参与者评估,而是在干预前后使用训练有素的观察者进行评估。结果显示,经过 CRM 培训后剖宫产手术期间的团队沟通得到了明显改善,研究结果支持 CRM 干预能促进产科团队沟通的结论[20]。来自荷兰的另一项研究评估了产科团队培训对病人接受高质量医疗服务的影响。他们综合使用团队培训、角色扮演和高保真模拟来培训医务人员,然后在干预前后对低风险的产科病人使用问卷进行调查。干预后,病人对医疗服务质量的体验评价显著提高,尤其在沟通、明确领导权、参与规划和更好地提供信息等方面提高最多。这些研究结果支持 CRM 干预有助于改善沟通和提高产房满意度的结论。产房病人管理比较复杂,多学科医疗团队需要在产房协同合作,才能更好地发挥作用。从另一方面来讲,团队培训也有助于改善病人对医疗服务质量的感知,因此会提高病人满意度。

在航空业中使用 CRM 不仅是因为它对团队功能有影响,而且对安全也有促进作用[14]。根据现有证据,CRM 也适用于产科团队。Nielsen 等在 2007 年进行了一项随机对照试验。干预组在手术室接受团队指导培训,而对照组没有接受培训,虽然剖宫产术后不良事件两组没有显著差异,但接受过培训的团队从做出决定到实施剖宫产的时间更短[21]。他们认为,不良事件无差异是因为原始研究随访时间短,2008 年发表的一项后续研究显示,干预组的不良结局指数(临床结局的综合评分)得到改善[22]。Phipps 等也发表了基于 CRM 的分娩课程,其中结合了理论课程和高保真模拟训练。他们评估了培训前 2 年和培训 1.5 年后的不良结局指数,结果显示不良结局指数显著下降。他们的结论是,CRM 培训与模拟技能培训相结合可以改善病人结局[23]。

许多文章还研究了模拟在更具体的产科紧急情况中的应用,例如肩难产。肩难产在临床相对少见,但可造成婴儿的暂时性和永久性伤害,需要团队合作方能改善结局,所以模拟训练特别适用于肩难产[24]。Deering 等的研究显示,与未接受培训的住院医师相比,在分娩模拟器上进行培训的住院医师更可能在第二次模拟时使用正确的手法,并且外部评审员给出的表现评分有所提高[25]。Goffman 等对主治医师和住院医师进行了类似的研究,结果显示,在模拟难产事件中,经过模拟的住院医师在操作和团队沟通方面都有所改善,经过模拟的主治医师在沟通方面同样有所改善[26]。这两项研究旨在评估模拟过程中表现评分的改善,但未将其研究结果与临床结局和病人安全联系起来。2011 年,Grobman 等发表了一个基于团队协作的肩难产培训方案,该方案为产科团队沟通量身定制了 CRM 策略,并将此培训与低保真模拟器的使用相结合。然后,他们评估了实施方案和模拟后的临床结局,结果显示出生时和出院时婴儿臂丛神经损伤率均下降,肩难产处理的安全性得到改善[27]。Kim 等也报告了模拟培训实施前后肩难产的结局,他们的结果与其他研究不一致。他们发现,模拟培训后肩难产发生率增高,这可能与肩难产诊断和报告的增加有关,但产伤、产后出血、Ⅲ度和Ⅳ度裂伤或会阴切开术并未减少[28]。Draycott 等发表了关于在英国实施的肩难产必修培训课程,该课程作为从 2000 年开始的 SaFe 研究的一部分,结果显示,尽管肩难产没有减少,但新生儿结局得到改善,其中臂丛神经损伤率从9.3%下降到2.3%[29]。

产后出血、急诊剖宫产和子痫均属产科急症,需要多学科团队合作和快速反应,团队训练和模拟培训时常集中于这些产科紧急情况[30]。Fransen等评估了为期一天的模拟团队培训的有效性,在高保真模拟和团队培训的基础上,将团队合作培训纳入临床培训。他们利用团队培训的传统项目,包括领导能力和角色清晰度、工作量分配、态势感知和定向沟通,并利用现状、背景、评估和建议(SBAR)进行团队之间的交接。学员在一天中进行难度逐步递增的模拟培训,包括肩难产、子痫、脐带脱垂、产后出血和孕妇的心肺复苏。他们发现,产科并发症的综合结局在训练组和非训练组之间没有显著差异。然而,团队训练确实减少了由肩难产导致的创伤,但用于严重产后出血的侵入性治疗增加[31]。Egenberg 等研究了多学科团队合作对产后出血的影响。研究显示,经过多学科团队培训后,输注的血制品总量显著减少,这可能与团结意识提高和遵循出血处理流程有关[32]。

产科病人安全在美国和其他国家均是重要的公众健康问题,这是因为孕产妇和新生儿的发病率和死亡率仍然很高[33]。模拟和团队培训可以提供急需的技能、改善团队沟通并增强医务人员处理产科急症的信心,但模拟培训未能一致地显示临床结局的改善。尽管病人安全与产科模拟培训是否相关缺乏一致性的证据,但模拟培训可以改善团队沟通,我们相信由于团队更加一致地合作,病人安全会随着时间的推移逐步改善。从长远来看,规范产科处理流程和模拟培训会改善临床结局和病人安全,这方面还需要更多的研究和验证。

妇科和妇科手术也是研究使用模拟策略以改善病人安全的重要领域。在讨论模拟对妇科手术安全性的影响之前,需要理解在妇科手术中导致差错的主要原因。从责任的角度来看,病人伤害与手术医生的不称职、缺乏经验和缺乏技术技能有关。Parker 在 2010 年发表了一篇关于手术差错的视频回顾,并描述了腹腔镜手术中出现差错的原因。这些差错被归类为视觉错误或缺乏经验的错误。视觉错误是由视觉感知和处理的问题引起的,也可能是由于"隧道视觉"或大脑信息的印记而排除了其他矛盾的信息。缺乏经验的错误是由于缺乏特定操作或手术经验。他描述了认知科学中的两种思维方法:有意识的或基于知识的思维方法,以及基于本能的或无意识的思维方法[34]。随着经验的增加,基于知识的认知行为可以变得更加本能,因此可能更为安全。我们相信,反复的模拟训练可以提高技能,并将这种技能在手术室转变为本能。

模拟训练如何影响外科专业技能?很明显,要获得高水平的专业技能,反复练习和实际体验都是必要的。"看一个,做一个,教一个"的古训早已不复存在。医学和非医学领域都有这样的说法:要想成为一名专家,必须有 5 000 或更多小时的认真学习和实践,或者有长达 10 年的丰富经验才能达到高水平的能力[35]。在实际情况中,假如一名医生每周做两次子宫切除术,每次子宫切除术花费 3 小时,这样他将获得每个月大约 24 小时或每年大约288 小时的高强度真实体验。按照这个速度,成为一名专家需要将近 20 年的时间,该医生已被认为是"高手术量"的医生。值得注意的是,长期持续的练习可能会比一次冗长而集中的练习更有益处。例如在专科医生培训期间,每天练习腹腔镜缝合 1小时并持续练习 10 天,比为期 1 天持续 10 小时的讲授和练习,更有利于技能的掌握和提高[36]。考虑到医生的操作时间不足以及手术量的减少,开展模拟培训可能帮助手术医生达到"专家水平"所需的实际操作时间。

随着工作时间的限制和手术技术的发展,外科亚专科的培训越发依赖基于模拟训练的教育[37]。普通外科住院医师培训现在需要成功完成腹腔镜手术基础(FLS)和内镜手术基础的培训。培训中心已经证明模拟评估得分与临床手术技能之间的相关性[38-39]。遗憾的是,从病人结局的角度出发,这些技能如何影响病人安全的证据很少。尽管缺乏循证医学证据,住院医师毕业、医院资质认证和手术权获取现在均要求外科医生完成 FLS,甚至医疗事故保险公司也要求医生完成 FLS[40]。

除了用于个人培训,模拟还可用于妇科手术团队培训,类似于产科的团队训练形式。机器人手术由于其设置和设备的复杂性,非常适合团队训练。Schiff 等在手术后对手术室所有成员进行调查,发现那些术中沟通差的病例失血量较多并且手术时间较长。这些不良结局是沟通不良所致的,团队培训可作为改善不良结局的一种方法[41]。团队训练在各个亚专科培训中越来越普遍,通过专门针对团队合作的训练,整个手术团队能够更好地团结一致地工作。尽管证据有限,但一个沟通更好的团队很可能会带来更好的结局[42]。

必修培训课程和新流程的模拟训练在妇科的应用及有效性仍然有限。最近密歇根大学发表的一项研究为了在子宫切除术时常规进行膀胱镜检查,他们利用模拟训练方式培训膀胱镜操作。他们的研究显示,模拟训练后膀胱镜检查的使用率明显增加,输尿管损伤的延迟诊断发生率明显降低[43]。

2008 年,世界卫生组织(WHO)与"安全手术拯救生命"项目合作,制定了一个包含签到、术前暂停核查和术后核查在内的 19 个类别的手术安全核查表,目前已作为标准在许多手术室中执行。Haynes 等利用该核查表进行干预前后前瞻性研究,结果显示术后并发症和死亡率显著下降,其中大部分并发症是由手术部位感染引起的,与术前抗生素的使用和剂量有关[44]。美国胃肠和内镜外科医生协会(SAGES)改良了腹腔镜手术的核查表,其中包括处理设备问题的指南,以期提高手术质量、效率和团队沟通能力[45]。在模拟相关文献中,核查表被描述为实施标准化医疗方案的一个工具,核查表也可用于创建新的管理流程。使用核查表可以改善团队合作,保证手术病人的安全。

结论

实施妇产科模拟培训项目将改善团队沟通,改进差错汇报,并可能对病人安全产生有益的影响。利用本书中的工具有助于开展模拟培训项目,模拟培训不仅可以用于新技能的获取和技能维护,还可用于建立安全文化。领导层必须重视安全文化的建立,应鼓励差错汇报、预防错误和维护技能。首先,医疗机构和医院管理部门必须参与进来以确保差错汇报能够免责,并且在机构中广泛使用差错汇报和团队培训。然后由临床医疗团队来实施这些安全文化变革,安全文化只能通过行政部门、医生、护士和其他员工之间的信任来实现。模拟训练是培养和维护妇产科技能的重要部分,这个领域将会继续发展,以进一步改善临床结局和病人安全。

参考文献

1. Vincent C. In: Vincent C, editor. Patient safety. Chichester: John Wiley and Sons; 2010.
2. Kohn LT, Corrigan JM, Donaldson MS, editors. To err is human: building a safer health system, I.o. Medicine, Editor. Washington, DC: National Academy Press; 1999.
3. Patient Safety. http://www.who.int/patientsafety/ about/en/. Accessed 2017.
4. Free from harm accelerating patient safety improvement fifteen years after to err is human. Report of an expert panel convened by the National Patient Safety Foundation; 2015. National Patient Safety Foundation: www.npsf.org/resource/resmgr/PDF/ Free_from_Harm.pdf.
5. Emanuel L, Berwick D, Conway J, Combes J, Hatlie M, Leape L, et al. What exactly is patient safety? In advances in patient safety: new directions and alternative approaches. AHRQ; 2008. https://www.ncbi.nlm. nih.gov/books/NBK43629.
6. Gluck PA. Patient safety: some progress and many challenges. Obstet Gynecol. 2012;120(5):1149–59.
7. Gluck PA. Medical error theory. Obstet Gynecol Clin North Am. 2008;35:11–7.
8. Patient safety primer, safety culture. U.D.o.H.a.H. Services, editor. Agency for Healthcare Research and Quality; 2016. https://psnet.ahrq.gov/ primers/primer/5/safety-culture.
9. Sheth S, McCarthy E, Kipps AK, et al. Changes in efficiency and safety culture after the integration of an I-PASS supported handoff process. Pediatrics. 2016;137(2):e20150166.
10. Commission TJ. The essential role of leadership in developing a safety culture, D.o.C.C. cations, editor; 2017. pp. 1–8.
11. Morello RT, Lowthian JA, Barker AL, et al. Strategies for improving patient safety culture in hospital: a systematic review. BMJ Qual Saf. 2013;22:11–8.
12. Abuhamad A, Grobman W. Patient safety and medical liability. Obstet Gynecol. 2010;116(3):570–7.
13. Reason JT. Managing the risks of organizational accidents. Aldershot: Ashgate Publishing; 1997.
14. Helmreich RL. On error management: lessons from aviation. BMJ. 2000;320:781–5.
15. Penney G, Brace V. Near miss audit in obstetrics. Curr Opin Obstet Gynecol. 2007;19:145–50.
16. Fox MD, Bump GM, Butler GA, Chen LW, Buchert AR. Making residents part of the safety culture: improving error reporting and reducing harms. J Patient Saf. 2017. https://doi.org/10.1097/ PTS.0000000000000344. [Epub ahead of print].
17. Rall M, Gaba D. Human performance and patient safety. In: Miller RD, editor. Miller's anesthesia. Philadelphia: Elsevier Churchill Livingstone; 2005.
18. Haller G, Garnerin P, Morales M. Effect of crew resource management training in a multidisciplinary obstetrical setting. Int J Qual Health Care. 2008;20(4):254–63.
19. Pettker CM, Thung S, Raab CA, et al. A comprehensive obstetrics patient safety program improves safety climate and culture. Am J Obstet Gynecol. 2011;204(3):e1–216.
20. Mancuso MP, Dziadkowiec O, Kleiner C, Halverson-Carpenter K, Link T, Barry J. Crew resource management for obstetric and neonatal teams to improve communication during cesarean births. J Obstet Gynecol Neonatal Nurs. 2016;45(4):502–14.
21. Nielsen PE, Goldman MB, Mann S, et al. Effects of teamwork training on adverse outcomes and process of care in labor and delivery. Obstet Gynecol. 2007;109:48–55.
22. Nielsen PE, Mann S. Team function in obstetrics to reduce errors and improve outcomes. Obstet Gynecol Clin North Am. 2008;35:81–95.
23. Phipps MG, Lindquist D, McConaughey E, et al. Outcomes from a labor delivery team training program with simulation component. AJOG. 2012;206(1):3–9.

24. Grobman WA. Shoulder dystocia: simulation and a team centered protocol. Semin Perinatol. 2014;38(4):205–9.
25. Deering S, Poggi S, Macedonia C, Gherman R, Satin AJ. Improving residency competency in the management of shoulder dystocia with simulation training. Obstet Gynecol. 2004;103(6):1224–8.
26. Goffman D, Heo H, Pardanani S, Merkatz IR, Bernstein PS. Improving shoulder dystocia management among resident and attending physicians using simulation. Obstet Gynecol. 2008;112(6):1284–7.
27. Grobman WA, Miller D, Burke C, Hornbogen A, Tam K, Costello R. Outcomes associated with introduction of a shoulder dystocia protocol. Am J Obstet Gynecol. 2011;205:513–7.
28. Kim T, Vogel RI, Mackenthun SM, Das K. Rigorous simulation training protocol does not improve maternal and neonatal outcomes from shoulder dystocia. Obstet Gynecol. 2016;127(Suppl 1):3S.
29. Draycott T, Crofts J, Ash J, Wilson L, Yard E, Sibanda T, Whitelaw A. Improving neonatal outcome through practical shoulder dystocia training. Obstet Gynecol. 2008;112(1):14–20.
30. Clark EA, Fisher J, Arafeh J, Druzin M. Team training/simulation. Clin Obstet Gynecol. 2010;53(1):265–77.
31. Fransen AF, van de Ven J, Schuit E, van Tetering AC, Mol BW, Oei SG. Simulation-based team training for multiprofessional obstetric care teams to improve patient outcome: a multicenter, cluster randomised controlled trial. BJOG. 2016;124(4):1471–528.
32. Egenberg S, Øian P, Eggebø TM, Arsenovic MG, Bru LE. Changes in selfefficacy, collective efficacy and patient outcome following interprofessional simulation training on postpartum haemorrhage. J Clin Nurs. 2017;26(19–20):3174–87. https://doi.org/10.1111/jocn.13666. Epub 2017 Mar 12.
33. Buchmann EJ, Stones W, Thomas N. Preventing deaths from complications of labor and delivery. Best Pract Res. 2016;36:103–15.
34. Parker WH. Understanding errors during laparoscopic surgery. Obstet Gynecol Clin. 2010;37(3):437–49.
35. Ericsson KA. Deliberate practice and acquisition of and maintenance of expert performance in medicine and related domains. Acad Med. 2004;79:S70–81.
36. Parker WH, Johns A, Hellige J. Avoiding complications of laparoscopic surgery: lessons from cognitive science and crew resource management. J Minim Invasive Gynecol. 2007;14:379–88.
37. Schwab B, Hungness E, Barsness KA, McGaghie WC. The role of simulation in surgical education. J Laparoendosc Adv Surg Tech A. 2017;27(5):450–4. https://doi.org/10.1089/lap.2016.0644. Epub 2017 Jan 24.
38. Feldman LS, Hagarty S, Ghitulescu G, et al. Relationship between objective assessment of technical skills and subjective in training evaluations in surgical residents. J Am Coll Surg. 2004;198:105–10.
39. Sroka G, Feldman L, Vassiliou MC. Fundamentals of laparoscopic surgery simulator training to proficiency improves laparoscopic performance in the operating room- a randomized control trial. Am J Surg. 2010;199:115–20.
40. Derevianko AY, Schwaitzberg SD, Tsuda S, Barrios L, Brooks DC, Callery MP, Fobert D, Irias N, Rattner DW, Jones DB. Malpractice carrier underwrites fundamentals of laparoscopic surgery training and testing: a benchmark of patient safety. Surg Endosc. 2010;24(3):616–23.
41. Schiff L, Tsafrir Z, Aoun J, Taylor A, Theoharis E, Eisenstein D. Quality of communication in robotic surgery and surgical outcomes. JSLS. 2016;20(3):e2016.00026.
42. Liberman D, Trinh QD, Jeldres C, Valiquette L, Zorn KC. Training and outcome monitoring in robotic urologic surgery. Urology. 2011;9(1):17–22.
43. Chi AM, Curran DS, Morgan DM, Fenner DE, Swenson CW. Universal cystoscopy after benign hysterectomy: examining the effects of an institutional policy. Obstet Gynecol. 2016;127(2):369–75.
44. Haynes AB, Weiser TG, Berry WR. A surgical safety checklist to reduce morbidity and mortality in a global population. N Engl J Med. 2009;360:491–9.
45. Varela E, Michael Brunt L. SAGES laparoscopic surgery checklist. In: Tichansky MJ, David S, Jones DB, editors. The SAGES manual of quality, outcomes and patient safety. New York: Springer Science and Business Media; 2012.

第9章 妇产科模拟训练项目的实施：目标、人员、内容及场所

原著：Kay Daniels
翻译与审阅：刘蓉、顾圆圆

概述

在本章中，我们将为您提供启动和拓展妇产科模拟训练项目的实用方法。本章内容将分为模拟训练项目实施的目标、培训人员、培训内容及训练场所。

本章无法涵盖使用模拟训练的所有方面，内容主要基于作者本人的经验和相关知识。与参加过模拟训练的人交谈是很有帮助的，参观其他模拟中心和亲自参加模拟训练更有价值。

关键知识点
- 模拟训练应始终关注培训的目标和学员。
- 模拟训练的课程设置要以学习目标为重点，在学习目标确定之前，不应购买设备。
- 根据目标及实际情况，模拟训练既可以在模拟中心也可以在现有的环境中进行。

首先需要回答的问题如下。

目标：为什么要在你的机构中实施模拟训练项目？

不同的机构会有不同的答案。这一步骤很关键，请花时间认真考虑你开展模拟训练的目标是什么。以下方面可供考虑。

住院医师培训

2016年7月，美国毕业后医学教育评鉴委员会（ACGME）对妇产科模拟培训的要求是"从低保真度到高保真度的模拟训练项目都可接受。ACGME并不要求每个培训基地都有一个模拟训练中心，但需要将模拟训练纳入住院医师培训"[1]。根据ACGME的建议，许多住院医师培训中心都启动或拓展了模拟训练。住院医师模拟训练的项目多种多样，包括但不限于以下三项内容：

- 在引进新技术时，可先在模拟人身上进行模拟培训，这比在真人身上技能更能全面地训练新技术。例如，腹腔镜技术或处理肩难产的手法。
- 提高住院医师对常见产科急症的救治能力，例如，产后出血（PPH）、紧急剖宫产和重度子痫前期等。
- 培养住院医师应对罕见临床事件的能力，美国妇产科住院医师培训为期4年，有些病例可能不会在培训期间遇到，例如孕妇心搏骤停及臀位助产。

产房或产后／产前病房的团队协作培训

2004年，联合委员会发布了一个警示，题目为"防止婴儿在分娩期间死亡和受伤"。其中指出，"在已明确的原因中，沟通问题居首位（72%）。"所以联合委员会对各医疗机构提出了如下建议：

- 进行围产区域的团队培训，让医务人员能更有效地合作和沟通。
- 对肩难产、紧急剖宫产、产时或产后出血和新生儿复苏等高危事件进行临床实战演练，以帮助医务人员为应对此类事件的发生做好准备，并在演练后进行复盘，以评估团队表现并确定改进的方向[2]。

自联合委员会发布警示后，大家将注意力集中在团队训练的开展，以减少沟通错误并改善预后。航空领域的机组资源管理（CRM）及军方开发的TeamSTEPPS[3-4]经过调整后，已广泛应用于医疗模拟训练。模拟训练可用于培养团队合作，建立训练方案，并进一步实践和强化。

模拟训练是一个强有力的工具,可以协助查明医疗事故原因和降低其发生率。数据表明,经常开展模拟训练能够减少医疗事故的发生率[5-6]。

在病区排查系统错误/新病区拟开展医疗服务/规划复杂的手术

模拟训练既可以用于识别病区中已经存在的系统错误[7],也可以用于在开展医疗服务之前探查新病区中潜在的系统错误。例如,当罗德岛的妇婴医院开设新的新生儿重症监护室(NICU)时,病房比以前扩大了五倍,并扩增到两层楼。为了成功地完成交接,他们安排了模拟训练,以便在病人入住NICU之前发现并纠正可能出现的问题。这一努力"大大提高了机构内部对模拟训练的价值的认知"[8]。

当需要多个学科团队参与治疗时,进行"彩排"可以事先纠正易错的部分。正如 August 等所报告的,模拟训练可成功地用于排练罕见和疑难外科手术,例如子宫外产时手术(EXIT)或体外膜氧合(ECMO)。通过模拟训练,多学科团队(母胎医学、小儿外科、麻醉科、小儿心内科、护理和儿童血流灌注专家)能够识别潜在的问题并在手术前加以纠正[9]。

这些例子可以显示出模拟训练的价值,有助于获得医务人员和医院管理部门的支持。

护理教育

模拟演练是一种向病区引入新策略或标准化流程的高效方式。新进病区的护士及轮转人员可以采用模拟训练的方式熟悉危重症病区,例如,产房的快速工作流程[10-11]。

一旦回答了"为什么",下一步就是确定"谁"。"谁"是多方面的。谁是你的学员?谁是你的模拟训练团队成员?管理人员中谁支持你的训练?

谁(学员)

住院医师培训

模拟训练应在住院医师培训的早期开展。许多机构都建立了非常成功的"新生训练营"。在住院医师培训刚开始时进行强化模拟培训,可以让住院医师准备好进入临床,并成为真正有用的团队成员。在这一时期进行模拟培训的价值是不可估量的。许多住院医师培训计划都包含了模拟训练。在以色列,现在要求所有住院医师培训中心提供一个基于模拟训练的临床前工作坊[12-13]。

尽管训练营通常是为住院医师培训设置的,但这种培训不应局限于住院医师培训。在住院医师培训的后期,也可进行模拟培训,包括多学科团队或专业内团队的培训,以进一步提升住院医师模拟训练的经验。

团队培训

多学科团队或专业内团队的模拟训练是一项复杂且耗时的工作,但对于提高整个团队绩效的作用不容小觑。团队培训应不仅包括医务人员,还包括在该病区工作的其他员工,比如清洁人员和文员等。

所有学科团队都到场是很不容易的,解决人员出勤的可能方案如下:

* 主治医生/注册护士/助产士(CNM)出席——各机构可采用以下方法成功地让主治医生参与其中。
  - 为参与者提供经济补偿;
  - 参与者可获得每年医疗事故保险费的折扣;
  - 为参与者提供继续教育学分;
  - 要求医务人员必须出席以维持其在医院的权限。
* 住院医师出席。
  - 住院医师可以将模拟作为必修课来参加;
  - 为了最大限度地提高学习效果,每次模拟训练最多包括三个住院医师。这将让每个住院医师都能发挥积极的作用,并在责任重大的位置上担任首要的负责人。
* 护士出席。
  - 要求注册护士(RN)出席;
  - 提供继续教育学分;
  - 将现有的护理教育计划转变为基于模拟训练的教育计划。

谁(模拟训练团队成员)

住院医师培训

安排针对住院医师的模拟训练相对容易,因为模拟可以在要求的教学时间内进行。师资队伍应包括模拟训练核心团队以及相关专家。例如,在教授腹腔镜手术基础(FLS)时,邀请微创外科(MIS/MIGS)教职人员担任临时外聘老师。

团队培训

当目标是团队培训时,课程规划和模拟训练课程的安排面临着很多困难,但这些都值得付出努力。模拟培训需确保在病区工作的各专业的代表(产科、麻醉科、护理、手术室员工、儿科、护理教育者或管理人员)均参与所选场景的讨论和决策。参与者共同制定学习目标,确保每个学科都有与其专业相关的教学要点。在可能的情况下,每个学科都

要有一名成员参与复盘过程,以提供与主题相关的专业知识。表 9.1 列出了为整个团队模拟训练场景建立的学习目标示例。

表 9.1　临床问题示例、学习目标和产科模拟训练指标

项目	指标
临床问题	为了及时、高效和安全地将病人从产房转移到手术室进行紧急剖宫产,每个亚专科需要执行哪些任务?
护理学习目标	演示口头确认产科医生进行紧急剖宫产的决定 演示与护士长进行有关紧急剖宫产的清晰沟通,以便让他们可以向麻醉师通知相关紧急情况,并让器械师准备好手术室 演示快速准备病人身上的各种管道(胎儿监护仪、静脉输液管道、导尿管、硬膜外导管等),并毫不拖延地转移病人
产科学习目标	演示决定进行紧急剖宫产的清晰有效的沟通 演示与病人家属的富有同情心的沟通,但不拖延地转移病人 协助床旁护士将病人转移到手术室
麻醉师学习目标	评估病人病情的稳定性,并根据转运需要进行气道、呼吸和循环支持 演示快速准备用于紧急剖宫产的手术室,包括剖宫产所需的全身麻醉药物和气道管理设备,或视情况采用紧急椎管内麻醉 充分利用所有可用资源,包括其他麻醉师和麻醉技师
技师的学习目标	麻醉技师演示快速准备手术室,包括检查急救设备和高级气道设备,并协助麻醉师将病人转移到手术台上,连接监护仪并根据需要启动预吸氧或进行其他任务 手术器械师演示快速准备手术室设备
团队学习目标	团队演示如何将病人从产房高效、快速和安全地转移到手术室行紧急剖宫产术
指标	从决定行紧急剖宫产术到病人到达手术室,经过了多少秒? 将病人从产房转移到手术室行剖宫产术的过程中存在哪些障碍,会导致多长时间的延迟?

注:摘自 Austin 等人的著作,经 Wolters Kluwer Inc. 许可转载。[5]

在病区排查系统错误/新病区拟开展医疗服务/规划复杂的手术　所有团队成员都在场的益处很大。如果非医疗人员参与模拟训练方案,他们也应该到场,非医疗人员包括进行紧急呼叫的文员或血库工作人员、医院急救小组等非本病区人员。

谁(参与的机构)

为了获得对模拟训练的长期支持,你需要了解机构的优先事项。模拟训练对以下机构有利,这些机构应在模拟规划的早期参与进来。

护理部

护理的重点通常是护士教育和员工满意度。大多数医院都有护理教育部门。模拟训练可以作为培训方案的一部分,参与医院护理管理部门的年度学习目标。确保护理教育者或管理者参加规划会议,将有助于实现这一目标。

风险管理部门

通过改善临床实践和医患沟通来减少医疗

索赔是风险管理的主要任务之一。邀请一名风险管理代表参与模拟训练的复盘,让他就发生不良事件时恰当的文字记录和最佳的医患沟通技巧,对医务人员进行培训。风险管理人员可以回顾当前或过去的医疗事故案例、根本原因分析(RCA)或警讯事件,来帮助确定你的科室中需要改进的领域,然后将这些问题纳入模拟训练场景中。

病人安全/质量改进委员会

识别和纠正系统错误是所有质量改进(QI)项目的关键目标。模拟训练是一种很好的方法,以非常实际的方式发现系统错误。使用视频来展示没有达到最佳标准的工作流程或明显的系统错误是推动变革的强大动力。在复盘时,一线医务人员发现的系统错误值得花费时间专门进行讨论。为了最大限度地提高效率,必须建立一个 QI 委员会参与的系统,以便解决和纠正模拟训练中发现的问题(表 9.2)。

表 9.2　系统错误和更正

作者	潜在错误	解决方案
Preston 等[7]	低效的呼叫系统	重新放置呼叫器，例如，NICU 呼叫器放置在新生儿保温箱上，而不是在母亲床头
个人沟通	子宫收缩药使用效率低	药房负责备好"产后出血工具箱"，其中包括甲麦角新碱、卡前列素和米索前列醇，并将这三种药物放入冰箱的保温盒里
Lipman 等[15]	在紧急剖宫产时将病人转移到手术室效率低	改变病人的转移流程，包括在近端断开静脉通道，每个手术室都配备输液泵，在产房分娩床上直接转运
Hamman 等[17]	在紧急情况下呼叫团队的延误	多种解决方案，包括专用电话和回拨号码

注：NICU，新生儿重症监护病房。

"什么"（课程/设备）

模拟的内容取决于事先确定的目标。

住院医师培训

如果目标主要是对住院医师进行手术和技术的培训，那么你可以使用许多工具来进行项目培训[14]。

团队培训

课程的内容可以借鉴当地医疗机构的数据，例如警讯事件和侥幸事件，也可以采纳工作人员的意见。工作人员在病区识别的问题有助于设计模拟剧本，确保团队以后能更好地处理同类事件。如果没有本地的数据，则可以使用有关医疗事故案件的国家数据。

设备

模拟训练所需的设备由两个因素决定，即模拟训练的学习目标和模拟训练的地点。例如，学习目标之一是在进行全身麻醉时突出团队合作、沟通和关注要点，那么准备一个全身模型就很重要，便于进行气管插管麻醉。

模拟地点是决定所用设备的一个因素。如果模拟地点是在模拟训练实验室，则可以使用不需要移动的大型计算机驱动的完整模拟人。如果模拟训练地点是在产房，易于移动的非计算机驱动的模拟人或标准化训练模型是最好的选择，并且易于调整。

在病区排查系统错误/新病区拟开展医疗服务/规划复杂的手术

课程和设备取决于既定目标。模拟训练有可能发现目前存在的系统错误及问题。使用模拟训练可以为你的病区确定最佳的危机管理办法。

在危急情况发生时，日常工作无法核查。因为伦理和后勤的约束，也不能在紧急情况下进行随机试验。但是，使用模拟训练来创建新的病区和核查医疗工作还是很有启发作用的。Lipman 等进行了一项模拟训练研究，以探索哪里是他们单位进行濒死期剖宫产术的最佳地点。研究小组在产房模拟母体心搏骤停的场景，剖宫产术地点被随机分配到手术室或产房。所有团队成员都理解要在心搏骤停 5 分钟内完成分娩。对模拟训练过程准确计时，团队在复盘中讨论并分析每个地点的利与弊。产房没有足够的空间容纳所有的人员（NICU 团队、心肺复苏团队、外科医生）。手术室仅在走廊对面，但将病人从产房转移到手术室的过程却对 CPR 有不良影响，医务人员在转移时未能达到最佳 CPR。转移到手术室的病人平均分娩时长为 7 分 53 秒，而相比之下，在产房行剖宫产术的病人平均分娩时长为 4 分 25 秒。因此，模拟训练使得产科统一要求——任何濒死期剖宫产病人分娩应在产房完成[15]。

场所：模拟训练实验室、现场、教室还是桌面讨论

选择在何处进行模拟训练取决于以下三项：

1. 模拟训练的目标。
2. 分配给参与者的时间。
3. 场所的可用性。

模拟训练实验室远离病区、不受干扰，是学习和深入讨论新知识的最佳地点，如 ACLS 或新生儿复苏培训（NRP）。有些耗时的项目也适合在模拟实验室内进行，如演示失血的定量测量法。模拟训练中心有其局限性，包括前往训练中心需要一定时间和缺乏逼真的环境，这可能造成某些学员的学习比较困难。此外，实际工作中的系统错误也无法被

识别。

在现场或产房中进行模拟训练可能与临床工作冲突,导致没有足够的空间进行模拟演练。但在真实环境中,参与者更容易将他们在模拟训练中学到的知识应用到日常工作中。现场演练很容易识别出系统错误,这是现场演练的另一获益。为了避免无法到现场进行模拟演练,应将靠近病区的另一地点作为备用地点并备好器材,可以将候诊室或教室变成一个可用的"手术室"。

教室可用于任务模拟训练、桌面模拟训练或"讨论模拟训练"。桌面模拟训练使参与者有机会讨论复杂的临床情况,并通过讨论医务人员的各种做法,获得宝贵的临床经验。

其他需要考虑的因素

模拟训练的安全感问题

对于参与者来说,最重要的是不要让他们在模拟训练时感到难堪,需要预先告知他们在学习过程中不会被评判,他们的表现也不会被记录上报。Rudolph 等解释说,模拟训练和复盘应有一个安全的环境,"一名学员可以在那里练习或提高新的技能而不会感到羞愧、丢脸或被贬低"[16]。有多种方法可以实现这一重要目标,其中包括设定期望值和确保机密性,还应考虑让所有参与者在进行模拟之前签署一份保密协议,并向参与者重申"模拟训练中发生的事情,将留在模拟训练中不会外传",这将帮助参与者最大限度地学习。

在复盘过程中是否要录制和使用视频?

视频回放是一个引人注目的教学工具。学员很容易看到他们作为沟通者的有效性。使用视频回放来查看团队技能可以更真实地评估学员的表现。但对于某些学员来说,录制视频可能会使其分心,甚至产生令人不安的体验。为了让学员感到放心,必须向学员保证视频会保密,甚至在观看后销毁视频。视频回放应谨慎明智地使用。

在模拟演练之前是否进行任务培训?

在进行完整的模拟演练之前,可以让参与者练习场景中涉及的某些具体操作。以产后出血的团队演练为例,在演练之前可以让参与者练习进行 B-Lynch 缝合或放置宫腔球囊,使参与者预先熟悉相应的技能。这种模式是有效的学习方法。

"现场"模拟训练应该通知还是不通知?

虽然"模拟警报"已经在病房中使用多年,突击演练通常不提前通知,其目的是看医务人员能否到场参与。对于新的模拟训练,未提前告知的警报启动可能会引起医务人员的不满。最初,医院应以一种轻松的模式引入模拟训练,这样能让参与者更能长期坚持。如果需要,医院可以在将来进行突击演练。

总结

总之,精心的策划和细致的准备工作使模拟训练成为病人安全管理中不可或缺的部分。首先,应确定进行模拟训练的原因和目标——是仅用于住院医师培训、团队培训还是改善所在病区的工作流程?确定了目标以后,要接着确定人员、内容以及场所。谁是学习者以及需要谁参与模拟训练团队。了解谁是利益相关者,并在早期将他们纳入规划,这对于该计划的可持续性至关重要。内容是指完成学习目标所需的课程和设备。针对所在机构中遇到的问题制定模拟课程,将更容易得到学员和团队成员的认可。课程应包括安全区的概念,即让学员在不受批评的情况下练习和提高技能。场所可以是模拟训练实验室、病房"现场",也可以是进行桌面模拟训练的教室。在"现场"进行模拟训练有利于检查病区的工作流程,以发现潜在的系统错误。模拟训练的益处已经得到证明,任何机构都应将其纳入教学、团队培训和改善医疗服务质量的课程。

参考文献

1. http://www.acgme.org/Portals/0/PDFs/FAQ/220_obstetrics_and_gynecology_FAQspdf. Accessed 2 Jan 2017.
2. http://www.jointcommission.org/sentinel_event_alert_issue_30_preventing_infant_death_and_injury_during_delivery/. Accessed 2 Jan 2017.
3. https://www.ahrq.gov/teamstepps/index.html. Accessed 2 Jan 2017.
4. Nielsen P, Mann S. Team function in obstetrics to reduce errors and improve outcomes. Obstet Gynecol Clin N Am. 2008;35:81–95.
5. Austin N, Goldhaber-Fiebert S, Daniels K, Arafeh J, Grenon V, Welle D, Lipman S. Building comprehensive strategies for obstetric simulation drills and communication. Anesth-Analg. 2016;123(5):1–10.
6. Gee D. Using simulation to decrease medical liability. https://www.facs.org/~/media/files/education/aei/presentation/value%20panel_01%20gee.ashx. Accessed 18 Feb 2017.
7. Preston P, Lopez C, Corbett N. How to integrate findings from simulation exercises to improve obstetric care in the institution. Semin Perinatol. 2011;35:84–8.
8. Bender J. In situ simulation for system testing

in newly constructed perinatal facilities. Semin Perinatol. 2011;35:80–3.

9. Auguste T, Boswick A, Loyd M, Battista A. The simulation of an ex utero intrapartum procedure to extracorporeal membrane oxygenation. J Pediatr Surg. 2011;46:395–8.

10. Olejniczak E, Schmidt N, Brown J. Simulation as an orientation strategy for new nurse graduates: an integrative review of the evidence. Simul Healthc. 2010;5:52–7.

11. Hargreave L, Nichols A, Shanks S, Halamak L. A handoff report card for general nursing orientation. J Nurs Adm. 2010;40(10):424–31.

12. Krajewski A, Filppa D, Staff I, Singh R, Kirton O. Implementation of an intern boot camp curriculum to address clinical competencies under the new accreditation Council for Graduate Medical Education supervision requirements and duty hour restrictions. JAMA Surg. 2013;148(8):727–32.

13. Minha S, Shefet D, Sagi D, Berkenstadt H, Zvi A. "See one, Sim one, do one " a national pre-Internship boot-camp to ensure a safer "student to doctor" transition. PLoS One. 2016;11(3):e0150122.

14. http://www.acog.org/About-ACOG/ACOG-Departments/Simulations-Consortium/Simulations-Consortium-Tool-Kit.

15. Lipman S, Daniels K, Cohen SE, Carvalho B. Labor room setting compared with the operating room for simulated perimortem cesarean delivery. Obstet Gynecol. 2011;118(5):1090–4.

16. Rudolph J, Raemer D, Simon R. Establishing a safe container for learning in simulation the role of the Presimulation briefing. Simul Healthc. 2014;9(6):339–49.

17. Hamman W, Beaudin-Seiler B, Beaubien J, Gullickson A, Gross A, Orizondo-Korotko K, et al. Using in situ simulation to identify and resolve latent environment threats to patient safety: case study involving a labor and delivery ward. J Patient Saf. 2009;5(3):184–7.

第 10 章　标准化病人和妇科教学助理

原著：Lou Clark、Chelsea Weaks、Renee M. Dorsey、Vanessa Strickland、Shirley McAdam

翻译与审阅：陈运山、沙晓燕、顾圆圆

概述

标准化病人（SP）是指由 SP 教员招募、雇用和培训的用来扮演病人的人员，旨在用格式化及总结性的教学方式来培养医学生的临床技能[1-2]。SP 教员来自不同的专科，他们在 SP 教学中扮演多重角色，他们不仅是临床医师、教师和培训师，还是沟通专家和艺术家。SP 教员的主要作用是指导 SP 真实地扮演病人，为受训学员提供情景支持。SP 的典型角色是"在模拟医疗环境中表演常见的临床主诉"[3]。模拟环境的一个显著优势是对学员和 SP 的风险很小，且不会对医院就诊病人造成伤害。使用 SP 的其他优势包括：SP 能为多个学员重复扮演相同的角色，他们能够扮演临床中不容易见到的病例；而且 SP 受训后可以提供建设性反馈，他们也可以向学习者提供关于临床沟通技巧的书面和口头反馈[4]。

自从 20 世纪 60 年代 Howard Barrows 医生[5]第一次在洛杉矶的一家医院对神经科住院医师使用 SP 教学，大多数美国医学院（及许多其他国家的医学院）和许多相关卫生专业已经开发了全面的 SP 项目。虽然 SP 最常用于演练标准化病例中的临床主诉，但其用途已经扩展到各种角色，如体检教学助理（用于教授初级医学生学习体格检查）及质控员（用于质量控制，以观察和评估其他 SP 与学员在教学中的表现）。

妇产科专业是一个很好的例子，可以说明 SP 如何与美国各地的医学院教师一起为医学生和医学继续教育提供教学服务。SP 可以在妇产科模拟中扮演病人，也可以与模拟人和其他模拟训练器一起用于综合性模拟训练。然而，SP 与其他模拟形式不同。SP 在妇科教学中也称为妇科教学助理（gynecological teaching associate，GTA），其工作性质存在一定的风险，因为她们是用自己的身体向学生教授侵入性检查，包括阴道镜检查、双合诊检查和直肠检查。因此，医学院教师、学生、SP 教员与 SP 应通力合作，尽力创造一个安全和相互尊重的学习环境，这一点至关重要。本章重点介绍如何与 GTA 和 SP 合作，以及侵入性检查的角色扮演和最佳实践方法，此外还会介绍 SP 的招聘和成本问题。

关键知识点
- 了解在妇产科模拟培训中实际病人向 SP 和妇科教学助理（GTA）的演变，以及在医学教育中支持使用 GTA 的证据。
- 能够解释使用 SP 和 GTA 的最佳方法。
- 了解招聘、雇用和培训 SP 的实用信息。

妇科教学助理项目的发展过程

妇科教学助理（GTA）是指帮助培训盆腔检查的，接受过严格训练的女性。在使用 GTA 之前，医学生进行的第一次盆腔检查多是在临床与带教老师一起检查病人。在这种情况下，医学生通常遵循带教老师的动作示范进行检查[6-7]。Robert Kretzschmar 医生对此进行了详细地描述，他是最早开发盆腔检查指导的医生之一。他将此标准描述为"三角形设置",即学习环境的性质是利用病人进行学习[6]。学生和带教老师之间的互动受到病人必须在场的影响,而病人的需求也没有得到很好的满足,因为学生的检查对病人的诊疗并无任何帮助,并限制了她们与医务人员的有效沟通[6,8]。Holzman、Singleton、Holmes 和 Maatsch[9]也描述了这种情况,指出"医学生和带教老师倾向于关注检查的技术方面,可能忽略了病人的需求"。

Perlmutter 和 Friedman[10]在讨论是否使用门诊病人的难题时,提出改变教学模式的必要性。他们指出,"病人权利(尤其是女性权利)、知情同意、病房操作减少和社会约束等"都提示妇科教学可能需要采取不同的模式。此外,进行妇科检查时,病人和医学生都很焦虑,这是使用门诊病人进行教学必然的不利因素[11]。

利用门诊病人进行妇科教学对教授临床技术和沟通技能具有很大的挑战性。尽管文献中报道了多种教学改革的方法,但与病人的沟通仍然是比较困难的问题[6,12-13]。为了解决这一普遍存在的问题,妇科教学开始使用替代病人的方案用于最初的盆腔检查学习。这些替代方案已经成为医学本科教育的一部分,许多研究已经证实替代病人方案的有效性。

建议利用妇科教学助理来教授盆腔检查

在过去 50 年,医学教育中 SP 的使用已经非常普遍,尽管人们对 GTA 可能存在一些误解,GTA 的教学作用却在不断发展。利用训练有素的女性来帮助完善检查技巧以及有效的沟通策略,已经不再是一种新方法。GTA 教学法基于教育理论和实践,使用防御策略让学生在整个结构化的课程中积极参与,同时保持相对较低的压力环境。使用多种技术和构架指导检查,每种技术和构架都有其自身优势,这些优势可用于解决使用门诊病人所面临的挑战和困难。

GTA 教学项目是实施教育理论的产物,目的是解决妇科临床教学面临的问题和挑战。虽然尝试过多种教学方法,但美国目前的标准是使用 GTA 进行盆腔检查的教学[14]。教学课程的构成有多种设计,但主要方法包括一个或两个 GTA 指

导小组学习,教师可以参与,也可以不直接参与每个小组课程。除了在小组教学中使用 GTA,教师还可以使用活体模型为更多的学生演示检查技术并讲解。

在早期的研究中既已发现,与妇科医生的指导相比,学生们从 GTA 课程中能获得更好的技能。妇科医生指导的与 GTA 指导的学生的认知得分几乎相同,然而,GTA 指导的学生在学习热情和人际交往技能方面的得分明显更高[9]。许多研究都报道了类似的结果,与教师指导或借助模拟人进行培训的课程相比,GTA 教学在培训沟通技能方面更有效果[15-17]。通过反复多次的研究,GTA 教学的益处已经被普遍接受。沟通技能对建立良好的医患关系至关重要,沟通技能与操作技能的掌握应同时进行。

证据

对医学院教育课程和培训的建议

医学生教育是专业学会广泛讨论的话题。在盆腔检查教学中使用 GTA 一般不是专业学会讨论的主题,学会的声明中也很少提及 GTA。在对医学教育提出总体建议时,美国医学委员会[18]建议重复练习,并且需要"训练有素的观察员,如督导医生或有经验的病人"提供建设性反馈,以提高临床技能。他们还明确指出与病人接触和沟通的能力是一项关键能力。虽然建议中没有直接涉及盆腔检查方法的声明,但是建议中提及建设性反馈,这与GTA 教学的初衷完全一致。此外,建议支持使用 SP,而 GTA 是 SP 的组成部分。建议中不仅提到了训练有素的观察员,还关注反馈和改进;而 GTA 教学完全符合美国医学委员会对整个医学教育的建议。

妇产科教育协会(APGO),特别是本科医学教育委员会(UMEC),在 2008 年发布了临床技能课程意见[19]。这份意见定义了盆腔检查教学的四个构架,并根据现有研究和调查数据对其进行排序。委员会详细描述了这四个实践选项之间的差异,最终将 GTA 确定为最优选择,"然后依次是计算机模拟的塑料盆腔模型、活体模型

和非计算机模拟的塑料模型"。委员会不建议直接用门诊病人进行初次盆腔检查培训,建议先使用其他方法学习盆腔检查的步骤,至少先使用非计算机模拟的盆腔模型进行学习。GTA教学的突出优点是能够提供及时的反馈,没有伦理顾虑,以及在教学期间教师不需要在场。GTA教学的另一好处是节省医生指导所需的费用。UMEC强调了学生在接受反馈的同时动手练习操作技能的重要性。UMEC特别指出,单独使用理论授课和视频教学不能提供足够的教学实践。

UMEC提出的关于盆腔检查教学课程最佳实践设计的基本框架包括一次入门指导,然后由教师演示检查方法,最后在监督指导下使用该技术进行实践[20]。入门指导可以通过一种或多种方法进行:讲座、视频、阅读材料、PPT演示和课堂讨论。监督实践也有多种方法,包括利用医院病人、塑料盆腔模型、活体模型和GTA。

在美国,门诊病人仍然普遍应用于实习教学。在完成医学院基础课程之后,许多医学生在妇产科实习时仍在利用门诊病人进行实践和教学培训。

妇科教学助理在医学本科教学中的作用

最近的几项研究证明了在医学院本科课程中使用GTA的有效性[21-23]。本科生在初次进行盆腔检查时都很焦虑,这是一个普遍现象,而使用GTA可以提高学生的信心和技能[22]。在本科医学课程中,应尽早引入GTA以帮助学生克服初次进行盆腔检查的紧张情绪,然后在妇产科实习开始前再次训练,这样可以消除学生的焦虑并有利于提高临床技能[24]。

在妇产科模拟训练中使用标准化病人和妇科教学助理

本章的目的是分享在实施妇产科模拟教学时如何使用SP和GTA。本章谈论的主题包括课程开发、招聘SP和GTA、成本和资源、SP和GTA的培训、教师参与,以及对GTA和SP就教学实践及效果评估进行讨论。

课程开发

涉及SP的课程开发应作为一个多方协作过程来处理。主题专家(SME)在这个项目中是高级妇产科教师,利用他们的知识与SP教员一起创建模拟场景,准确地教授(形成性事件)或评估(总结性事件)学员的技能[24]。在设计新课程或修订现有课程时,我们建议妇产科教师和SP教员进行初步的会议讨论(理想情况是面对面),高级妇产科教师可以在会上明确以下内容:

- 教学目标和目的;
- 指导与目标和目的相关的教学或专业里程碑;
- 参与的学员和教师的人数;
- 预计课程时长;
- 确定SP的年龄、性别、特定身体特征以及SP或GTA的聘用要求。

在会议期间,SP教员可能会询问与教学目标、学员水平或其他后续相关的问题。根据这些信息,SP教员可以帮助设计SP案例的场景和SP或GTA的培训,并对评估工具(总结性活动)、反馈意见(形成性活动)和整体项目提供建议。

在初次会议上,主题专家和SP教员应达成一致意见,明确任务的分配,并保证完成每项任务。有关任务核查表的示例见表10.1。

表10.1　任务核查表示例

任务/计划	负责人
SP/GTA 招聘	
教员招聘	
SP 案例场景开发	
评估工具开发	
后勤规划:	
每次 SP 教学的持续时间	
教学持续的天数/时间	

注:SP,标准化病人;GTA,妇科教学助理。

一旦分配了任务和职责,非常重要的事情是选择模拟培训的日期,然后从模拟培训的日期向后查看时间表。在理想情况下,我们建议提前1年设定模拟培训日期并开始策划,至少提前6个月开始策划。充分的准备和策划至关重要,模拟培训的每个部分都建立在前一个过程的基础上,模拟培训的效果及最佳成本效益都与准备工作直接相关。

当需要使用 SP 和相应的评估工具(即核查表),如 OSCE 临床评估中使用的工具时,我们建议主题专家和 SP 教员再次开会确定。在这次会议上,教员根据教学目的确定 SP 在模拟中扮演的具体病例。模拟病例最好与病房或门诊见到的病人相似,教师可以对真实病例建模。另外,主题专家需提供相关的所有医疗信息(即主诉、社会史、现病史、既往史、症状和体征,以及沟通风格偏好),以便 SP 准确地演示病例。SP 教员会从 SP 的角度提出问题,其目的是在模拟课程之前把模拟病例设计得尽可能完整。本章提供了一个具体案例,其中就包含我们在 OSCE 中所使用的医学生完成妇产科实习后的评估材料。教师一定要明确,SP 想要了解所扮演病人的整体情况,而不仅仅是病人的医疗问题,那些可能看起来多余的内容,如兴趣爱好、就诊经历和既往诊治过程,或者今天(而不是昨天)求医的原因,都会帮助 SP 扮演真实的病人[25]。SP 创造真实病例的能力会直接影响模拟效果,逼真的演示会提高学生的兴趣,使他们更加投入模拟训练。

在创建新的 SP 案例时,我们还建议在向 SP 学员进行正式教学之前,先预演场景。理想情况下,主题专家先招募一个不了解案例的同事来扮演学员,并与 SP 教员一起进行角色扮演。预演结束后,主题专家应给为教师观察员设计的评估工具打分,SP 教员应给为 SP 设计的评估工具打分。基于预演,主题专家和 SP 教员可以在 SP 培训课程正式开始之前对案例场景和评估工具进行必要的修改。

招聘 SP 和 GTA

实施 SP 和 GTA 项目的关键部分是找到有经验的并且愿意接受培训的合适的人员。我们发现,招聘这两种职位的最佳方式之一是通过现有员工的口碑。但是,对于那些正在开发新项目的人,我们建议向您所在地区的已有项目寻求指导和建议。标准化病人教员协会网站(http://www. aspeducators.org/)是发现您所在地区项目的宝贵资源[26]。您所在地区的已有项目可能会提供特别的建议,包括剧院/演员名单和如何刊登广告,从家庭和学校可以招聘 20 到 40 多岁的成年人、青少年、退休人员和小企业主。由于大多数 SP 的工作需要随叫随到,这意味着这份兼职不能保证固定的时间表或特定的工作时间,因此最好是从拥有时间灵活人员的社区招聘。

还应该预料到的是,招聘愿意参加侵入性检查的 GTA 或 SP 通常更为困难。因此,招聘、聘用和培训过程必须有足够的准备时间。此外,课程主管必须尽快向 SP 教员明确其培训目标,对于敏感的检查目标和需求(最好是针对病例场景)最好提前 6 个月进行准备。我们的 SP 教育团队每年要利用 SP 实施 250 多次任务,因此教员应提前规划筹备,并且要意识到 SP 团队的项目很多,所有案例场景都必须提前选角、安排和培训。

在考虑所有 SP(尤其是 GTA)的招聘工作时,应考虑申请人的动机。我们发现 GTA 愿意从事这项工作的几个原因包括:热爱教学和乐于用自己的身体教导他人;她们过去看病时可能有过不愉快的经历、曾经被忽视、不受尊敬和不受关心等,所以希望帮助训练临床医生;愿意为医学生提供一个安全的允许尝试和出错的学习机会。据报道,作为 GTA 的动机还有对促进女性健康的兴趣和利他性[27]。了解她们成为 GTA 的动机很重要,长期以来,GTA 工作在道德上一直受到污名化,但目前状况已经好转[28]。另外,了解 GTA 的动机有助于教师和 SP 教员招聘到最积极、合格的GTA。

最后,我们建议使用 GTA 指南,并在本章中提供了一个模板。除了 SP 的工作动机之外,我们还要评估 GTA 申请人所具有的一般素质。一个成功的 GTA 应具有促进和引导的能力,可以创造出安全的学习环境,在有压力的情况下能冷静地教学,与他人合作融洽,可靠并保持正面的形象的能力。其他必要的筛查项目包括沟通技能和身体特征等。成功招聘 SP 和 GTA 可以减少后续的员工离职,从而提高 SP 培训相关的资源管理和成本效益(图10.1)。

a

妇科教学助理招聘指南

日期：_____ 申请人：_____

面试官：_____ 是否提供简历：□是　　□否

一般妇科教学助理特征

对申请人以下能力进行评估	是	否
以促进性方式引导的能力		
创造安全的学习环境的能力		
以冷静、自信的风格教学的能力		
与教练、学员和其他GTA合作的能力		
守时、可靠、稳定		
善于表达正面的形象		
评论：		

对申请人提问	是	否
她们对这项工作感兴趣的动机		
她们过去在女性健康方面的医疗体会		
注意：GTA申请人应考虑自己的病史或性生活史对GTA工作的影响		
评论：		

沟通技巧

对申请人以下能力进行评估	是	否
给予正面的建设性的口头反馈		
给出明确的指示		
善于聆听并接受指导		
安抚紧张的学员		

图 10.1　妇科教学助理招聘指南

b

评论:		

身体特征和关注点

询问申请人是否有	是	否
子宫		
子宫颈		
卵巢		
乳房		
询问申请人对敏感部位或疼痛有任何顾虑	是	否
在盆腔检查期间		
在乳房检查期间		
评论:		

编者Renée Dorsey,计划和招聘经理
Val G. Hemming模拟中心
美国军队医科大学

图 10.1(续)

成本和资源

在培训盆腔检查方面,研究支持使用 GTA 替代教师,这也是一种节省成本的措施[9,17,29]。然而,启动和维持 SP 或 GTA 项目需要资金和资源。需要考虑的主要成本包括:聘用一名或多名全职 SP 教员或 GTA 教练来监督课程;如果没有现成的培训场地,还需要为场地支付费用;另外还需要支付 SP 和 GTA 薪酬。在美国,GTA 的薪酬因地区而异。根据作者的经验,在大城市里 GTA 的每小时教学费用从 40 美元到 75 美元不等。全职 SP 教员的薪酬也是不同的,这主要取决于各地区情况。为了确定具有竞争力的公平的薪酬,我们建议咨询标准化病人教育者协会的董事会成员[26]。其他成本包括一次性窥镜和其他耗材等用品、设施成本和培训时间。

SP 和 GTA 的培训

新员工的培训可以安排在给学生上课之前,先与 GTA、SP 教员或教师团队相处一段时间。在许多情况下,新的 GTA 培训是由正在从事 GTA 工作的人负责,两者作为一个团队协同工作。针对病例场景的 SP 培训通常由 SP 教员主导,一般安排在 SP 培训的前几天进行,以便 SP 可以消化和记忆案例材料。对于日常性模拟工作,当天的培训通常就足够了,而总结性的评估工作可能需要额外的训练,以确保评估的可靠性和可重复性。

SP 病例培训是一种协作过程,最好设计得环环相扣,互相促进。培训环境应该做到以下几点:第一,参与者可以轻松地提出问题,有疑惑之处马上解决;第二,对所扮演病人的特征达成共识;第三,通过不同的评估者评估学员,保证评估结果可靠。SP 病例场景的培训过程最好是病例编写过程的延伸,因为培训过程中的对话直接影响 SP 病例的开发、演示和学员的评估。我们建议教师参与最初的病例演练,尤其是新的 SP 病例,教师可以帮助澄清问题并展示体格检查手法。最好在培训的后

半部分请教师参加,以便让 SP 教员和 SP 有时间回顾病例和评估材料,确定需要解决的问题,防止在模拟培训当天发生意外。

妇科教学助理的培训

　　新招聘 GTA 的培训方法有很多种,没有哪种方法绝对正确。新 GTA 的培训通常需要 8~30 小时,可以在几周内完成。GTA 培训通常由经验丰富的 GTA 或 SP 教育团队的 GTA 项目协调员负责进行。配对培训可以作为一种培训模式,因为 GTA 通常与医学生成对地工作。配对的 GTA 教学方法有几个优点,其中包括相互监护和观察,当

GTA 进入教学角色时,就可以自信且舒适地去做。成对的 GTA 小组成员也可以轮流作为被检查对象,这样 GTA 不会接受太多的检查,学员也可以体验多种教学方式以及解剖结构。Siwe 等[30]讨论了培训和使用 GTA 所涉及的资源与益处,并解释说"这种模式虽然成本高昂,需要花费时间和精力来维持,但是值得采用,因为它创造了一个轻松和互动的环境,增进了学生的信心和能力"。其他 GTA 培训内容包括解剖和生理学的复习,乳房、腹部和盆腔检查的技术培训,讲座,视频,沟通技能培训以及与项目协调员和学生一起培训[6,17,31]。本章提供了一个 GTA 培训计划样本(图 10.2)。

a

妇科教学助理核心培训-检查101

课程目标	第1天——任职前的培训
GTA的作用	• 手册简介
妇科检查概述	• 学员水平简介 • 解剖术语介绍
女性解剖/人体标记简介	• 解剖手册/图表回顾 • 词汇和词汇表讨论
新GTA经常提出的问题	• 与GTA会面和打招呼
课程目标	第2天——简介和外部手法
房间准备/消毒	• 检查房间示范 • 卫生/职业安全与健康管理(OSHA)预防措施 • 讨论和房间准备
简介部分	• 审查GTA培训部分的介绍 • 定向观察和讨论
外部结构检查部分	• 定向观察和讨论
双教员介绍和外部检查的课程模式	• 每个新GTA都有作为学员和教练的多次机会
课程目标	第3天——窥器
简介和外部检查部分回顾	• 如果可能,在没有指导的情况下大声练习介绍和外部检查

图 10.2　妇科教学助理培训计划

b

房间设置和分解操作步骤练习	• 使用图片布置
手册和窥器检查	• 手册部分回顾 • 练习操作窥器
双教练行窥器检查的课程模式	• 每个新GTA都有作学员和教练的多次机会
课程目标	第4天——双合诊检查
演示耗材的用途	• 回顾宫颈涂片(Pap)和子宫模型使用手册 • 以耗材/演示样品练习解释这部分
技术练习	• 每位教练要把她们需要练习的部分说 清楚——结合外检和窥检的练习
双合诊视频回顾	• GTA培训双合诊部分回顾 • 定向观察和讨论
双教练指导双合诊课程模式	• 每个新GTA都需要上检查床实际操作 • 理想情况下,每个新GTA都有作为学员和教 练的多次机会
课程目标	第5天——直肠阴道检查
技术练习	• 如果可以,在没有指导的情况下大声练习 • 新GTA上检查床练习部分内容
直肠阴道检查回顾	• GTA直肠阴道检查培训部分回顾 • 定向观察和讨论

图 10.2(续)

c

双教练指导直肠阴道检查	●每个新GTA都需要上检查床实际操作 ●理想情况下,每个新GTA都有作学员和教练的多次机会
盆腔检查小结	●回顾全部检查
课程目标	第6天(理想情况下第二周开始) 培训试运行
回顾第一周	●这包括自上次会议以来可能出现的问题
检查结束/病人教育	●结束和安全 ●讨论促进安全的方式 ●安全讨论——伤害处理流程
全面检查练习	●"蹒跚学步"——没有辅导 ●一位新GTA在检查床上,另一位新GTA作为学员练习,必要时教练作为学员
小组反馈	●技术标准化 ●学员小组面临的挑战 ●自我评价
GTA全程教学课程	●"蹒跚学步"——没有指导 ●一位新GTA在检查床上,另一位新GTA作为学员练习,必要时教练作为学员
小组反馈	●技术标准化 ●学员小组面临的挑战 ●自我评价
复盘	●包括讨论每个新GTA的时间安排
课程目标	第7天——复盘和乳房检查

图 10.2(续)

d

回顾第六天	• 回顾和复盘盆腔检查 • 安全技术和伤害处理流程
盆腔检查的教学技巧和特殊注意事项	• 特殊注意事项/技术 • 可能包括窥器故障检修
乳房检查回顾	• 定向观察和讨论
教员进行乳房检查	• 每个新GTA都需要上检查床实际操作 • 理想情况下,每个新GTA都有作学员和教练的多次机会
课程目标	第8天——全面综合考试的实践
回顾第七天	• 回答乳房检查的问题
练习乳房检查	• 在没有指导的情况下大声练习 • 新GTA上检查床实际练习乳房检查
全面检查练习	• 乳房和盆腔检查相结合 • 让新GTA像正常会话一样运行
小组反馈	• 由学员和教练提供
课程目标	最终核查 (安排单独评估)
全体会议,教练	全面检查的最后核查

注:由东弗吉尼亚医学院教育学硕士妇科教学助理教练Chelsea Smith编写。

图 10.2(续)

除了培训新的 GTA 之外,许多 SP 项目还培训非 GTA 的 SP,将盆腔检查的培训作为评估的一部分。这种培训不需要像 GTA 培训那样全面,因为这些 SP 不会教授检查,只是接受检查,但是也应该注意相关内容的培训。这些培训通常需要许多后勤工作,包括盆腔检查所需的用品、房间设置、预防措施/卫生问题以及监护人员。我们发现使用与一次性塑料窥器兼容的光源手柄很有帮助。这种光源(与检查台侧面的直立灯相比)为学员提供了更好的检查视野。使用一次性窥镜可以让 SP 放心,同时,为了她们的安全应遵守最高的卫生标准。要与 SP 一起仔细审查所有的后勤准备,这样在与学员的接触中,他们可以做好自我保护。例如,如果学员没有正确佩戴手套或洗手,SP 有权在做侵入性检查之前指导他们怎样做。作为评估的一部分,SP 必须对盆腔检查相关的许多后勤工作感到舒适和有信心,这有助于提高所有相关人员的体验,并将 SP 受伤的风险降至最低。

教师参与

除了加强个人隐私外,我们还建议教师与 SP、GTA 合作,以确保她们在模拟活动期间的安全性,并遵守通用预防措施。虽然盆腔检查不是完全无菌的检查,但 SP 和教师应该坚持使用预防措施。学生应该正确佩戴手套来确保病人的健康和舒适。此外,教师可以强调检查时插入和取出窥器的正确性。特别需要向学生强调的是,一旦他们插入窥器,他们就不应该向上或向下调整(仅向前和向后调整),因为向上或向下推移窥器会引起不适和疼痛。为避免取出窥器时引起疼痛,学生不应过早关闭窥器,因为这会夹住宫颈,也不要让窥器处于完全打开的位置时取出。虽然检查是为了医学教育,但这些常见的低级错误会令人不舒服,必须尽量避免。GTA 还提供了反馈——她们希望仅用两根手指和最少的触摸完成阴唇外部的检查。在我们的模拟中心,妇产科实习主管会安排学生先使用盆腔模型进行练习,然后再在本周的 OSCE 中与 SP 合作。SP 也会参加这些练习课程,她可以从病人的角度提供有关沟通技巧的指导。大多数 SP 项目的新员工都接受过培训,她们知道如何就学员的沟通技能提供建设性的书面和口头反馈。对 GTA 和 SP 发生的伤害主要在以下方面:学生在进行外阴检查时用力过度;在进行盆腔检查时窥器插入或取出不当。如果教师在评估期间担任监护人员,他们可以帮助 SP 免受伤害。

此外,我们建议负责学生工作的教师在模拟培训前,至少与监督 GTA 的 SP 教员或教练进行谈话。这样教师能够更好地了解学员在学习过程中所面临的问题,并提出问题,同时也能让其他辅助教职员工参与进来,以确保课程的所有目标和期望都得到满足。另外,SP 和 GTA 也能够有机会告诉教师和学生需注意的个人情况(例如身上的装饰、是否来月经、是否难以看到宫颈),并检查窥器大小是否合适。

在准备学员参加的 GTA 协助培训的课程时,我们建议教师应首先了解课程,以便他们充分了解教室中发生的事情。在这之后,教师应和 SP 或 GTA 合作,让学员充分理解 GTA 教学不仅是培训体格检查技能,更重要的是强化沟通技能。许多学生不知道课程的目标和结构,这样就可能造成不必要的焦虑和担忧。一些研究认为,降低焦虑可以全面帮助学员掌握知识,并能从培训中获得应该具有的技能[10]。也有研究表明,焦虑有一定的益处,因为它能增强学员的学习动机和应激反应[13]。无论在任何情况下,研究表明,如果教师在模拟培训前就给学生指引,学生能够更好地将所提供的信息整合到侵入性检查中[6,32]。此外,有些学生过去曾有过作为病人的不愉快经历,也有些学生在妇女健康领域有过不满意的体验,教师应该私下与他们讨论个人问题,以便在模拟活动之前把问题解决。

除了建立团队、统一认识及给予明确的指引,教师还必须向学员提供建设性反馈,并认可 SP 和 GTA 提供的反馈。SP、GTA 和教师成员作为一个团队进行教学,这样才能产生最佳结果。如果教师忽视或贬低 SP 或 GTA 的反馈,负面影响就会蔓延,学员会对反馈感到困惑或不被重视。

应用 GTA 和 SP 进行形成性和总结性教育

正如本章前面所述,GTA 更常用于形成性教学课程,SP 也可用于评估。例如,医学生在妇产科实习结束时常进行是否正确进行乳房或盆腔检查的评估。形成性和总结性评估的区别很重要,因为它们的教学目标不同,需要不同的技能和分析判断。

形成性教学通常由 GTA 主导,他们用自己的身体或教学伙伴的身体提供教学。GTA 的培训已经在本章前面描述。在教授学生之前,GTA 通常会

在另一个 GTA 身上进行模拟检查。由于她们具备丰富的实操经验,并且学习过相关解剖学和生理学知识,还能从病人视角指导学员的交流技巧,因此,她们能够胜任指导医学生完成女性查体的任务。

我们建议在进行形成性 GTA 教学之前,GTA 和学生之间先就语言、交流和窥器的使用进行讨论。接下来,我们建议一个 GTA 在另一个 GTA 身上演示检查。GTA 应从检查室外就开始角色扮演,就好像她是妇科医生一样,以便从课程开始到结束的整个过程中建立沟通技巧的最佳模式。演示结束后,学生们应该轮流练习,包括介绍、检查和总结。GTA 应该轮流接受检查和进行观察。在形成性课程中,GTA 可以随时停止操作,询问和启发学生,并解决安全性的问题。即使不是实际操作者,学生也应观察和学习每个模拟场景。我们建议每两名 GTA 带教不超过 4 名学生,通常应持续 2 小时左右,每个 GTA 将接受两次盆腔检查。而每个 GTA 每次课程接受的盆腔检查次数不固定,一般建议每天不超过 8 次。这种形成性课程通常作为实习前课程举行一次,然后作为复习课程,在妇产科实习开始时进行再次培训。

在评估日或考试日当天,学生和 SP 都会更加紧张。出于这个原因,也为了尽量减少 SP 的不适或损伤,我们推荐盆腔检查的次数不应超过平时教学课程,最好一天内不要超过 6 次。必须为 SP 提供适当的清洁和休息的时间(形成性课程中也需设置休息时间,以便配合 GTA 交换角色接受检查)。在评估日,SP 比在形成性课程中作为 GTA 时更容易焦虑,因为 GTA 在教学时具有更多的主动性,而在评估日作为 SP 时,则由学生主导场景处理及盆腔检查。通过平时的教学,GTA 已经积累了很多女性体格检查的知识,也能预料到学生出错可能带来的不适。在评估日当天,SP 不会像在教学中那样纠正学生的错误操作,她们通常会用语言或其他非语言方式清晰地表达疼痛感。当她们作为 SP 接受盆腔查体时,应当支持她们在遇到不适时向学生表达疼痛,根据她们的需求让学生停止检查。如果发生问题,教师应该出面提供帮助并终止操作,特别是当需要帮助取出窥器时。事后,SP 或教师应将任何涉及不适或伤害的问题告知 SP 教员。

我们强烈建议教师和 SP 教员尽早合作,频繁沟通,这样才能成功地完成各种类型的模拟活动。首先需确定教学目的及内容,然后由教师负责提供专业知识,由 SP 教员提供模拟专业知识,二者协同

合作为学生创造最佳的学习场景,同时保证所有参与者的安全和情感健康。

总结

SP 和 GTA 教学方法源于 50 多年的教育理论和实践,此方法已经经过时间的检验。SP 和 GTA 是妇产科模拟教学的宝贵资源。为了与 SP 和 GTA 一起进行成功的教学活动,我们建议从设定教学目标开始,在活动日之前就做好准备工作,这将确保用于场景开发和教师招聘的时间充足。同时,我们建议在使用 SP 和 GTA 前提供所需的集中培训。

请参阅本章末的示教病例。

致谢:特别感谢 Robin Nicholson 和 Emily Sucher 从标准化病人的角度提供了见解。

Annie Gibson

修订日期和内容:Vanessa Strickland 于 2017-04-11 对格式进行了修改。

病例作者和撰写日期:Andrea Creel, MSW, Katarina Shvartsman, MD,由 Vanessa Strickland 于 2017 年更新。

学生学习病例的目标:了解衣原体感染的危险因素、传播机制和治疗方案。展示清晰的沟通技巧并能够向 SP 解释诊断、治疗和随访计划。

鉴别诊断:衣原体感染。

主诉/开场陈述:"三周前我去过诊所,现接到护士的电话要我回来复诊。我还打算采取一些避孕措施,因为我不想怀孕。"

适用考生水平:妇产科实习考核。

病人一般情况如下:

年龄范围:21(20 多岁)。

性别:女。

种族:不限。

身高/体重:正常。

医疗机构/地点:妇产科门诊。

病人着装:便服。

面诊时是否需要准备病员服? 不需要。

这个病例有门牌标记吗? 是。

陈述情景

病人信息

姓名:Annie Gibson

地点:妇科诊所

Annie Gibson 是一个 21 岁大学生(末次月经第一天为 1 周前),本次妇科就诊目的是咨询上次的检查报告。

3 周前你的同事在诊所接诊过她,她接受了盆腔检查、乳房检查、宫颈巴氏涂片检查、淋病和衣原体检测。她的盆腔和乳房检查结果正常,巴氏涂片检查也未见异常。

她的衣原体检测显示阳性,她接到诊所的电话请她回来复诊,讨论她的化验结果。她还要求采取避孕措施。

学生指导

任务如下:

了解足够的病史资料。

讨论她的检测结果,提供咨询和信息。

就避孕的选择方案、预防性传播疾病和随访提供咨询。

讨论目前你推荐的任何额外的检查。

时间限制:20 分钟

你与 Gibson 女士有 20 分钟的面诊时间。

就诊时间结束前 2 分钟会给予提醒。

然后用 10 分钟来完成一个就诊后的练习。

练习结束后,如果时间允许,你可以回到诊室里征求反馈意见。

教练笔记——Annie Gibson 案例

教练:Vanessa Strickland

培训日期:2017-04-04 至 2017-04-20

活动:第三年妇产科住院医师的 OSCE/实习。

描述核查表上的任何变化(例如,特殊的病例信息或相关的既往史)

打印出关于性传播疾病(尤其是衣原体感染)和避孕方式的最新信息,用以协助核实学员提供信息的准确性。

资源如下。

美国疾病控制与预防中心(CDC)——https://www.cdc.gov/std/healthcomm/fact_sheets.htm

Reproductive Access. Org——http://www.reproductiveaccess.org/resources/

描述病例变化的任何细节并说明原因

课程负责人需要制定课程要求,明确学员必须问到的病人月经特点。

描述门牌标记上的任何变化。

描述 SP 扮演的调整或变化(例如,情感、语言或非语言暗示)。

描述 SP 提供的信息或反应存在的变化(例如,药物卡片、结果卡片、回答开放式问题和封闭式问题的方式)。

描述所有使用的新的培训工具、辅助工具和技术(例如,相关的概念图、时间经过、复习之前的问诊)。

描述所用道具及其使用方法。

描述任何需要立即或将来更改的紧迫问题(例如核查表中的新问题)。

描述需要带到复盘/现场会议上解决的任何问题(例如学生问题和尴尬的情况)。

病人姓名	Annie Gibson
着装	便服
就诊的原因	性传播疾病(STD)检查结果
开场陈述	"3 周前我去过诊所,现接到护士的电话要我回来复诊。我还打算采取一些避孕措施,因为我不想怀孕"
社会史	**年龄/工作/基本背景:**21 岁,Montgomery 学院的学生,在 Montgomery 购物中心的 Claire 商店工作 **生活现状:**你与父母住在一起。父亲是现役军人(陆军中士),你是军人家属。你有一个妹妹[11]和一个 15 岁的弟弟。你的父亲是一名供应员,工作很忙,经常不在家。你的母亲则做兼职工作。你和母亲的关系紧张但还可以忍受,和父亲的关系疏远。你曾因自以为怀孕,并将与男朋友发生过性行为的事情告诉过你母亲,为此你们大吵了一架。你母亲还不知道你今天到诊所来,而她不希望你再与男友见面
交流	**今天来访的原因/动机:**你接到诊所的电话,请你回去讨论你的化验结果,而且你希望向医生了解避孕措施。你的衣原体检测呈阳性,但是你不知道结果,直到学生在面诊时通知你 **情感:**初次就诊时,你感到忧虑和紧张,因为你不知道会发生什么。当你得知衣原体检验结果后,你感到震惊,有点生气并感到难堪 你平时比较随和,本次就诊是想了解不同避孕方法的更多信息。你不会随意插话,问诊期间你主要是聆听,并让学生来引导面诊过程。当学生询问你是否已经决定采用哪种避孕措施时,你要果断地说:"我想像我的朋友那样上宫内节育器(IUD)避孕"。至于他们/你选择曼月乐环(Mirena)还是 Skyla IUD(不同品牌的含激素的 IUD)都没关系。由学生来主动结束这次面诊。由于你目前感染了衣原体,不能放置 IUD,他们会建议你预约复诊并复查淋病和衣原体。不过,他们应该建议你采某种形式的避孕措施直至可以放置 IUD(在没有给出适当的避孕方法之前,学生不应让你离开诊室)。当学生建议你在放置 IUD 之前使用避孕套避孕时,你要表达你的顾虑:你的男朋友不想使用避孕套,你非常担心坚持使用避孕套避孕会让你失去他。你害怕如果你拒绝性生活(即禁欲),他肯定会跟你分手 当他们建议你在放置 IUD 之前暂时使用贴片、药物、阴道避孕环等方式避孕,并保证在等待期之后(3 个月或衣原体感染转阴)采纳你的意见,将放置 IUD 作为一种长期的避孕方法,此时你表示同意。然而,如果学生没有提供 IUD 作为避孕选择,那么在就诊结束时,你应该说:"虽然你没有提到 IUD 避孕,但是我还是很想像我的朋友那样放置 IUD 来避孕"。当他们告知你放置 IUD 有禁忌证时,你应该说:"我想我还是先回家考虑一下"
现病史	无 如果被问及,那么你需要告知他们,你没有任何阴道或泌尿系统问题(包括灼烧感、瘙痒、分泌物增多或疼痛);你没有性交痛
既往史	无 "我目前没有任何其他疾病" "我从未患过性传播疾病"
月经史	你的月经初潮是在 13 岁,第 1 年月经不规律,月经周期是 2~3 个月。现在月经规律,每 4 周一次(约 28 天),月经量中等,持续 4~5 天。你偶有轻微的痛经,但并不严重。临近考试或压力很大时,偶有不规律月经,提前或拖后。如果问及经期每天要用多少卫生巾或卫生棉条,你回答:"我不知道,可能 4 或 5 个吧? 我没太注意"

续表

当前用药史	目前没有服用处方药。痛经时偶尔使用布洛芬,头疼时偶尔服用泰诺 "我不使用任何处方药" "头疼时偶尔服用泰诺"
过敏史	目前未发现过敏物
社会史	**活动**:你是 Montgomery 学院的一名优秀大学生,专业是商业学。你不确定毕业后想做什么,并因此感到有点焦虑。你在购物中心的 Claire 商店有一份还算喜欢的兼职工作 **性生活史**:你已经有 3 年的性生活史,与现男友 Mark 有 4 个月的性生活史。在他之前,你还有另外两个男性伴侣。你和以前其他性伴侣用避孕套,但你现任男朋友真的不喜欢用。你担心如果你坚持要用避孕套,他会跟你分手 你通常经阴道性交,偶尔口交,从无肛交史。你未曾怀孕,3 周前是第一次进行妇科检查。你从未遭受性虐待或强奸,最后一次性生活是 2 天前。在过去的 6 个月里,你的现男友 Mark 是唯一的性伴侣 大概 1 个月前你曾听说 Mark 可能在学校和另一个女孩发生过性关系,但是你没有和他谈过这件事。你再次表达跟他分手的担忧,你很喜欢他,不想失去他 **酒精**:你周末聚餐偶尔会喝 1~2 杯啤酒,你喜欢酒精带来的放松和陶醉感,但从未喝醉过或因喝酒而昏厥 **吸毒史**:无 **烟草**:你从 14 岁开始抽烟,现在每天半包烟,目前不打算戒烟
日常保健	**疫苗接种史**:如果被问及你是否接种了人乳头瘤病毒(HPV)疫苗,回答"没有" **饮食习惯**:典型"美式"饮食。由于课业繁忙,你在学校的大部分时间是在外就餐,最喜欢墨西哥辣味快餐和意式面包,但是你还是尽量注意你的饮食,尽量每天都吃沙拉 **运动**:你每周会去学校体育馆健身几次,和朋友们一起用跑步机健身。你还选修了瑜伽课 **体检**:你每年做一次体检,3 周前第一次做妇科检查。检查提示盆腔、乳房、宫颈涂片检查未见异常,同时你还做了淋病和衣原体检测
家族史	父母健在。你的祖父母还活着,其中一位患有高血压。否认其他遗传疾病史。否认家族内肝病或血栓性疾病史
目前对避孕方案的认识/态度	当被问及你的避孕偏好时,你会说:"我的朋友 Sara 采用 IUD 避孕,但我确实不知道我该用哪种方式避孕"。如果他们接着问你的朋友使用哪种 IUD(铜或激素类)时,你可以回答:"我不确定,但她说她现在的月经量非常少。" 当被问及你是否知道 IUD 是如何放置的,你的回答是:"我的朋友说他们把 IUD 放到子宫里面,过程非常痛苦" 当被问及是否想了解更多其他避孕措施,你的回答是"愿意" 如果学生建议避孕药避孕,他们应该在随后的问诊过程中告知你药物相关疗效和副作用,你应表现用药会使你发胖的顾虑。如果他们建议你使用避孕套,你应该提出你的担心,你的男朋友不喜欢避孕套,你担心如果你坚持使用避孕套他会与你分手。你对其他的避孕方案知之甚少
目前对于 STD 的认识和态度	你在高中健康课上学习过一些关于 STD 的知识。你知道艾滋病可以致死,但避孕套可以预防艾滋病。淋病和衣原体可以通过药物治疗。你听说过疱疹,但对它了解不多。在此之前你从未患过性传播疾病,直到今天你发现衣原体检测呈阳性。你很震惊,有点生气,也很尴尬。

学生评价表

学生姓名：_____

SP 姓名首字母：_____

1. 为病人提供一个舒适和支持性的环境来回答敏感的问题(比如,不评判是非的方法)

 a. 是

 b. 否

2. 与衣原体感染病人沟通,告知检验结果或者给予建议(比如,确认病人是否理解并获得反馈等)

 a. 是

 b. 否

3. 与病人讨论衣原体和宫颈涂片结果

 a. 两个结果都解释

 b. 只解释衣原体或宫颈涂片其中一个结果

 c. 均未解释

点评:_____

4. 解释衣原体感染的治疗方案,告知不经治疗的风险及后果

 a. 学生恰当地讨论了衣原体感染的治疗方案,告知不经治疗的风险及后果

 b. 学生只讨论了衣原体感染的治疗方案或告知不经治疗的风险及后果,但没有都解释

 c. 均未解释

点评:_____

5. 建议注射 HPV 疫苗

 a. 建议

 b. 未建议

点评:_____

6. 建议筛查其他性传播疾病,并讨论性传播疾病的预防措施

 a. 两个内容都做到

 b. 只做到其中一项内容

 c. 均未做到

点评:_____

7. 获取月经史(初潮时间、月经周期、持续时间、月经量)

 a. 询问

 b. 未询问

点评:_____

8. 询问性生活史(包括性生活情况、STD 史)

 a. 两个内容

 b. 只询问了其中一项内容

 c. 均未询问

点评:_____

9. 询问是否有烟、酒和毒品使用情况(包括酒精、烟草、毒品)

 a. 询问了 3 项内容

 b. 只问了 1~2 项内容

 c. 均未询问

点评:_____

10. 能够提供多种避孕选择(避孕药、避孕贴片、阴道避孕环、皮下植入针剂、醋酸甲羟孕酮注射液、IUD、避孕套、阴道隔膜、宫颈帽、阴道杀精剂、禁欲、紧急避孕措施)

 a. 学生提供了以上至少 6 项避孕措施

续表

　　b. 学生提供了 1~5 项避孕措施

　　c. 未提供任何避孕措施

点评：_____

11. 能够阐述至少 3 项避孕措施的风险/优势/副作用

　　a. 能够准确阐述 3 项以上避孕措施

　　b. 能够阐述一些不准确的避孕信息，或少于 3 项避孕措施

　　c. 不能阐述任何一种避孕措施

点评：_____

12. 能够阐述放置 IUD 的准确时机(复查衣原体转阴后)和放置 IUD 前的避孕措施

　　a. 两项均有讨论

　　b. 只讨论了其中一项

　　c. 均未讨论

点评：_____

13. 其他意见和建议

_____

_____

_____

_____

教师核查表

教师信息表：2017 年 STD 和避孕问诊场景。

　　Annie Gibson 是一位 21 岁大学生[末次月经(LMP)1 周前]，本次妇科就诊是为了随访上次就诊的检查报告，并咨询避孕措施。三周前你的同事接诊过她，并做了盆腔检查、乳房检查、宫颈涂片检查、淋病和衣原体检测。其中衣原体检测结果阳性，宫颈涂片结果正常。她接到诊所的电话请她回来复诊讨论她的化验结果。

　　学生要询问足够的病史资料，包括社会史。学生应就衣原体感染及其治疗、未来性传播感染的预防、避孕方式的选择向病人提供咨询。学生无须进行盆腔检查。

　　学生应对其他 STD 进行适当检测，建议注射 HPV 疫苗，并与病人最终确定避孕方案。完成后，学生离开诊室完成一份面诊后练习表。

　　反馈：如果时间允许，学生完成面诊及练习后可返回诊室，以获取教师和标准化病人的反馈。**请确保学生完成面诊及表格后方能返回获取反馈。**

　　核查表：请为每位学生填写教师核查表，说明应简单明了，印在核查表上。

　　请给学生在以下各方面打分。

学生部分

问诊后(第一部分)

　　1. 请列出您想对该病人进行的任何其他检查。

　　2. 如果 Gibson 女士选择 IUD 避孕，能否今天放置？为什么能或为什么不能？

　　3. 你对这个病人的管理计划是什么？

参考文献

1. Howley LD. Standardized patients. In: *The comprehensive textbook of healthcare simulation*. New York: Springer; 2013. p. 173–90.

2. Wallace P. Coaching standardized patients: for use in the assessment of clinical competence. New York: Springer Publishing Company; 2006.

3. van Zanten M, Boulet JR, McKinley D. Using standardized patients to assess the interpersonal skills of physicians: six years' experience with a high-stakes certification examination. Health Commun. 2007;22(3):195–205.

4. Cleland JA, Abe K, Rethans JJ. The use of simulated patients in medical education: AMEE guide no 42. Med Teach. 2009;31(6):477–86.

5. Barrows HS. An overview of the uses of standardized patients for teaching and evaluating clinical skills. AAMC Acad Med. 1993;68(6):443–51.

6. Kretzschmar RM. Evolution of the gynecology teaching associate: an education specialist. Am J Obstet Gynecol. 1978;131(4):367–73.

7. Godkins TR, Duffy D, Greenwood J, Stanhope WD. Utilization of simulated patients to teach the routine pelvic examination. Acad Med. 1974;49(12):1174–8.

8. Billings JA, Stoeckle JD. Pelvic examination instruction and the doctor-patient relationship. Acad Med. 1977;52(10):834–9.

9. Holzman GB, Singleton D, Holmes TF, Maatsch JL. Initial pelvic examination instruction: the effectiveness of three contemporary approaches. Am J Obstet Gynecol. 1977;129(2):124–9.

10. Perlmutter JF, Friedman E. Use of a live mannequin for teaching physical diagnosis in gynecology. J Reprod Med. 1974;12(4):163–4.

11. Wånggren K, Pettersson G, Csemiczky G, Gemzell-Danielsson K. Teaching medical students gynaecological examination using professional patients – evaluation of students' skills and feelings. Med Teach. 2005;27(2):130–5.

12. Pickard S, Baraitser P, Rymer J, Piper J. Comparative study. Br Med J. 2003;327(7428):1389–92.

13. Pugh CM, Obadina ET, Aidoo KA. Fear of causing harm: use of mannequin-based simulation to decrease student anxiety prior to interacting with female teaching associates. Teach Learn Med. 2009;21(2):116–20. https://doi.org/10.1080/10401330902791099.

14. Hunter SA, McLachlan A, Ikeda T, Harrison MJ, Galletly DC. Teaching of the sensitive examinations: an international survey. Open J Prev Med. 2014; https://doi.org/10.4236/ojpm.2014.41007.

15. Fang WL, Hillard PJ, Lindsay RW, Underwood PB. Evaluation of students' clinical and communication skills in performing a gynecologic examination. Acad Med. 1984;59(9):758–60.

16. Kleinman DE, Hage ML, Hoole AJ, Kowlowitz V. Pelvic examination instruction and experience: a comparison of laywoman-trained and physician-trained students. Acad Med. 1996;71(11):1239–43.

17. Pradhan A, Ebert G, Brug P, Swee D, Ananth CV. Evaluating pelvic examination training: does faculty involvement make a difference? A randomized controlled trial. Teach Learn Med. 2010;22(4):293–7.

18. Association of American Medical Colleges. 2005. Recommendations for clinical skills curricula for undergraduate medical education (Committee opinion 500). Retrieved from https://members.aamc.org/eweb/upload/Recommendations%20for%20Clinical%20Skills%20Curricula%202005.pdf.

19. Hammoud MM, Nuthalapaty FS, Goepfert AR, Casey PM, Emmons S, Espey EL, et al. Association of Professors of Gynecology and Obstetrics undergraduate medical education committee. To the point: medical education review of the role of simulators in surgical training. Am J Obstet Gynecol. 2008;199(4):338–43.

20. American College of Obstetricians and Gynecologists (ACOG). 2014. Professional responsibilities in obstetric-gynecologic medical education and training (Committee opinion number 500). Retrieved from ACOG website: http://www.acog.org/Resources-And-Publications/Committee-Opinions/Committee-on-Ethics/Professional-Responsibilities-in-Obstetric-Gynecologic-Medical-Education-and-Training.

21. Duffy JMN, Chequer S, Braddy A, Mylan S, Royuela A, Zamora J, et al. Educational effectiveness of gynaecological teaching associates: a multi-centre randomised controlled trial. BJOG Int J Obstet Gynaecol. 2016;123:1005–10.

22. Jain S, Fox K, Van den Berg P, Hill A, Nilsen S, Olson G, et al. Simulation training impacts student confidence and knowledge for breast and pelvic examination. Med Sci Educ. 2014;24(1):59–64.

23. Smith PP, Choudhury S, Clark TJ. The effectiveness of gynaecological teaching associates in teaching pelvic examination: a systematic review and meta-analysis. Med Educ. 2015;49(12):1197–206.

24. Hagen U. Respect for acting. Hoboken: John Wiley & Sons; 1973.

25. Association of Standardized Patient Educators (ASPE). n.d. Retrieved April 2, 2017, from http://www.aspeducators.org/.

26. Janjua A, Smith P, Chu J, Raut N, Malick S, Gallos I, et al. The effectiveness of gynaecology teaching associates in teaching pelvic examination to medical students: a randomised controlled trial. Eur J Obstet Gynecol Reprod Biol. 2017;210:58–63.

27. Downing SM, Yudkowsky R. Assessment in health professions education. New York: Routledge; 2009.

28. Janjua A, Burgess L, Clark TJ. A qualitive study of the impact and acceptability of gynaecological teaching associates. MedEdPublish. 2016;5. https://doi.org/10.15694/mep.2016.000128.

29. Undergraduate Medical Education Committee Faculty. 2008. APGO Medical Student Educational Objectives (8th ed.). Retrieved from https://www.apgo.org/educational-resources/basic-clinical-skills/pelvic-exam/.

30. Siwe K, Wijma K, Stjernquist M, Wijma B. Medical students learning the pelvic examination: comparison of outcome in terms of skills between a professional patient and a clinical patient model. Patient Educ Couns. 2007;68(3):211–7.

31. Livingstone RA, Ostrow DN. Professional patient-instructors in the teaching of the pelvic examination. Am J Obstet Gynecol. 1978;132(1):64–7.

32. Seago BL, Ketchum JM, Willett RM. Pelvic examination skills training with genital teaching associates and a pelvic simulator: does sequence matter? Simul Healthc. 2012;7(2):95–101.

第 11 章　妇产科模拟教学的方式

原著:Erin Higgins、Tamika C. Auguste
翻译与审阅:周蓓、顾圆圆

概述

模拟教学是全国各级妇产科培训中的一种重要教学方式。在医疗过程中,各个角色需要默契配合,才能提供高质量的医疗服务,这对紧急事件频发的产科尤为重要[1]。产科的团队训练提供了多学科合作的机会,也提高了各个团队成员间的交流。模拟技能培训不同于团队合作培训,基于技能的模拟训练着重于提高学员的操作技能。目前用于技能培训的模拟器材有很多,既有普通家用的低保真模型,又有各生物医学公司出售的接近人体解剖结构的高保真模型。

提供医疗服务的团队是多元化的团队,包括医学生、住院医师、护理人员、高级临床医务人员(如,医生助理、护士执业者)和执业医师。因此,医学模拟教育必须致力于让不同水平的学员广泛参与。模拟教学已被证明对各级的医学教育培训都十分有利,但由于一些制约因素,模拟教学在妇产科领域未能广泛开展。成本是最为重要的制约因素,因为有些模拟器甚至超过 10 万美元。另外,空间也是个制约因素,许多机构很难找到专用的空间来设置课程和维持培训。最后,人才也是一个制约因素,模拟课程的评估、复盘、设计和实施需要有相应的专业人员,而这些经过培训的专业人员非常难得。

在此章节中我们将回顾妇产科模拟教学的各种模式。任务训练器和箱式训练器虽然在设计上较为简单,但可以让学习者专注于特定技能的培训,而全身人体模型可用于多学科团队合作训练,以强调沟通和团队合作。虚拟现实(VR)技术和机器人训练器等高保真模型通过逼真地模拟临床场景,来提高临床技能和操作。尸体标本主要用于医学院的基础课程,也可用于训练学员的外科技能和复习人体解剖知识。此外,标准化病人为学员提供真实的医患交流机会,使学员能参与从采集病史到沟通病情的特定场景中去。

> **关键知识点**
> 本章将展示医学教育和培训中的各种模拟方式,可用以教授几乎任何技能和提高工作能力。各教学机构可根据教学目标及资源,选择合适的模型。

主体

主体背景

模拟训练最初应用于航空和军事训练,近年来迅速成为大多数医学学科的重要训练模式[2]。模拟训练将获得临床技能的方式从病人身上抽离,学员允许出现失误,并且不会对病人造成任何风险。模拟训练可有效防止医疗差错的发生,改善病人的安全。模拟训练允许重复操作,学员可以通过重复训练来获得完成某种任务所必需的操作技能,也可以使病人避免遭遇职业新手的风险。另外,它还可以用作评估工具,帮助观察者评估不同技术水平的学员[3]。

模拟与医学训练

模拟训练已经被证实在不同层次的医学训练中均有效[3]。对于那些即将在病房里遇到第一个病人的医学生来说,模拟训练让他们在临床实战之前就取得一定的临床技能和医患沟通能力。模拟训练为他们创造了一个安全的环境,操作失误不会导致病人有生命危险,也可以通过反思和讨论去掌控教学[4]。此外,模拟训练摒除了实际病人的个体差异,为学生创造了一个可重复的标准化教学环境,使学生可以提高操作的熟练程度,并完成训练任务。因此,与妇产科传统教学模式相比,在进入临床前就接受模拟训练的医学生表现出更好的临床技术、更强的自信心、更高的累积考试成绩[5-7]。自信心的提高有利于向临床转化,经过模拟训练的学生会更主动地融入临床工作[8]。具体来说,与低保真模型相比,高保真模型更能帮助学生理解正常和异常分娩[9]。

由于工作时间的限制,住院医生在临床上很难遇见一些罕见的、高风险的突发事件。通过模拟训练,他们可以获取应对这些突发事件的技能和知识[10]。研究发现,通过模拟训练的妇产科住院医师可以更好地处理产科紧急情况,如产后出血、肩难产[3,11]。箱式训练器的使用同样可以提高手术技能[12]。模拟训练还可以用来评估住院医师是否可以晋升到下一阶段的临床培训[13]。另外,模拟训练还能作为住院医师培训期间的补习措施,并已经考虑将其整合到执业医师执照和复审程序中[14]。

模拟培训的实施

模拟训练的实施有几个关键环节。首先是场地和器材。任务训练器和箱式训练器占用的空间相对较小,而模拟人和尸体标本必须要有专门的存储空间和专业的维护人员。VR 和其他高仿真模型需要定期维护和系统升级。如果进行现场培训(比如到产房培训),还会面临材料储存和维护的问题。

其次,要有专门的模拟训练团队。训练有素、积极上进的教员是开展模拟培训课程的必要条件。模拟训练是一种可以用于不同学习群体的教学模式,因此创建一个包含从新手到专家级模块的模拟课程非常重要。除教员之外,模拟中心的工作人员也应接受培训,他们应该熟悉模块的组装、模拟程序的运作、组织复盘和设备维护。模拟中心应定期安排课程(如每月课程),确保教师和学员有时间参加,这样才能让他们充分使用模拟设备,提高临床技能。

成本仍然是阻碍模拟训练在医学本科和研究生教育中广泛开展的一大障碍。设备可以从许多模拟器材公司购买。低保真模型价格实惠,很少或几乎无需维护,便于理解和操作。高保真模型,例如可以对药物等干预做出反应的全身模拟人,通常价格昂贵,且需要对此高度了解的人员进行操作[2]。

模拟训练在提高病人安全方面的研究尚且有限,但已有文献证实模拟培训可以改善病人安全。Draycott 等的研究显示,模拟训练改善了肩难产新生儿的结局。数据显示,模拟训练使 5 分钟阿普加(Apgar)评分<7 的新生儿减少 51%,证实模拟训练对病人安全的积极作用[15]。Phipps 等对模拟培训后 18 个月的数据进行回顾分析,证实模拟培训不仅能提高病人安全性,而且能改善病人的不良结局,增进医疗团队的合作沟通[16]。Pratt 等组织了一项联合委员会的研究,他们前瞻性地收集三家医院的围产期并发症和死亡率数据,其中一家医院仅实施 TeamSTEPPS,另一家医院实施 TeamSTEPPS 并进行模拟训练,第三家医院两者均未实施。数据显示,采用 TeamSTEPPS 和模拟训练医院的围产期并发症持续降低了 37%,具有显著的统计学意义[17]。

妇产科模拟训练模式

现有的多种医学模拟训练模型,从低成本的箱式训练器到复杂的 VR 设备,都可以应用于妇产科学。

任务训练器

任务训练器(Task Trainers)是最基本的模拟模式,既能可靠地向初学者传授技能,又可使有一定基础的学员改进原有技能。常见的妇产科任务训练器包括使用半骨盆模型练习吸引产、钳产等分娩助产技术,使用牛舌或鸡胸肉模拟练习宫颈锥切术,以及使用木瓜模型练习负压吸引术。虽然这些模型在结构上很简单,但价格低廉、操作直观,很多耗材可以在杂货店或工艺品店购买。

箱式训练器

作为练习和提高腹腔镜技能的装置,箱式训练器(Box Trainers)是外科领域的一个低保真模型。从简单的操作如钉子转移,到复杂的技术如体内打结,学员可以获得许多重要的技能,并能从重复操作中受益。这种训练器允许使用真正的腹腔镜器械,这有助于通过触觉反馈和深度感知模拟临床环境。与任务训练器一样,箱式训练器可以在家里利用便宜的物品,如盒子、灯泡、网络摄像头和家用计算机或笔记本电脑来创建。

箱式训练器小巧便携,可以在自己方便的时候在家里或医院练习。然而,在箱式训练器上的操作表现需要由具备资历的人员进行评估,个人评估容易受到观察者的内部和外部差异的影响[18]。此外,箱式训练器的外形逼真度和触觉逼真度比其他模型要低。

虚拟现实训练器

VR 训练器(Virtual Reality Trainers)通过一个物理手柄和计算机程序来模拟手术过程。VR 训练器利用先进的软件记录学员所有的动作,并提供准确和客观的结果来评估其表现。这种反馈使学员能够看到自己的表现,并专注于自我提高。虚拟现实训练器强调手眼协调性、手的灵巧性、动作的经济性,以及对器械和手术步骤的熟练程度[2]。

VR 技术可以用来教授腹腔镜缝合和打结等基本的外科技能,还可以与解剖结构准确的模拟人一起使用,这样可以模拟完整的临床场景。触觉反馈可以整合到手柄中,但迄今为止尚未得到广泛应用[19]。VR 训练器经过多次迭代,技术越来越复杂。第一代 VR 训练器通过在空间中操纵抽象物体来提高身体技能。第二代 VR 训练器则包含解剖结构,从而使 VR 模拟更具有临床意义。第三代 VR 训练器结合了先进的软件程序和模拟人,创建了一个更为逼真的、接近手术环境的模型。最新的第四代 VR 训练器将教学与实践技能相结合,创建出一个全方位的模式,用以提高手术能力,包括身体技能和决策能力[2]。混合模型是将箱式训练器与 VR 技术结合在一起,通过逼真的仪器和物理材料来增强训练环境。

关于 VR 训练器的研究显示,中级水平的外科医生和专家级外科医生之间的操作技能有差异,证明了这种模型评估的有效性[20]。同一研究还表明,学员技能的提高可缩短手术时间。Larsen 等的一项随机对照研究表明,与单纯的传统训练相比,将 VR 技术与传统临床训练相结合,学员能缩短获取技能的培训时间[21]。此外,Cochrane 的综述显示,VR 训练可以缩短手术时间,减少手术失误,提高腹腔镜新手的操作经济性[22]。然而,研究并没有证明 VR 训练器有特别的优势,因为学员在完成

任务的时间和出错次数方面与使用较便宜的箱式训练器类似。因此 VR 系统的评估有效性还需要进一步研究。

VR 设备的制约因素依然是成本,因为这些设备极其昂贵(超过 10 万美元)。此外,此类模型需要维护和定期升级,这两项都会产生额外的费用。

机器人模拟器

随着机器人腹腔镜手术的普遍开展,相关的模拟训练也在进行。与传统腹腔镜手术不同,机器人提供了三维视图,外科医生可以坐在控制台旁进行操作[23]。与传统腹腔镜相比,机器人器械活动范围更大,且不存在支点效应(即操作者只能朝着器械的反方向移动)。但是机器人手术缺乏触觉反馈,对于熟悉传统方法的人来说,这是个明显的缺点。此外,技能水平要达到机器人大师级,需要在培训上投入大量时间[24]。机器人制造商为训练提供了各种各样的模拟器,这通常是一个额外的系统,可以置入实际的机器人系统里进行模拟练习。机器人系统的模拟培训部件也会增加成本。

模拟人训练器

全身模拟人可用于妇产科模拟训练。具体来说,它们可以用来模拟分娩前、分娩期间和分娩后的产科急症,如母体心搏呼吸骤停的抢救、产后出血和子痫。该系统包括生命体征监测和胎儿外监护系统。其他模拟人的系统还可用于模拟妇科临床情况,如术中出血。这些高科技设备可以针对特定的临床场景进行编程,并可以对临床干预作出相应的反应[2]。较之其他不太复杂的模型,模拟人训练器更接近临床环境。模拟人模型费用高昂(超过10 万美元),且造型庞大,需要专用的空间进行存储。近年来,便携式设备越来越多,有利于更广泛地使用模拟人进行训练。

部分任务训练器(PTTs)是一种基于模拟人的模拟装置,它通过仿制解剖结构来练习特定的操作技能,如宫颈环扎术或产程中宫颈指检[25]。与全身模拟人相比,这些装置成本低、体积小。PTTs 的保真度各不相同,取决于制造时使用的材料。

尸体标本训练器

尸体标本自 16 世纪以来一直是医学教育的主要组成部分,被称为临床前外科训练的金标准。基于尸体模型的培训可用于妇产科的体外操作技能训练,包括淋巴结清扫和盆底功能障碍的修复。这些模型有精确的人体解剖结构,但受到成本、供应、

降解和潜在疾病传播的限制[2]。在一些模拟实验室中，人体组织的储存和使用也受到限制，从而造成另一个障碍。储存和利用人体标本的空间必须符合处理人体组织的标准。

标准化病人

标准化病人（SP）是经过培训的个人，他们在模拟场景中扮演病人来教授和评估临床技能。SP通过公正的观察者的反馈，帮助学员完善临床沟通和检查技能。目前 SP 在全美国医学院普遍使用，是美国医师执照考试（USMLE）的重要组成部分[2]。与 SP 的互动可用于探索临床上比较棘手的问题，也可为不常见的临床问题进行咨询练习。这些过程可以被录像，然后由一个大的团队在复盘会议上回顾。

SP 有利于保护真正的病人，能保证与真人互动的真实性。此外，SP 能够模拟各种临床场景，使这种模拟方式具有广泛的适用性[2]。SP 可以提供即时反馈并且高度标准化，在评估中偏倚较少。但是，在培训和评估方面使用 SP 都需要较高的成本，以及对于一些特定疾病，SP 不能很好的模拟。

团队合作培训

在过去，改善病人结局的努力通常集中在个人层面。然而，许多研究表明，并发症和警讯事件最常见的原因是沟通的失败[1,15]。美国医学研究院发表的《人非圣贤孰能无过：创建安全的医疗体系》一文中推荐使用模拟训练来提高病人安全并减少差错[26]。除了促进个人技能发展外，团队合作培训还可以改善团队成员之间的沟通，提高团队整体表现。多学科团队培训，包括专业内和跨专业团队合作，可以在多种环境下进行，以弥补知识和培训方面的不足，并确定特定单位的最佳实践方法[27]。不管有无模拟训练，围产儿专科的团队合作培训都可降低围产儿并发症[17]。虽然大多数团队合作项目都集中在产科，但在妇科手术中也需要团队合作培训。

总结

妇产科模拟训练是一个新兴领域，旨在开发医学教育和培训新方法。随着多种教学模式的出现，小组、多学科和现场模拟培训都在迅速展开。虽然建立模拟课程和购买设备需要一定的费用，但模拟训练的获益很大，通过改善沟通和团队合作，可以促进病人安全。

参考文献

1. Daniels K, Auguste T. Moving forward in patient safety: multidisciplinary team training. Semin Perinatol. 2013;37(3):146–50.
2. Levine A, De Maria S Jr, Schwartz A, Sim A. *The comprehensive textbook of healthcare simulation.* New York: Springer; 2014. Print.
3. Deering S, Auguste T, Lockrow E. Obstetric simulation for medical student, resident, and fellow education. Semin Perinatol. 2013;37(3):143–5.
4. Macedonia CR, Gherman RB, Satin AJ. Simulation laboratories for training in obstetrics and gynecology. Obstet Gynecol. 2003;102:388–92.
5. Deering SH, Hodor J, Wylen M, Poggi S, Nielsen P, Satin AJ. Additional training with an obstetric simulator improves medical student comfort with basic procedures. Simul Healthc. 2006;1(1):32–4.
6. Jude DC, Gilbert GG, Magrane D. Simulation training in the obstetrics and gynecology clerkship. Am J Obstet Gynecol. 2006;195(5):1489–92. Epub 2006 Jul 17.
7. Nitsche JF, Shumard KM, Fino NF, Denney JM, Quinn KH, Bailey JC, Jijon R, Huang C, Kesty K, Whitecar PW, Grandis AS, Brost BC. Effectiveness of labor cervical examination simulation in medical student education. Obstet Gynecol. 2015;126(Suppl 4):13S–20S.
8. Dayal AK, Fisher N, Magrane D, Goffman D, Bernstein PS, Katz NT. Simulation training improves medical students' learning experiences when performing real vaginal deliveries. Simul Healthc. 2009;4(3):155–9.
9. Scholz C, Mann C, Kopp V, Kost B, Kainer F, Fischer MR. High-fidelity simulation increases obstetric self-assurance and skills in undergraduate medical students. J Perinat Med. 2012;40(6):607–13.
10. Fisher N, Bernstein PS, Satin A, Pardanani S, Heo H, Merkatz IR, Goffman D. Resident training for eclampsia and magnesium toxicity management: simulation or traditional lecture? Am J Obstet Gynecol. 2010;203(4):379.e1–5. https://doi.org/10.1016/j.ajog.2010.06.010. Epub 2010 Aug 5.
11. Deering S, Poggi S, Macedonia C, Gherman R, Satin AJ. Improving resident competency in the management of shoulder dystocia with simulation training. Obstet Gynecol. 2004;103:1224–8.
12. Kiely DJ, Stephanson K, Ross S. Assessing image quality of low-cost laparoscopic box trainers: options for residents training at home. Simul Healthc. 2011;6(5):292–8.
13. Winkel AF, Gillespie C, Uquillas K, Zabar S, Szyld D. Assessment of developmental progress using an objective structured clinical examination-simulation hybrid examination for obstetrics and gynecology residents. J Surg Educ. 2016;73(2):230–7.
14. Chang E. The role of simulation training in obstetrics: a healthcare training strategy dedicated to performance improvement. Curr Opin Obstet Gynecol. 2013;25(6):482–6.
15. Draycott TJ, Crofts JF, Ash JP, et al. Improving neonatal outcome through practical shoulder dystocia training. Obstet Gynecol. 2008;112:14–20.
16. Phipps MG, Lindquist DG, McConaughey E, et al. Outcomes from a labor and delivery team training program with simulation component. Am J Obstet Gynecol. 2012;206(1):3–9.

17. Pratt S, Mann S, Salisbury M, et al. Impact of CRM-based team training in obstetric outcomes and clinician patient safety attitudes. Jt Comm J Qual Patient Saf. 2007;33:720–5.

18. Newmark J, Dandolu V, Milner R, Grewal H, Harbison S, Hernandez E. Correlating virtual reality and box trainer tasks in the assessment of laparoscopic surgical skills. Am J Obstet Gynecol. 2007;197(5):546.e1–4.

19. Botden SM, Torab F, Buzink SN, Jakimowicz JJ. The importance of haptic feedback in laparoscopic suturing training and the additive value of virtual reality simulation. Surg Endosc. 2008;22(5):1214–22. Epub 2007 Oct 18.

20. Burden C, Oestergaard J, Larsen CR. Integration of laparoscopic virtual-reality simulation into gynaecology training. BJOG. 2011;118(Suppl 3):5–10.

21. Larsen CR, Soerensen JL, Grantcharov TP, Dalsgaard T, Schouenborg L, Ottosen C, et al. Effect of virtual reality training on laparoscopic surgery: randomised controlled trial. BMJ. 2009;338:61802.

22. Gurusamy KS, Aggarwal R, Palanivelu L, Davidson BR. Virtual reality training for surgical trainees in laparoscopic surgery. Cochrane Database Syst Rev. 2009;1:CD006575.

23. Ballantyne GH, Moll F. The da Vinci telerobotic surgical system: the virtual operative field and the telepresence surgery. Surg Clin N Am. 2003;83(6):1293–304.

24. Schreuder HW, Wolswijk R, Zweemer RP, Schijven MP, Verheijen RH. Training and learning robotic surgery, time for a more structured approach: a systematic review. BJOG. 2012;119(2):137–49. https://doi.org/10.1111/j.1471-0528.2011.03139.x. Epub 2011 Oct 10.

25. Nitsche JF, Brost BC. A cervical cerclage task trainer for maternal-fetal medicine fellows and obstetrics/gynecology residents. Simul Healthc. 2012;7(5):321–5.

26. Kohn LT, Corrigan JM, Donaldson MS, editors. To err is human: building a safer health system. Washington, DC: Institute of Medicine (US) Committee on Quality of Health Care in America/ National Academies Press (US); 2000.

27. Eppich W, Howard V, Vozenilek J, Curran I. Simulation-based team training in healthcare. Simul Healthc. 2011;6(Suppl):S14–9.

第 12 章 产科基本操作

原著:Komal Bajaj、Michael Meguerdichian
翻译与审阅:冯艳、顾圆圆

概述

孕产妇通常会得到各种医务人员的照顾,尤其是在产程中和分娩后。然而,一些基础的产科技能,例如宫颈检查、阴道分娩、会阴侧切缝合等,却因为种种原因未能得到很好的培训。首先,这些检查涉及隐私部位。其次,产房工作紧张,节奏很快,给学员的产科技能培训带来很大的压力。另外,住院医师的工作时间受到限制,使技能培训的问题更加突出。在美国,妇产科医生在住院医师培训期间完成的阴道接产数量从 2002 年的 320 例下降至 2012 年的 273 例,下降幅度高达 18.6%[1]。据推测,这种变化主要归因于病人人群的变化、执医司法形势的改变,以及循证医学实践的不断更新。由于女性病人更愿意由同性别的医护人员管理,男性住院医师在产科核心技能上的培训受到影响[2]。在大多数医院,模拟训练已经被有效地整合到医疗、护理和助产专业的培训中,解决了产科操作技能方面的困难,使学员得到良好的培训[3-4]。美国医学院协会 2011 年的一项调查显示,60% 的教学医院的妇产科临床实习会使用模拟训练[5]。而模拟操作在产科护理培训中也是一项核心项目,被证实可以提高学习效率和学员的自我感受[6]。

此外,产科基础技能的模拟训练在各种医疗环境中被广泛采用,包括偏远地区、资源匮乏地区,以及三级医疗中心等[7]。在模拟操作中,培训者可以使学员将精力集中在技能培训和沟通技巧上[8]。这个章节着重介绍模拟宫颈检查、胎位评估、自然分娩接生,以及会阴裂伤修补等。

> **关键知识点**
> - 可以使用任务训练器来进行各种产科操作的培训。
> - 许多产科培训项目都可以用低成本的模拟训练器来实现。
> - 有时,产科模拟训练可以同时评估沟通能力和操作技能。

宫颈检查

宫颈指检是产程监护和分娩处理的关键技能。宫颈检查包括评估宫颈扩张程度(以"cm"计算)、宫颈管消退情况,以及胎方位[9]。当先露为胎头时,触诊胎儿颅缝和囟门可以确定胎儿顶端的位置。这对于判断是否需要中转剖宫产至关重要,错误的决定会给母亲和胎儿带来很大的伤害。此外,明确胎儿顶端的位置可以指导分娩咨询。例如,持续性枕后位的发生率为 4.7%,可导致产程延长并增加剖宫产的风险[10]。

在传统的宫颈检查培训中,为了评估学员的技能并提供反馈,带教老师和学员常同时检查病人。这种方式额外增加了孕妇宫颈检查次数,给孕妇带来更多的不适,并可能增加胎膜已破孕妇的感染风险。随着模拟教学和技术的进步,宫颈检查的模拟培训可以避免给病人增加痛苦。文献中描述了几种宫颈指检的模拟训练方法。

Arias 等在第五年的医学生中做了一个随机试验。在进行临床实际操作前,先给医学生讲解了30 分钟的宫颈检查标准课程,然后将医学生随机分为三组,分别使用硅胶外生殖器的鞋盒形模拟器进行了 0 次、10 次、30 次的宫颈检查模拟训练(Health Edco)[11]。通过对比学生和导师对同一位病人宫颈检查结果的一致性来确认其准确性,与对照组相比,接受至少 10 次模拟训练能够显著提高检查的准确度评分。

Nitsche 等也试图评估宫颈检查模拟教学在医学生妇产科见习期间的效果[12]。医学生被分配接受一系列宫颈检查或阴道分娩的模拟训练。在宫颈检查模拟中,研究采用了自制的聚氯乙烯管模拟器及由 HAA 公司生产的硅橡胶模型[12-13]。终末评估时采用标准化任务训练器,宫颈扩张程度已预先设定,所有学生进行 10 次宫颈检查,以此来评估他们对该项技能的掌握。与接受阴道分娩模拟训练的学生相比,接受宫颈检查模拟训练的学生在评估宫颈扩张和消退方面更加准确。大多数学生在平均 76 次重复训练后都能达到要求,研究人员估计,为了让所有学员都达标,一名学员至少需要在模拟器上重复 100 次宫颈检查。

培训人员常利用家用物品来开发低成本的任务训练器,Shea 和 Rivera 曾被报道用柑橘类水果和长筒袜制作模拟器[14]。他们在果皮上切出不同大小的圆圈,来代表扩张的"宫颈",并把水果放进作为"阴道"的长筒袜里。这个模型用于训练获得执照前的护理系学生,使他们掌握宫颈扩张和消退的检查方法。另一种廉价的任务训练器是使用垒球和黏土制作的模型,它还具有模拟胎儿顶端的附加功能[15]。

实施注意事项

宫颈检查模拟训练很大程度上依赖于任务训练器的使用。在购买现成的专项训练器或是自制训练器之前,必须认真考虑学习小组的需求和学习目标。通常建议设计一个合理的模拟程序,参与者可以就一系列临床场景进行多次重复训练——从检查闭合的、未消退的宫颈到胎儿顶端位于 S^{+2} 时的宫颈。在评估胎先露下降和胎儿顶端位置的训练中,应选择一个包括胎儿头部并且可以覆盖这些训练项目的训练器。模拟训练项目的各部分都可以通过其他方法来进行强化,包括在病房中进行理论讲解或进行实际的宫颈检查。

胎位的触诊评估

确定胎位是产前以及分娩期管理的重要组成部分。医生虽然经常使用超声来确认胎位,但超声检查不是随手可得,需要超声技能。四步触诊(Leopold 手法)是一套系统的触诊手法,可以通过母体腹部触诊来判断胎位和估计胎儿体重。

Diez-Goni 等结合模拟训练和临床实操,对学生的 Leopold 触诊手法进行学习曲线累积测试(LC-CUSUM)[16]。学生在孕妇胸腹模型上进行 50 次不同胎位的 Leopold 手法操作训练,然后给每个学生都绘制一个 LC-CUSUM。60% 的学生需要 13~37 次训练就可达到熟练水平。两个月后,学生们对 5 名孕妇进行 Leopold 手法触诊,所有学生在对孕妇进行检查时,正确率达到了 60% 以上。作者认为,由于 Leopold 触诊手法达到熟练程度所需的训练次数不同,学生的学习曲线也有不同,因此需要个体化对待每位学生。

Deering 等使用模拟训练器对三年级医学生进行培训,在他们产科实习期间进行包括 Leopold 手法在内的基本技能培训,并进行效果评估。其中一组在轮训开始时就接受计算机仿真机器人分娩模拟器(NOELLE,Gaumard Scientific)的训练,另一组只接受了传统的理论授课而没有接受模拟教学。在轮训结束后的评估中,研究小组发现,接受过模拟训练的学生对包括 Leopold 手法在内的基本技能的掌握明显比只接受理论授课的学生更加得心应手[17]。

实施注意事项

如前所述,产科基础技能的培训可以借助多种模拟训练器。在详细地解释和示范 Leopold 手法后,受训者可就不同胎位的触诊进行重复训练,并可在每一次操作后得到实时反馈。由于胎位触诊是非侵入性操作,模拟训练后即可在产房对孕妇进行胎位触诊,这样可以展示从模拟到临床的过渡,并有利于提高技能。

阴道分娩

阴道分娩是激动人心的事,需要精心安排。这个过程从帮助病人摆放体位开始,当胎头着冠时为避免裂伤进行会阴保护,分娩过程本身,第三产程胎盘的娩出,每个步骤都可以作为模拟操作训练的主题,提供教学和反馈。此外,一个模拟阴道分娩的场景可以进行复盘和集中培训团队合作能力、沟通技巧。它也能为更复杂的分娩过程提供细节培训,如早产、急产,甚至肩难产。

除了技能训练和团队培训,模拟阴道分娩还可为那些很少进行接生的医务人员提供必要的培训,以保持接生技能的熟练度。Reese 等调查了现役军人家庭医生在服役前和服役结束后,对于临床操作的适应程度。被派去支援作战行动的家庭医生在服役结束返回医院后,对包括阴道分娩在内的重要临床技能感到不太适应,这也突显了对于那些希望重返产科工作岗位的医务人员进行重新培训的必要性[18]。同样,为了对急诊工作人员进行阴道分娩等鲜少遇到的产科操作和团队合作进行培训,Cooper 等使用 PROMPT(Limbs N'Things)任务训练器开发了一个模拟课程[19]。

在妇产科临床实习中进行模拟培训,也能够提高学生在处理实际分娩时的信心和积极性[17,20-22]。例如,Dayal 等将 33 名学生随机分入传统教学组和使用 Noelle 分娩模拟器的培训组[20]。然后使用能力评估工具(表 12.1)在实习生入科 1 周和 5 周时对 11 项关键技能进行评估。实习日志显示,接受过模拟训练的学生比对照组学生参与了更多的分娩接生(9.8∶6.2),并且对接生技能更加有自信。同时,他们在第 1 周和第 5 周的分娩处理表现评分也显著高于对照组。

表 12.1　学生临床技能评估(阴道分娩模拟训练)[20]

关键动作	动作执行情况	
	是	否
控制胎头		
保护会阴		
检查脐带绕颈		
娩出前肩		
娩出后肩		
娩出腹部和腿		
钳夹和剪断脐带		
娩出胎盘		
按摩子宫底		
检查胎盘		
检查会阴		

助理医生(physician assistant,PA)培训包括妇幼保健的临床前培训和临床指导。Donkers 等试图确定模拟训练是否能提高 PA 学生在处理产科病人时的适应程度[15]。每个学生都参与了一系列的模拟训练,包括正常阴道分娩,以及使用之前讨论过的垒球和黏土模型监测宫颈扩张情况。在模拟训练前、后对学生们的适应度分别进行评分,同时

提供他们的产科临床经验的相关信息。结果显示,培训后 PA 学生的适应度显著提高,且不受过去经验水平的影响。

Easter 等为妇产科住院医师设计了模拟双胎阴道分娩的课程,双胎阴道分娩在临床上越来越少见。模拟课程使用 Noelle 产妇分娩模拟器(Gaumard),双胎之中后娩出的胎儿在分娩中伴发胎心减速,要求住院医师考虑此时的分娩方式。在模拟训练前、后对住院医师就双胎阴道分娩的知识、经验、态度和适应度进行调查,复盘主要围绕加快分娩的决策能力展开。模拟训练后,住院医师关于双胎阴道分娩的知识得到提高。更多的住院医师表示他们会强烈建议双胎孕妇尝试经阴道分娩(33.3% ~50%)[23]。

阴道分娩教学的注意事项

阴道分娩的模拟可以侧重于技能训练,例如手的摆位和操作手法,或者以更全面的方式,结合技能、沟通及团队合作进行训练。需要何种训练器取决于选择如何进行训练。表 12.2(图 12.1)列出了一些关于课程重点和模拟器的建议。

在确定学习目标并选择模拟器之后,需要针对这些目标设计模拟训练站。如果你希望给学员提供有条理的反馈,创建一个评估表单会有帮助(见表 12.1)。

表 12.2　课程重点和模拟训练器大纲

课程重点	注意事项
病人体位管理	如果模拟训练项目要求培训这一部分,则需要选择一个带有下肢的局部模拟器或者全身模型
与病人交流	对于包含分娩咨询和指导内容的课程,需要提供一个综合的模拟训练,将局部任务训练器和标准化病人/模拟病人结合在一起,可以同时训练操作技能和沟通技巧[24](图 12.1)
分娩参数标准化(生命体征/分娩机转)	一个全身的、高科技模拟器可以预设置程序,提供可重复的分娩过程
模拟器的可移动性	如果模拟训练在多个中心使用和/或固定在原位使用,需要考虑到模拟器的可移动性和易操作性。比起局部任务训练器,全身人体模型可能有额外的技术和存放需求

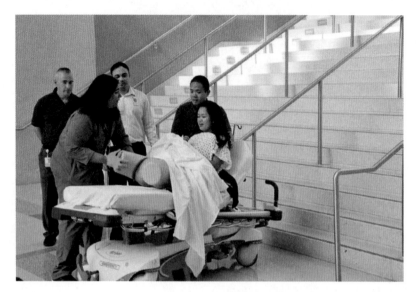

图 12.1　混合分娩模拟器

会阴修补

Ⅲ度和Ⅳ度会阴裂伤的发生率约为 0.1%~15%，与器械助产和会阴切开术有关[25-26]。Ⅲ度裂伤（肛门括约肌裂伤）和Ⅳ度裂伤（肛门括约肌和直肠黏膜裂伤）可产生远期后遗症，包括肛门括约肌失禁和性功能障碍[27-28]。一项对加拿大执业产科医生的调查显示，他们在修复产科肛门括约肌损伤方面的经验各不相同，且方法各异，这突显了在这方面进行强化培训的必要性[28]。

多种产科肛门括约肌损伤的局部模拟训练器被证实行之有效。例如，在经过讲座、教学视频及任务训练器训练的工作坊培训之后，妇产科住院医师完成了一项笔试和一项客观结构化技能评估（OSATS）。六个月后，这组住院医生和另一组没有接受工作坊培训的住院医生进行了同样的后续测试。参加过模拟训练工作坊的住院医生的笔试成绩和 OSATS 评分均更高，且在培训后六个月，技能水平仍保持不变[29]。

就实体模型而言，牛舌模型在多个研究中被证实提高了学员的信心[30]。比较牛舌模型和双层海绵构成的"海绵会阴"模型，两种模型都被证实有效促进了住院医师对于产科会阴裂伤修补知识的掌握，并增强了信心[31]。

最近，Illston 等报道了一个改进后仿真度更高的牛舌模型，这个模型用牛肚代替肛门黏膜，用鸡腿肌肉代替肛门括约肌[32]。

实施注意事项

任务训练器在模拟会阴裂伤修补训练中至关重要，可以被整合到综合训练项目中。市面上可以购买到由各种合成材料制成的模型。由当地原材料制成的训练器成本较低，因此参加训练的人都能有模型。此外，由于牛舌模型是由哺乳动物的组织制成，它可以提供仿真的手术体验。然而它是一种生物模型，这意味着它的使用寿命比合成模型要短。虽然由硅胶制成的商业化模型比用当地原材料自制的模型成本要高，但却具有可长期储存、耐用、复制性高、可多次使用等优势。

在构建模拟培训的实践中，Winkel 等在客观结构化临床考试（OSCE）中提出了一个评估妇产科住院医师操作技能的混合模拟方法。住院医师从标准化病人那里采集病史，在盆腔模型上进行会阴裂伤修补操作[33]。操作方式、手术步骤所需的时间、器械使用以及器械知识的掌握都是会阴裂伤修补技能评估的关键组成部分。

另外，网上有很多关于这一类模拟训练的优质范例。其中 ACOG 的模拟工具包就是一个很好的选择，可以在以下网站下载：https：//www. cog. org/About-ACOG/ACOGDepartments/Simulations-Consortium/Simulations-Consortium-Tool-Kit。这个工具包包括了如何创建和使用模拟训练器来教授基本的手术技能，以及妇产科基础技能，包括会阴裂伤修补术、输卵管结扎术甚至剖宫产，必须是 ACOG 的成员才能获得这些材料。学习资料也可以搜索 YouTube 找到,下面的链接中有一个关于牛舌模型的深入讲解:https://www. youtube. com/watch? v＝pJ0GG635M1Q。

总结

模拟训练可以有效地应用于产科基础技能的培训,例如宫颈检查、Leopold 手法触诊、经阴道分娩、会阴裂伤修补。模拟训练能增强学习者的自信心,并帮助其获取知识。很多模拟训练器价格低廉,而且有现成的课程范例,在任何医疗机构都可以进行这些常规但很重要的技能培训。

参考文献

1. Gupta N, Dragovic K, Trester R, Blankstein J. The changing scenario of obstetrics and gynecology residency training. J Grad Med Educ. 2015;7:401. https://doi.org/10.4300/JGME-D-14-00730.1.
2. Higham J, Steer PJ. Gender gap in undergraduate experience and performance in obstetrics and gynaecology: analysis of clinical experience logs. Br Med J. 2004;328(7432):142–3. https://doi.org/10.1136/bmj.328.7432.142.
3. Cooper S, Cant R, Porter J, et al. Simulation based learning in midwifery education: a systematic review. Women Birth. 2012;25(2):64–78. https://doi.org/10.1016/j.wombi.2011.03.004.
4. Deering S, Auguste T, Lockrow E. Obstetric simulation for medical student, resident, and fellow education. Semin Perinatol. 2013;37:143. https://doi.org/10.1053/j.semperi.2013.02.003.
5. Medical Simulation in Medical Education: Results of an AAMC Survey. 2011. https://www.aamc.org/download/259760/data/medicalsimulationinmedicaleducationanaamcsurvey.pdf. Accessed 5 Apr 2017.
6. Pinar G, Knight CC, Gaioso VP, et al. International Archives of Nursing and Health Care. The effects of high fidelity simulation on nursing students' perceptions and self-efficacy of obstetric skills. Int Libr Cit Int Arch Nurs Heal Care Pinar al Int Arch Nurs Heal Care. 2015;1(12). https://www.researchgate.net/profile/Gul_Pinar2/publication/303951328_International_Archives_of_Nursing_and_Health_Care_The_Effects_of_High_Fidelity_Simulation_on_Nursing_Students'_Perceptions_and_Self-Efficacy_of_Obstetric_Skills/links/5760023b08ae97c1231434de.pdf. Accessed 5 Apr 2017.
7. Fritz J, Walker DM, Cohen S, Angeles G, Lamadrid-Figueroa H. Can a simulation-based training program impact the use of evidence based routine practices at birth? Results of a hospital-based cluster randomized trial in Mexico. https://doi.org/10.1371/journal.pone.0172623.
8. Kumar A, Gilmour C, Nestel D, Aldridge R, MCLelland G, Wallace E. Can we teach core clinical obstetrics and gynaecology skills using low fidelity simulation in an interprofessional setting? Aust N Z J Obstet Gynaecol. 2014;54(6):589–92. https://doi.

9. org/10.1111/AJO.12252.
9. Cunningham FG. Williams obstetrics. New York: McGraw-Hill Education; 2008.
10. Gardberg M, Tuppurainen M. Persistent occiput posterior presentation – a clinical problem. Acta Obstet Gynecol Scand. 1994;73(1):45–47. http://www.ncbi.nlm.nih.gov/pubmed/8304024. Accessed 4 Apr 2017.
11. Arias T, Tran A, Breaud J, Fournier JP, Bongain A, Delotte J. A prospective study into the benefits of simulation training in teaching obstetric vaginal examination. Int J Gynecol Obstet. 133:380. https://doi.org/10.1016/j.ijgo.2015.08.028.
12. Nitsche JF, Shumard KM, Fino NF, et al. Effectiveness of labor cervical examination simulation in medical student education. Obstet Gynecol. 2015;126(4 Supplement):13S–20S. https://doi.org/10.1097/AOG.0000000000001027.
13. Huhn KA, Brost BC. Accuracy of simulated cervical dilation and effacement measurements among practitioners. Am J Obstet Gynecol. 2004;191(5):1797–9. https://doi.org/10.1016/j.ajog.2004.07.062.
14. Shea KL, Rovera EJ. Vaginal examination simulation using citrus fruit to simulate cervical dilation and effacement. Cureus. 2015;7(9):e314. https://doi.org/10.7759/cureus.314.
15. Donkers K, Delong D. High-fidelity simulation use in preparation of physician assistant students for neonatal and obstetric care. https://doi.org/10.1097/JPA.0000000000000070.
16. Diez-Goni N, Guillen S, Rodriguez-Diez MC, Pineda L, Alcazar JL. Use of the learning curve-cumulative summation test for Leopold maneuvers assessment in a simulator: a pilot study. Simul Healthc. 2015;10(5):277–82. https://doi.org/10.1097/SIH.0000000000000109.
17. Deering SH, Hodor JG, Wylen M, Poggi S, Nielsen PE, Satin AJ. Additional training with an obstetric simulator improves medical student comfort with basic procedures. Simul Healthc J Soc Simul Healthc. 2006; 1(1): 32–4. http://www.ncbi.nlm.nih.gov/pubmed/19088571
18. Reese TR, Deering SH, Kavanagh LB, Maurer DM. Perceived clinical skill degradation of Army family physicians after deployment. Fam Med. 2015;47(5):343–348. http://www.ncbi.nlm.nih.gov/pubmed/25905875. Accessed 5 Apr 2017.
19. Cooper M, Papanagnou D, Meguerdichian M, Bajaj K. Emergency obstetrics for the emergency medicine provider. MedEdPORTAL Publ. 2016;12. https://doi.org/10.15766/mep_2374-8265.10481.
20. Dayal AK, Fisher N, Magrane D, Goffman D, Bernstein PS, Katz NT. Simulation training improves medical students' learning experiences when performing real vaginal deliveries. Simul Healthc. 2009;4(3):155–9. https://doi.org/10.1097/SIH.0b013e3181b3e4ab.
21. Reynolds A, Ayres-de-Campos D, Bastos L, van Meurs W, Bernardes J. Impact of labor and delivery simulation classes in undergraduate medical learning. Med Educ Online. 2008;13:14. https://doi.org/10.3885/meo.2008.Res00285.
22. Holmström SW, Downes K, Mayer JC, Learman LA. Simulation training in an obstetric clerkship: a randomized controlled trial. Obstet Gynecol. 2011; 118(3):649–54. https://doi.org/10.1097/AOG.0b013e31822ad988.
23. Easter SR, Gardner R, Barrett J, Robinson JN, Carusi D. Simulation to improve trainee knowledge and comfort about twin vaginal birth. Obstet Gynecol. 2016;128(4): 34S–9S. https://doi.org/10.1097/AOG.

0000000000001598.

24. Ion STEDIT, Downing D, Hargreaves O, et al. Healthcare simulation. 2016;(June):1–50. www.ssih. org/dictionary.

25. Blondel B, Alexander S, Bjarnadóttir RI, et al. Variations in rates of severe perineal tears and episi-otomies in 20 European countries: a study based on routine national data in Euro-Peristat Project. Acta Obstet Gynecol Scand. 2016;95(7):746–54. https:// doi.org/10.1111/aogs.12894.

26. Hirayama F, Koyanagi A, Mori R, Zhang J, Souza JP, Gülmezoglu AM. Prevalence and risk factors for third- and fourth-degree perineal lacerations during vaginal delivery: a multi-country study. BJOG Int J Obstet Gynaecol. 2012;119(3):340–7. https://doi. org/10.1111/j.1471-0528.2011.03210.x.

27. Ampt AJ, Ford JB. Ascertaining severe perineal trauma and associated risk factors by comparing birth data with multiple sources. Public Health Res Pract. 2015;2525(44). https://doi.org/10.17061/phrp2541544.

28. Best C, Drutz HP, Alarab M. OBSTETRICS obstetric anal sphincter injuries: a survey of clinical practice among Canadian obstetricians. J Obstet Gynaecol Can. 2012;34(8):747–54. https://doi.org/10.1016/ S1701-2163(16)35338-5.

29. Martinez A, Cassling C, Keller J. Objective structured assessment of technical skills to teach and study reten-tion of fourth-degree laceration repair skills. J Grad Med Educ. 2015;7(1):32–5. https://doi.org/10.4300/ JGME-D-14-00233.1.

30. Patel M, LaSala C, Tulikangas P, O'Sullivan DM, Steinberg AC. Use of a beef tongue model and instruc-tional video for teaching residents fourth-degree lac-eration repair. Int Urogynecol J. 2010;21(3):353–8. https://doi.org/10.1007/s00192-009-1042-3.

31. Dancz CE, Sun V, Moon HB, Chen JH, Özel B. Comparison of 2 simulation models for teach-ing obstetric anal sphincter repair. Simul Healthc J Soc Simul Healthc. 2014;9(5):325–30. https://doi. org/10.1097/SIH.0000000000000043.

32. Illston JD, Ballard AC, Ellington DR, Richter HE. Modified beef tongue model for fourth-degree laceration repair simulation. Obstet Gynecol. 2017;129(3):491–6. https://doi.org/ 10.1097/ AOG. 0000000000001908.

33. Winkel AF, Lerner V, Zabar SR, Szyld D. A simple framework for assessing technical skills in a resident Observed Structured Clinical Examination (OSCE): vaginal laceration repair. J Surg Educ. 2012;70:10–4. https://doi.org/10.1016/j.jsurg.2012.08.005.

第 13 章　产科急症模拟

原著：Kimberly S. Harney、Colleen A. Lee
翻译与审阅：郑峥、张婧、方大俊

概述

本章将讨论产科急症的模拟训练及如何制定恰当的学习目标，包括认知能力、技能要点和训练目标。本章还总结了团队模拟培训促进产科急症处理的有关证据。基于学习目标的复盘流程详见第 4 章。各种模型和设备的特征、优缺点在本章也会描述。本章节最后将以场景举例，对每种产科急症模拟训练的学习目标、关键要点和处理改进予以阐述。

关键知识点
- 产科急症发生率低，但来势紧急、不良结局率高。
- 产房 70% 的警讯事件是由沟通失误所致，因此模拟和复盘的重点是团队协作。
- 如果学员是初学者，模拟培训应教授专业技能。
- 模拟培训的设备不必使用昂贵的高仿真模型。
- 模拟培训的地点设置在工作的科室或与科室类似的环境，这样有利于发现可能影响急症处理的设施及系统问题。
- 模拟训练应该给学员一种安全感且有保密性。在模拟培训开始时应告诉学员：他们有较高的职业素养，他们的共同目标是改善病人安全。正是为了这一目标，他们才会一起进行专业训练与系统改进。
- 模拟的方式和场景众多，可根据学员的需求选用已有的资源。

模拟培训的有效性证据

团队模拟训练对产科急症的有效性证据越来越多。ACOG 的最新肩难产实践指引指出："建议采用模拟培训以促进处理肩难产的团队配合及操作，可能会降低由肩难产导致的臂丛神经麻痹"。由于肩难产不可预测、高度紧急且发生率低，模拟训练不失为一种改善肩难产处理的有效方法。研究表明，模拟培训可有效改善团队沟通、技能手法及文书记录[2-15]。Draycott 和 Crofts 证明，在国家卫生服务集团（National Health Service，NHS）管理的医院推广肩难产的模拟培训后，胎儿损伤率明显下降。这是循证医学首次证明产科模拟训练能改善临床结局[3]。一项队列研究评估了由同一团队进行的 12 年模拟训练，结果表明，经培训后处理的 562 例肩难产，其中 34% 的胎儿娩出时采用牵后臂的手法，永久性臂丛神经损伤的发生率为 0[7]。

早在 21 世纪初，子痫的模拟演练已经在英国开展。Thompson 等的研究表明，通过模拟演练，急救团队可在一次呼叫后快速响应，由此形成了子痫抢救流程并得以推广，"子痫急救箱"也由此得名[16]。来自美国和英国的数据显示，尽管子痫的死亡率逐年下降，主要风险仍然是高血压导致的脑出血[17-18]。因此，模拟训练的研究集中于治疗项目清单，以优化降压的流程。一项多机构研究表明，通过对子痫处理的模拟训练，团队可以很好地完成清单上针对血压和气道管理的项目[19]。对照清单进行模拟训练，有利于将训练时的有效方法普及到实践中去[20]。

产后出血的模拟训练方案有很多，近期的 ACOG 指引也推荐模拟演练，因其有利于纠正系统错误，使用安全措施的最佳组合（patient safety bundles），有效地改善病人结局[21-27]。

模拟臀位阴道分娩的学习目标主要在技术操

作方面。Jordan 等报道了用于臀位阴道分娩的客观结构化评估工具（OSAT）。他们采用改良的 Delphi 流程，并通过比较 20 名新手与 20 位专家的模拟研究证实该评估方法的有效性[28]。

2016 年的一项研究（Gossett 等）纳入了 6 000 多例产钳术助产病例，产道严重裂伤的发生率在模拟培训后下降 22%。在有产道裂伤高危风险的产妇中，该比率下降 30%[29]。

对于紧急剖宫产也有相关的模拟培训及研究。2013 年，Lipman 等调查发现，对模拟子宫破裂病例进行急救处理时，需要花费近 10 分钟的时间从产房转移到手术室进行手术。通过模拟训练，他们能发现一些因管理导致的延误，并予以改良[30]。例如，通过一年一次的脐带脱垂模拟训练，从诊断到分娩的间隔时间（DDI）可明显缩短。此外，新生儿结局也得到明显改善，并且目前很多病例都可以使用椎管内麻醉，这意味着医生到达手术室后需要考虑花费时间去评估胎心情况[31]。

模拟剧本和场景的开发

学习目标

团队模拟训练的学习目标主要包括技术、认知和行为方面。复盘是基于学习目标进行的，因此在编写模拟剧本时一定要保证清晰的流程。某些技能可能需要单独培训，当然把所有的技能培训融入一个剧本最为理想，但模拟演练也要尽可能真实，进行高难度的技术操作可能会影响个人的沟通能力。复盘时也需要重点关注此方面。对于同一类群体，如产科住院医师，认知方面的学习目标可能会非常明确。然而，当团队中包含多学科成员时，认知目标则需根据不同的学科来定。跨学科的模拟演练非常有价值，培训效果可以通过复盘过程中的交流予以巩固。行为目标的焦点在团队合作，模拟剧本应该有特定的行为目标。如果机构采用了专门的团队培训课程，例如 TeamSTEPPS 或危机资源管理，最好使用特定的语言来构建目标。否则，团队的模拟培训可能需要通过使用紧急任务清单或流程、角色分工、呼叫（直接或闭环沟通方式）等来实现。在编写学习目标时，采用主动语态最有效（表 13.1）。

表 13.1　学习目标

目标类型	动词举例	目标举例
认知	识别	通过模拟训练，学员将会识别需要干预的严重高血压
技术	演示	学员将能够演示正确的牵后臂分娩技术
行为	使用	即使在紧急情况下，学员也会使用对病人友好的语言

复盘

对于学员而言，复盘是模拟培训中最重要的环节，他们可以回顾和总结处理急症的方法。复盘通常以询问首批学员作为开始，让其描述急症初始遇到了什么问题，较为棘手的问题是什么，需要什么帮助，以及获得的协助是否足够。通过这种方式，学员往往会意识到自己的不足，如哪些技能需要进一步提高、反应不够及时或沟通需要进一步加强等。

为了保证复盘质量，营造公开讨论的氛围至关重要，其目的是让学员充分表达自己的想法。为了避免干扰学员的学习过程与积极性，在复盘过程中教员尽量不要试图纠错而打断学员复盘。如有需要，导师可在复盘结束时纠错，学员们也可以分享他们总结的学习要点。学员应尽量将谈话内容集中在学习目标上，但也允许一些自由发挥。

对产科急症模拟训练进行复盘时，要认识到有些学员可能有过类似的经历，并已经落下心理创伤。当学员主动分享他们的经历时，应尽量保持讨论的重点，同时提供与专业经验相关的情感支持。如果学员对技能有疑问，可在复盘结束后让教员进行辅导。

模拟器选择

全身人体模型

全身人体模型可以是高仿真模型，配有软件控制的生命体征、脉搏、呼吸音、发声、子宫血流以及抽搐发作。然而，很多培训中心使用的是相对低仿真的全身人体模型，其生命体征由远程控制，投放到分开的显示屏或平板电脑上。其他增强功能包括可更换腹壁以便进行外科手术,或安装一个子宫以便进行宫腔探查、双手子宫按摩,或在产后出血模拟中进行宫腔填塞。全身人体模型通常含有一个可出血的子宫配件,其优点是可以充气以模拟子宫收缩增强,但其弊端是无法模拟宫腔内按摩,或为中空模型,使得进入宫腔内的手周围为空气。许多模型都可实现自动分娩,但这存在一些局限性,比如有时分娩会停滞,或程序化分娩的进程与医疗团队的行为不同步。如果分娩停滞或时机不对,胎儿可以由一名助手成员手动推出。病人的诉求可以通过远程麦克风发出,也可以创建场景以便家庭成员能够帮助回答病人的问题。总体而言,全身人体模型比较适合用于产后出血、子痫、脐带脱垂、母体心搏骤停,或其他可能需要气道管理、闭胸心脏按压或全身麻醉的急症模拟训练。

混合模型:盆腔模型和标准化病人

对于某些场景来说,混合模型具有优势。混合模型通常是有一个骨盆模型固定在床上,或安装在标准化病人身上。标准化病人穿上病号服,盖住下面放置的盆腔模型,其效果相当逼真。标准化病人往往需要保持直坐的姿势,特别是在模拟肩难产、臀位阴道分娩或手术助产失败时需要用手阻止胎儿娩出。标准化病人能模拟很多表情,如虚弱、疼痛、甚至抽搐发作。此外,混合模型使学员有机会与真人互动,模拟效果逼真,也能提高沟通能力。

一些为肩难产设计的模型(例如英国 Limbs & Things 公司的 PROMPT 和 PROMPT Flex 模型)是可以购买到的,这些模型通过在胎儿身体里安装张力测量器以评估完成分娩时需要的力量大小。这些模型主要用于肩难产、臀位阴道分娩或阴道手术助产的模拟,但用于教授这些高级技能操作时存在局限性,如胎儿和骨盆壁之间有较大的空隙。当然,还有一些从解剖结构上改良的模型是由柔软、顺应性好的材料制成(澳大利亚 MODEL-med 公司的 Sophie's Mum 和 Lucy's Mum 模型),胎儿可以与骨盆壁紧贴,能更加真实地模拟牵后臂、产钳放置或臀位分娩"上肢洗脸式"娩出时遇到的阻力,保证更加真实的培训效果。(需要注意的是这些模型必须使用水溶性润滑剂,而非超声耦合剂。)

还有一些简单、便携的模型可以装在背包里带到任何地点进行演习,例如 MamaNatalie 盆腔模型(Laerdal Medical),它适用于产后出血的模拟,这一模型还有一个非常好的可以装 1.5L 模拟血液的容器。此外,还有一种简单的半身骨盆模型,其组件包括柔软布料做成的腹壁,以及橡胶子宫,可以进行子宫内和腹腔内的操作。用布覆盖在全身人体模型的腹部和会阴处也可进行上述的模拟培训(参阅 ACOG 模拟工具包,https://www.acog.org/About-ACOG/ACOG-Departments/Simulations-Consortium/Simulations-Consortium-Tool-Kit)。

如果不需要进行阴道操作,可以让标准化病人戴上孕肚(如 MamaNatalie 盆腔模型),穿上皮肤颜色的衬衣、监测带和病号服,这样可以用于子痫或其他场景的模拟。病人可以吸氧、监测血氧饱和度和绑上袖带测量血压,使模拟更加逼真。但是,注射、心脏按压和气道管理等操作不能在标准化病人身上进行,需要在模拟剧本和场景设置的培训中予以指出。

工作坊介绍

学员进入工作坊前,浏览核对清单,确保所有设备就绪并能正常运行。正式模拟训练前,还要指导学员如何与模型互动。学员需要明白"模拟器材"的获取方式,有些器材需要学员呼叫才能提供。必须确认模型能进行需要的操作,如放置导尿管、宫颈检查、阴道分娩、产钳或吸引助产、剖宫产、插管、除颤、特殊部位的肌内注射以及建立静脉通道。演示病人的颈动脉或股动脉波动。使用模拟血液时,演示模拟血液流出、收集的地方,并提醒学员戴好手套以避免污染。注意静脉输液袋和注射器是否充满液体,并演示使用方法。告知获取药物、静脉导管及其他设备的地方,弄清生命体征显示的方式。需要时演示模型发声。介绍导师团队以及各自的分工,确保学员理解导师可以提供哪些帮助,有时导师在场仅是操作模拟器而已。如果模拟训练涉及多学科合作,指定每个人的角色,让每一位学员说出自己的名字与分工。如可能,每位学员贴上名字标签,因为他们可能并非一直在一个团队内工作。

最后,通知团队的成员,病人的信息会以机构的标准交接文书形式提供给最先到场的抢救人员。

要求学员不要质疑,全身心地投入模拟场景。如果需要,应使用个人防护装备。

产科急症模拟演练

肩难产

肩难产是最容易设置的模拟演练之一,因为它需要的设备少,一次完整的模拟演练往往在 5 分钟内完成。与其他简单的培训项目一样,演练以讨论和阐述的形式开始,随后学员按照标准流程完成演练,直到满意为止。当进行全景演练时,最好在产房进行,混合模型躺在分娩床上,护士及儿科团队参与模拟演练,并设置儿科医生进行新生儿心肺复苏的环节。尽管胎头复位后剖宫产(Zavanelli 手法)并非肩难产处理的核心部分,最好也要有麻醉医生的参与,并一起讨论其使用流程。

肩难产:工作坊/模型设置、介绍和场景提示

模拟演练可以使用全身人体模型,但混合模型具有与学员互动的优势,能进一步拓展团队的学习目标。无论使用哪种模拟,都需要控制胎儿娩出。一些高保真的模拟器可以通过软件操作来控制胎儿的娩出。否则,胎儿需要由标准化病人来控制。操作者进行事先练习很重要,因为实际情况可能比预想的要困难。实际情况中,一些学员可能会突然用力牵拉,模拟器所需润滑剂也可能使胎儿很滑,难以抓住。如果场景设置了需要使用 Zavanelli 手法,病人从产房转移至手术室的全程模拟是很有必要的。演练要尽量逼真,此时胎儿状况危急,将病人转移到手术室并不能马上解决肩难产,转移过程中胎儿可能会缺氧。

介绍场景时,让学员观察和操作胎儿模型,知道胎儿关节的活动方式。介绍工作坊时,需要向扮演病人家庭成员的助教交代相关事宜,以及如何使用计时的道具(能打印纸的胎心监护仪、数字钟表、智能手机或计时器等)。如果模型不能连接胎心监护仪,可采用智能手机或平板电脑上的 App(见模块 13.1)模拟胎头着冠时胎儿的心动过缓,以建立紧急情况的真实感。务必提醒学员,需要行会阴切开术时不要真正切割模型,口头表述即可。保险起见,有些机构使用其他器械来代替手术剪(如 Kelly 钳,标注作为手术剪),避免损坏模型。

模块 13.1   在模拟过程中演示胎心率

许多高科技人体模型都嵌入了胎心率(FHR)程序,有些可以实时操作。然而,胎心率模拟也有一些简单技术可供选择。其中包括以下三种形式:

胎心监护纸和节拍器

将预先绘制的胎心监护纸插入标准胎心监护设备。如果存在相似的频发减速,则无需走纸。在平板电脑或智能手机上使用节拍器应用程序可以为胎心提供声音,并与病人的宫缩相对应。当出现频发的重度变异减速,特别是在较为繁忙的场景中学员没有时间看显示屏时,这种方法非常实用。所以,需要事先说明由于胎心监护纸不会打印,大家需要听取声音信号和节拍器的数字读数。

如果胎心减速的恶化可以预测(无论是否干预都会进展为心动过缓),胎心监护纸可以持续走纸,但当模拟训练节奏慢下来时也可以暂停。不过这样可能不太精确,但如果学员适应了节拍器与胎心率的播报,可以直接忽略胎心监护纸的信息,甚至可以不使用。重要的是不要产生相互矛盾的信息,以免影响场景的真实性。

敲击式胎心监护仪

另一种方法是将胎心监护仪中的光盘取出,在其上涂抹少量凝胶,然后以需要的速率敲击表面。当提高音量时,可以有效地模拟外接显示器的声音。这样做的模拟团队成员需要练习一下,准备多余的凝胶并在附近放一条毛巾会有帮助。使用这项技术将完全占用一位模拟团队成员,但也可以轻松切换到任意场景中去。

从外部监视器切换到内部监视器

如果设置的场景中有头皮电极放置环节(要注意,并非所有胎头模型都能放置电极),那么可以从"敲击"开始并切换到节拍器,以产生明显不同的音色,便于在整个房间内都能鉴别。为了直观地显示变化,可以从获取敲击信号的空白纸张转换到胎心监护纸,这样可以清晰地显示连续的胎心变化。如可行,也可以通过电子程序切换到旁边的显示屏上。

高级别选项

压力感应器/张力监测仪

最常用的肩难产模型是 PROMPT 和 PROMPT Flex(英国 Limbs & Things 公司)。后者在胎儿体内嵌有可通过蓝牙传输信号的压力感应器。分娩过程中施加的轴向牵引力显示为牛顿(N,即在 1 秒内将 1kg 的物体移动 1m 所需要的作用力)。在仪表上不同的颜色代表不同的张力范围,绿色代表低张力,随着张力增加逐渐变为橙色,当张力达到 100N 时显示为红色。这给操作者提供了实时的反馈。它可在任务培训或场景演练中使用。

PROMPT Flex 模型的另一个特征是"练习模式"，这一模式通过专门的标记手法，可以测量场景中特定节点的牵引力。当产科医生看到施加的牵引力时，他们可能对其强度感到吃惊。

用于肩难产培训的高级模型

用于阴道内操作的较为真实的模型之一是 Sophie's Mum（MODEL-med，澳大利亚）。因为骨盆的空间很有限，学员能从中充分体会到完成旋转操作或娩出后臂的难度。这个模型的缺点在于费用高，而且胎儿的关节也不完全能在正常范围内活动。因为肩胛带不宽，在胎头娩出后就能看到前肩，可以使用一根金属棒插入臀部的脊椎底部并向后拉，以制造"龟缩征"。尽管有些缺点，它仍然是进行肩难产或其他分娩（如臀位阴道分娩）培训的极为理想的模型。

子痫

子痫场景的模拟为产科医务人员提供了宝贵的经验，并且有助于子痫抢救多学科团队的训练。病人的情景不必太复杂，达到效果即可。另外，这一场景也是回顾和实施严重高血压紧急处理的好机会。

子痫：工作坊/模型设置、介绍和场景提示

在没有高仿真模型时，任何全身人体模型都可以放置泡沫床上，并在床上安装可以产生震颤的机械箱（SimSeize，SimAction，Bozeman，MT）（图13.1）。开关可以放置在距离模型一段距离的地方。场景明确时，可以直接演示子痫抽搐。场景未知时，扮演护士的团队成员可以提示"她是子痫抽搐吗？"如果模型可发声更佳，病人可以被设置为一开始很健谈，接着主诉头痛，然后沉默，随之开始抽搐。

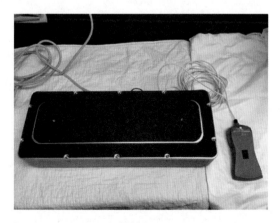

图13.1 SimSeize 机械箱（SimAction，Bozeman，MT）

标准化病人也是一个好的选择，因为他能表演出全身抽搐发作的真实表现。使用标准化病人时，要确保不要建立真正的静脉通道和使用其他的侵入性措施。

一般来说，我们建议当只有1~2名医务人员在场的时候启动子痫抽搐流程，使他们立即呼叫其他团队成员，并且在援助到来时能够表述事情经过。另外，让团队成员离开房间拿取设备和药物，这样不仅能使场景更真实，而且能让他们有机会锻炼沟通技能，包括重复指令等。因为"病人"在抽搐期间不能讲话，团队成员可以给在场的病人家属解释病情和干预措施。

很多医院会备有急性高血压或子痫抽搐急救箱。如果你是在实际的病房里进行模拟演练，那就使用真实的急救箱。如果在其他地方，比如模拟中心，就可以复制一个急救箱，里外有同样的标志和抢救物品。如果平常不用急救箱，也可以准备一个容器，里面放上静脉注射和肌内注射用的硫酸镁、拉贝洛尔、肼屈嗪、硝苯地平和葡萄糖酸钙等，并且指定一名团队成员来监督药物的使用，获取所需的药物要花费一定的时间。

因为子痫可能与严重高血压相关，模拟时要给出血压升高的提示或标出血压范围，模拟团队需要紧急使用静脉抗高血压药。

在胎儿监护方面，可设置典型的5~6分钟的延长减速，可增加模拟演练的价值。它可以提醒团队，子宫收缩过频是对急性缺氧的生理性反应，抢救团队在努力稳定孕妇的同时要关注到胎心的变化。这一模拟场景最重要的学习目标是，在这种紧急情况下，抢救人员必须控制进行紧急剖宫产的冲动。

产后出血

当发生产后出血时需要记住，尽管80%的产后出血是由宫缩乏力引起的，但还有其他原因，如胎盘胎膜残留、产道裂伤、弥散性血管内凝血（DIC）、子宫内翻等。尽管其他病因少见，但如果没有及时发现，可能会产生严重后果。产后出血处理的第一步既是诊断又是治疗，即全面的子宫探查和子宫按摩，在模拟演练中应该强调这一点。产后出血病人的处理需要一个团队，应鼓励多学科团队进行模拟演练。场景终点的选择取决于学习目标。如果学习目标是病情的基本识别和处理，你可以使用宫缩乏力场景，在进行基本评估、子宫探查和按

摩以及使用两种子宫收缩药后情况得到改善。如果你想推进到手术干预的节点,可以让病人在初始处理后发生失代偿,直到需要输血[21]。

产后出血:工作坊/模型设置、介绍和场景提示

一些高仿真模型的子宫有血流供应,但多数模型无法进行子宫按摩。虽然这是一个缺点,但可以向参与者简要地解释限制条件,并假设由于持续子宫按摩的需要,主要抢救人员不能将手臂从阴道内拿出。ACOG 模拟演练团队网站展示了一种橡胶子宫,它可以整合于任何全身模型或盆腔模型。(https://www. acog. org/About-ACOG/ACOG-Departments/Simulations-Consortium/Simulations-Consortium-Tool-Kit)。这一橡胶子宫需要少许的缝合构建,但可用于子宫按摩,并且提供持续性宫缩乏力的触觉感知。

如果模拟器能够演示自动出血,这些系统就能用于这一场景。如果你的模拟器不具备这一特征,或者你希望对出血的流速和量有更多的控制,也可采用其他方法。你可以把模拟血液放在一个密封良好的容器中并悬挂在静脉输液架上,有些袋子可以从模拟公司购买(Gaumard Scientific,Miami FL),有的可以从医院获取(透析袋)。袋子用不透明物包裹,使其看起来像一个普通的静脉输液袋,应该选用较粗的输液管,最大流速可达每分钟 500ml,流速可以通过控制输液管上的夹子来调节,这个夹子也能帮助模拟团队设定流速(更快、更慢或停止)。根据预设的场景,在一个或两个容器中装大约 2 000ml 模拟血液就已经足够,试运行一下很重要。血液从哪里出来取决于使用的模型。从阴道流出的血液会看上去真实一些,将血液直接引流到收集垫上会减少之后的清洁事宜。除做子宫按摩的产科医生以外,另需一名成员估测失血量。这强化了对失血量的评估,对于产后出血的成功处理非常关键。你可以把管子绑在模型的躯干上,但不要把它放在骨盆下面,不然会减缓流速。你也可以把一块吸水布放在管道末端以便显示染色,而不是让血液呈直线流出。还有一些备用措施可以使用,为了模拟严重出血的场景,可将一些装有血液、带帽子的小瓶放在一边,以便将血液加到会阴。一种模拟血液的替代方法是使用温水浸泡长条状红色尼龙织物,以代表血液流动。它可以用于填充盆腔,并能由一名待命的护士轻轻地拉出,牵拉的速度取决于场景预定持续出血的时间。根据所用的材料是否褪色,它可能会染色,参与者应意识到这种可能。另外,输血最好是干输,以减少对物品表面的损害。静脉输液袋上需要有真实输血量的标识,以便团队成员抬头就能看到正在输血。血液输注的记录相当烦琐,为了模拟这一工作流程,每个中心可以使用自己的相关文书。

你也可将场景延续至需要使用宫腔球囊填塞。这一操作不管模拟人有无子宫都能进行,放置和充盈球囊的动手学习经历无论模拟人有无子宫都很有价值,如果有宫腔者会更加真实。还可以通过以下步骤增强模拟效果:放置球囊之后应进行宫腔填塞,可以让一名成员轻轻往外牵拉球囊使其从子宫脱出,来演示填塞失败。

高级别选项

手术干预:如果 B-Lynch 缝合、O'Leary 子宫动脉结扎或其他的手术操作也是学习目标,则可以在任何模型身上放置一个可以进行手术操作的腹壁。ACOG 模拟操作网站上有参考范例(https://www. acog. org/About-ACOG/ACOG-Departments/Simulations-Consortium/Simulations-Consortium-Tool-Kit)。如果要同时使用产房和手术室,可以先使用一个混合模型来开始场景,然后在手术室里准备一个全身的模型(有可供手术操作的腹壁),以便病人被"转移"到手术室内进行手术操作。

操作技能培训:ACOG 网站上显示的橡胶子宫模型可以放到一个简易骨盆模型里,用于演示如何进行双手子宫按摩,安全使用刮匙(不管有没有宫腔组织物残留),检查有无宫颈裂伤,内翻子宫复位,以及放置 Bakri 球囊等。B-Lynch 缝合或 O'Leary 子宫动脉结扎不管有无骨盆或腹壁模型都可以培训。这些都是很好的任务性培训内容,在场景演练开始之前可以提供给初级人员,如果模拟演练的终点是剖腹探查,这些操作技能更为有用。

子宫内翻:专门的橡胶子宫模型可用于教学和强化学习子宫内翻的处理,相关的指引可以在 ACOG 模拟演练网站上找到。子宫放置于模型的骨盆,但还需要一名助手在腹部往外推,以维持子宫的内翻状态,直到得到恰当的处理。该场景可以在治疗的任何阶段终止子宫内翻状态,也可以升级到病人需要全身麻醉的程度。一旦子宫得到复位,子宫处于宫缩乏力的状态,继续大量出血,需要积极地进行子宫按摩直到给予足够的子宫收缩药。

臀位阴道分娩

虽然臀位阴道助产和双胎第二胎臀位牵引的分娩机制相似，但属于完全不同的临床情境。当前的临床指南不主张进行择期臀位阴道分娩，而鼓励对双胎第二胎臀位牵引进行更多的培训。然而，所有产科医生都需要能够进行臀位阴道助产，因为臀位阴道分娩可能非常紧急，即使是在计划行剖宫产的情况下，也可突发单胎臀位分娩。临床上很少使用 Piper 产钳，模拟训练则为这一技能的培训提供了很好的机会。

臀位阴道分娩：工作坊/模型设置、介绍和场景提示

胎臀牵引的技能培训非常关键，应该确保所有产科医生在参与情景演练之前都在模型上培训过。如果在情景演练过程中出现技术上的问题，应该安排时间让参与者在模型上进行练习，以强化学习目标。在培训过程中或之后，可以从经典教科书上摘取臀位助产手法的图片，以供参考。这样医护人员能把实际中观察到的场景与二维的图片结合起来。

在任何骨盆模型上，单胎臀位急产的阴道助产都可以进行教学演示。与使用模拟器进行肩难产操作相似，很多商业模型比真正的病人有更多的操作空间。前面提到过 Sophie's Mum（MODEL-med，Australia）模型，其胎儿和骨盆贴得很近，分娩过程更加真实。（使用这个模型进行单胎臀先露分娩模拟时需要注意，有些时候由于模型髋关节的旋转，模型的膝关节会固定在一个不当的姿势而不能动弹，以致很难进行常规的 Pinard 操作。如果胎儿继续在双腿伸直的状态下降，其双腿可能突然从髋部伸展开来，可能对模型的会阴造成暴力性损伤，这种情况最好避免。）

与混合模型或单纯骨盆模型相比，全身的仿真模型有助于团队在手术室为臀位阴道分娩做常规的准备工作，比如安装脚镫等，也能使麻醉团队为中转剖宫产做好准备。

高级别选项

双胎第二胎的臀位牵引

目前还没有能将双胎中的第二胎从完整的羊膜囊中牵引出来的商业模型，但有些自制的模型。

阴道手术助产

阴道手术助产模拟演练可以作为一项单独的培训内容，也可以纳入需要进行手术助产的场景（如产妇过度疲劳、胎儿心动过缓等）。由于行阴道手术助产病人的比例在下降，模拟训练对于教授手术指征和具体操作技能都很重要。模拟失败的阴道手术助产也很有价值。

阴道手术助产：工作坊/模型设置、介绍和场景提示

阴道手术助产的重要技能之一是确定胎方位，仿真模型可用于此技能的培训。学员应该能够判断枕左前位（LOA）是"后囟在 1~2 点处"，枕右前位（ROA）是"后囟在 10~11 点处"等，并想象应该如何放置助产器械，朝正确的方向和角度牵拉。检查模型有助于巩固这项技能。在用任意模型开始教学之前，应检验操作者对于几个经常误判的胎方位如枕左横位（LOT）、枕右后位（ROP）等的判断是否准确。超声判断胎方位也可用于教学，因为这并不是模拟教学的一部分，在纸上或电脑屏幕上显示典型的胎方位超声波图像即可。

吸引产

很多人认为吸引产不需要精确的胎方位，但如果胎方位不明确，可能会导致错误的器械放置和牵拉方向。吸引产可在很多模型上训练，但是需要选择能够吸引住模拟胎儿的模型，这一点很重要。这通常需要用少量的润滑油来保持良好的密封性。

钳产

如果胎头上有骨性标志，产钳可以在任何骨盆模型上操作。大多数骨盆模型与胎头间的缝隙太大，Lucy's Mum（Paradigm Medical Systems，Portland，OR）盆腔模型提供较为真实的触感，没有多余的空间，而且骨盆底的阻力很小，可以通过回拉胎头来减慢分娩的速度。产钳教学可以分几步进行，先让学员了解产钳的类型，然后在骨盆外演示产钳进入骨盆放置到胎儿头侧的路径。学员可以在没有骨盆底组织阻力的简单骨盆模型或全身模型上尝试，在此过程中，学员可以学习骨盆结构。在产钳拉出胎头的最后阶段，会阴体变薄，模型上可以很清楚地展示出Ⅲ度和Ⅳ度会阴裂伤的风险。撤产钳的时机可以得到很好的模拟，也可以模拟改良 Ritgen 手法。掌握了一定的技能后，学员可以升级到高保真模型（Lucy's Mum 或 Sophie's Mum）上训练，并尝试在各种胎方位的情况下使用产钳。

手术助产失败也是有用的模拟场景。不管有

无胎心减速的情况,该场景都能评估团队是否有能力决定何时停止手术助产,并且迅速转为剖宫产。如果使用的是全身仿真模型,则必须有一名助手在床边拉住胎儿,阻止分娩。模拟场景可以使用混合模型,这样医务人员就可以指导病人用力,操作失败时也可以迅速地向病人解释。

紧急剖宫产

各种需要紧急剖宫产的场景都可以模拟,包括脐带脱垂、子宫破裂、阴道手术助产失败或单纯的胎心过缓。对于胎心过缓,使用具有电子胎心监测仪的模型或智能手机下载的节拍器就足以显示情况的危急(见模块 13.1)。

紧急剖宫产:工作坊/模型设置、介绍和场景提示

有几种可以放在模拟人身上的简单腹壁模型或是可用于剖宫产的盆腔模型(https://www.acog. org/About-ACOG/ACOGDepartments/Simulations-Consortium/Simulations-Consortium-Tool-Kit)。然而,很多高仿真模型并未配有子宫,但都有腹壁,可用于腹壁切开。C-Celia 模型非常逼真但很昂贵,可以允许操作者进行全程的剖宫产手术甚至可以模拟手术并发症。

高级别选项

随着新产程理念的介入,活跃期停滞的标准及第二产程延长的定义已经改变,因胎头嵌顿而导致的并发症越来越常见。Manning 等发表了一篇综述,评估了 11 项在这种情况下"牵拉还是上推"的国际性研究。结果显示"牵拉技术"显著降低了子宫下段以及宫颈阴道裂伤和失血的风险,并缩短了手术时间[1]。基于文献报道,即使是有经验的产科医生进行模拟实操培训,也能从中受益。胎头嵌顿的情况较为紧迫,一旦发生马上就可实施以上操作。有一个专用于模拟胎头嵌顿的模型,它向盆腔方向对胎头逐步施加压力以模拟胎头嵌顿的情景(Desperate Debra, Adam, Rouilly, UK)。PROMPT Flex 骨盆(英国 Limbs & Things 公司)有一个改良版,可以很好地显示胎头嵌顿的问题,它有柔软的、有弹性的腹壁可以插入和切开,可用于进行两种"牵拉技术"操作——反向臀位牵引,或"先娩肩"的分娩方法,即 Patwardhan 手法。这些技术可以在任何柔软的且润滑良好的剖宫产腹壁模型上进行模拟,胎儿模型要有关节连接且腰部可以弯曲。

总结

妇产科医务人员已经意识到对学员和多学科团队进行培训的必要性,以便更好地处理产科急症。对于发生率低、后果严重的急症,模拟训练更有价值。

参考文献

1. Manning JB, Tolcher MC, Chandraharan E, Rose C. Delivery of an impacted fetal head at cesarean: literature review and proposed management algorithm. Obstet Gynecol Surv. 2015;70(11):719–24.
2. Deering S, Poggi S, Macedonia C, Gherman R, Satin AJ. Improving resident competency in the management of shoulder dystocia with simulation training. Obstet Gynecol. 2004;103(6):1224–8.
3. Draycott TJ, Crofts JF, Ash JP, Wilson LV, Yard E, Sibanda T, Whitelaw A. Improving neonatal outcome through practical shoulder dystocia training. Obstet Gynecol. 2008;112(1):14–20.
4. Seminars in Perinatology. 2009;33:76–81. Crofts JF, Fox R, Ellis D, Winter C, Hinshaw K, Draycott TJ. Observations from 450 shoulder dystocia simulations: lessons for skills training. Obstet Gynecol. 2008;112:906912.
5. Grobman WA, Miller D, Burke C, Hornbogen A, Tam K, Costello R. Outcomes associated with introduction of a shoulder dystocia protocol. Am J Obstet Gynecol. 2011;205(6):513–7.
6. Inglis SR, Feier N, Chetiyaar JB, et al. Effects of shoulder dystocia training on the incidence of brachial plexus injury. Am J Obstet Gynecol. 2011;204(322):e1–6.
7. Crofts JF, Lenguerrand E, Bentham GL, Tawfik S, Claireaux HA, Odd D, et al. Prevention of brachial plexus injury- 12 years of shoulder dystocia training: an interrupted time-series study. BJOG. 2016;123(1):111–8.
8. Goffman D, Heo H, Pardanani S, Merkatz IR, Bernstein PS. Improving shoulder dystocia management for resident and attendings using simulation. Am J Obstet Gynecol. 2008;122:1284–7.
9. Hoffman MK, Bailit JL, Branch DW, Burkman RT, VanVeldhusien P, Lu L, et al. A comparison of obstetric maneuvers for the acute management of shoulder dystocia. Consortium on safe labor. Obstet Gynecol. 2011;117:1272–8.
10. Poggi SH, Spong CY, Allen RH. Prioritizing posterior arm delivery during severe shoulder dystocia. Obstet Gynecol. 2003;101:1068–72.
11. Grimm MJ, Costello RE, Gonik B. Effect of clinician-applied maneuvers on brachial plexus stretch during a shoulder dystocia event: investigation using a computer simulation model. Am J Obstet Gynecol. 2010;203:339.e1–5.
12. Deering SH, Weeks L, Benedetti T. Evaluation of force applied during deliveries complicated by shoulder dystocia using simulation. Am J Obstet Gynecol. 2011;204:234. e1–5.
13. Leung TY, Stuart O, Suen SS, Sahota DS, Lau TK, Lao TT. Comparison of perinatal outcomes of shoulder dystocia alleviated by different type and sequence of manoeuvres: a retrospective review. BJOG.

2011;118:985–90.

14. Crofts JF, Bartlett C, Ellis D, Hunt LP, Fox R, Draycott TJ. Management of shoulder dystocia: skill retention 6 and 12 months after training. Obstet Gynecol. 2007;110:1069–74.

15. Daniels K, Arafeh J, Clark A, Waller S, Druzin M, Chueh J. Prospective randomized trial of simulation versus didactic teaching for obstetrical emergencies. Simul Healthc. 2010;5(1):40–5.

16. Thompson S, Neal S, Clark V. Clinical risk management in obstetrics: eclampsia drills. BMJ. 2004;328(7434):269–71.

17. Knight M, UKOSS. Eclampsia in the United Kingdom 2005. BJOG. 2007;114(9):1072–8.

18. Main EK, McCain CL, Morton CH, Holtby S, Lawton CS. Pregnancy-related mortality in California: causes, characteristics and improvement opportunities. Obstet Gynecol. 2015;125(4):938–47.

19. Bajaj K, Rivera-Chiauzzi EY, Lee C, Shepard C, Bernstein PS, Moore-Murray T. Am J Obstet Gynecol. 2016;33(12):1182–90. https://doi.org/10.1055/s-0036-1586118. Epub 2016 Jul 25, Validating obstetric emergency checklists using simulation: a randomized controlled trial.

20. Hilton G, Daniels K, Carvahlo B. Simulation study assessing healthcare provider's knowledge of pre-eclampsia and eclampsia in a tertiary referral center. Simul Healthc. 2016;11(1):25–31.

21. Bingham D, Melson K, Main E. CMQCC obstetric hemorrhage hospital level implementation guide. The California Maternal Quality Care Collaborative (CMQCC). Palo Alto: Stanford University; 2010.

22. Shields LE, Wiesner S, Fulton J, Pelletreau B. Comprehensive maternal hemorrhage protocols reduce the use of blood products and improve patient safety. Am J Obstet Gynecol. 2015;212:272–80.

23. Einerson BD, Miller ES, Grobman WA. Does a post-partum hemorrhage patient safety program result in sustained changes in management and outcomes? Am J Obstet Gynecol. 2015;212:140–4.e1.

24. Main EK, Goffman D, Scavone BM, Low LK, Bingham D, Fontaine PL, et al. National Partnership for maternal safety: consensus bundle on obstetric hemorrhage. Obstet Gynecol. 2015;126:155–62.

25. Hilton G, Daniels K, Goldhaber-Fiebert SN, Lipman S, Carvalho B, Butwick A. Checklists and multidisciplinary team performance during simulated obstetric hemorrhage. Int J Obstet Anesth. 2016;25:9–16.

26. Clark EA, Fisher J, Arafeh J, Druzin ML. Team Training/Simulation. Clin Obstet Gynecol. 2010;53(1):265–77. Lippincott Williams and Wilkins.

27. Skupski DW, Brady D, Lowenwirt IP, Sample J, Lin SN. Improvement in outcomes of major obstetric hemorrhage through systematic change. Obstet Gynecol. 2017;130(4):770–7.

28. Jordan A, Antomarchi J, Bongain A, Tran A, Delotte J. Development and validation of an objective structured assessment of technical skill tool for the practice of breech presentation delivery. Arch Gynecol Obstet. 2016;294(2):327–32.

29. Gossett DR, Gilchrist-Scott D, Wayne DB, Gerber SE. Simulation training for forceps-assisted vaginal delivery and rates of maternal perineal trauma. Obstet Gynecol. 2016;128(3):429–35.

30. Lipman SS, Carvalho B, Cohen SE, Druzin ML, Daniels K. Response times for emergency cesarean delivery: use of simulation drills to assess and improve obstetric team performance. J Perinatol. 2013;33(4):259–63.

31. Siassakos D, Hasafa Z, Sibanda T, Fox R, Donald F, Winter C, Draycott T. Retrospective study of diagnosis-delivery interval with umbilical cord prolapse: the effect of team training. BJOG. 2009;116(8):1089–96.

第 14 章 产科危重症

原著:Jean-Ju Sheen、Colleen A. Lee、Dena Goffman
翻译与审阅:钟俊敏、方大俊

概述

过去二十年,美国孕产妇并发症发生率及死亡率明显升高,亟须采取行动逆转这种令人担忧的趋势[1]。1900 年,美国孕产妇死亡率是 850/10 万,到 1986 年,死亡率已下降到 7.4/10 万[2]。由于多种复杂的原因,1999 年报道的孕产妇死亡率上升到 14.5/10 万,非裔美国孕产妇死亡率上升到 37.7/10 万[2]。孕产妇并发症发生率亦日趋增高,每年影响数万名女性[3-4]。2013 年,D'Alton 等研究了导致孕产妇并发症发生率和死亡率上升的潜在因素,以及可能改善孕产妇结局的干预措施[5]。辅助生育技术使妇女延长生育年龄[5],导致妊娠合并症及与高龄相关疾病的发病率升高,如心血管疾病、癌症、2 型糖尿病及高血压。另外,还有很多因素导致孕产妇并发症发生率及死亡率上升。肥胖症流行增加了妊娠合并慢性疾病的风险[6],持续升高的剖宫产率可带来相关并发症如胎盘植入[7-8],医学的进步使一些患罕见和严重疾病或者基因病的女性也可以妊娠[5]。

尽管产科危重症病人的数量不断增加,但在单个医疗机构内治疗产科危重症病人的机会仍然有限。鉴于伴有严重并发症的产科病人的数量增加,美国妇产科学委员会(ABOG)联合美国妇产科医师学会(ACOG)、母胎医学学会(SMFM)及美国国立卫生研究院(NIH)的儿童健康与人类发育研究所(NICHD)于 2012 年召开了会议,明确了以下三个建议:①加强妇女保健的教育与培训;②提高国家对孕产妇的医疗管理;③强化妇女保健的关键研究[5]。为实现前两个目标,委员会特别推荐使用医学模拟教学[5]。医学模拟在安全的环境下提供了一个接近临床实际情况的学习机会,可以提高多学科团队成员对罕见并发症及危重症病人的救治水平。

关键知识点

- 孕产妇并发症发生率及死亡率的升高促使人们迅速采取措施,加强妇女保健方面的教育及培训,以提高对孕产妇的医疗管理水平。
- 医学模拟教育已有效地用于其他高危专业,包括麻醉、新生儿和重症监护。
- 产科模拟的研究显示其可改善新生儿紧急事件的管理及结局。
- 产妇心搏骤停模拟研究已经显示管理的进步,为进一步开展孕产妇危重症模拟培训奠定了基础。

背景

医学模拟教学在麻醉学、新生儿医学、重症监护等许多医学专业中得到了有效的应用。在美国,所有从事新生儿复苏的人员都必须参加新生儿复苏培训(NRP),NRP 主要以模拟训练的形式展示其培训内容[9]。麻醉学作为医学模拟教育的先行学科,长期以来一直要求使用模拟来进行考核和认证[10]。此外,《神经危重症学会杂志》最新发表的一项研究表明,在完成一项涉及三种不同神经疾病状态的模拟课程后,接受危重症医学培训的专科医生的医学知识和信心均有了显著提高[11]。

产科工作节奏快,有许多发生率不高,但风险很高且变化急剧的紧急情况,产科医生需要敏锐的临床判断力和熟练的技能才能避免不良结局,仿真模型已经被证明是宝贵的学习工具。目前,尽管产科模拟改善临床结局或减少不良事件的证据有限[5],但是一些研究已经显示出较好的结果。2008 年,来自英国 Draycott 等的数据显示,在要求所有员工参加每年一次的包括紧急演习和胎心监护判读的课程后,尽管肩难产的发生率无明显下降,产伤率却显著下降[12]。同一个研究组使用间断时间序列研究证实,在引入产科急救培训来管理肩难产后,其医疗管理和临床结局都有所改善,特别是臂丛神经损伤的发生率有所降低[13]。在美国,Inglis 等在他们医院发起了肩难产模拟训练,在过去 9 年中,臂丛神经损伤的发生率也同样下降[14]。

另一个复杂的产科急症是脐带脱垂。一项历史性队列研究发现,在引入多学科模拟训练后,从诊断到分娩的间隔时间(diagnosis-to-delivery interval,DDI)的中位数显著降低,具有统计学意义[15]。基于这些有希望的数据和越来越强大的产科模拟,合乎逻辑的下一步是将产科危重症救治方案纳入标准化模拟课程。本章将探讨医学模拟训练在产科危重症救治教学中的应用。

证据

发达国家产科病人的重症监护病房(ICU)入住率为 2‰~4‰,发展中国家为 2‰~13.5‰[16]。产科危重病人给产科医生、麻醉师和重症医师的多学科救治团队带来了独特的挑战[17]。产科病人往往比非妊娠的典型重症监护病人更加年轻和健康,最初或许能够耐受多种生理损伤。然而,一旦他们的生理储备耗尽,失代偿可能很快就会发生,救治团队必须做好准备,团结一致,及时给予适当的治疗。

产科 ICU 的入住与产科原因(出血、高血压和产后败血症)和非产科原因(心脏病、创伤、麻醉并发症、脑血管疾病和毒品滥用)有关,这些疾病都可能因其他合并症而加重[18]。虽然对孕妇实施的操作及其适应证与对非妊娠病人实施的基本相同,但病人妊娠期的解剖和生理变化可能会对气管插管和心肺复苏等操作造成独有的挑战。一个麻醉学方面的研究显示,剖宫产期间接受全身麻醉的产妇死亡率为 2.3/10 万,但如果插管失败,死亡率为 1/90[19]。此外,需要紧急救治的孕妇数量并不多,导致医务人员在孕产妇救治方面的临床经验较少。例如,气管插管需要经过 30~74 例的操作才能达到 90% 的成功率[20-21],但麻醉师在培训期间为孕妇进行的气管插管较少,这是因为全身麻醉仅用于

8% 的剖宫产,且大多数是急诊病例[22]。重症监护病房的危重病人需要一支凝聚力强、效率高、训练有素的跨专业团队来提供最佳的救治,因此,在处理医疗紧急事件时,除了提高临床技术和医疗质量外,基于模拟的教学在提高团队合作和沟通技能方面也很重要[23]。2013 年,一项纳入 182 个使用模拟技术进行心肺复苏培训的研究,涉及 16 000 多名参与者的荟萃分析显示,模拟培训提高了知识技能、病人结局和学员满意度[24]。鉴于产科病人在危重症救治中所面临的挑战,参与危重症救治的亚专科人员创建了妊娠团队模拟,但这方面文献仍然很少。

产妇心搏骤停是产科危重症救治的主要模拟场景,模拟培训已经被证明可以提高学员的成绩。产妇心搏骤停是罕见的灾难性事件,其存活率低于未妊娠成人(低至 6.9%)[25-26]。复苏成功的关键是及时开始并持续进行高质量的闭胸心脏按压[27]。Fisher 等证实,在参与产妇心搏骤停模拟项目后,母胎医学专业人员在后续模拟中启动心肺复苏更为及时,具有统计学意义[28]。Adams 等的另一项前瞻性研究显示,在实施模拟基础课程(包括产妇心搏骤停)后,妇产科住院医师在处理模拟妊娠晚期心搏骤停病人方面的知识、信心和能力有所提高[29]。

如何实施模拟训练

从产妇心搏骤停模拟研究中获得的经验为模拟其他产科危重症救治打好了基础。模拟培训可以根据个人或机构的需求制定。在产科危重症救治中,可能涉及多个学科和不同程度的学员,从实习生到护士,从治疗师到亚专科人员。相反,模拟场景可能侧重于单一学科的学员,他们的主要职责是稳定模拟病人直到重症监护团队到达。学习目标可以分层制定,根据案例的复杂程度在不同的时间引入不同的团队进行救治。

模拟情景和模拟器的选择应反映具体的学习目标和教学要点。教学重点可以放在技术操作,如中心静脉置管、气管插管和闭胸心脏按压,重点是掌握妊娠期病人的解剖和生理变化。学习目标也可以是改善临床医生的沟通和团队合作。实现这些目标的场景可包括从单个复杂的并发症(如糖尿病酮症酸中毒)到疾病的多阶段进展(如肾盂肾炎演变为脓毒症休克)。

低保真度或中等保真度模拟器可用于特定器官或器官系统的模拟培训,高保真度的商业模型能够实时显示复杂的生命体征和生理变化。产科危重症多学科救治模拟涉及多器官系统,需要同时解决问题,高保真模拟器或标准化病人是演示复杂医疗情况的理想选择。高保真模拟器不仅可以实时显示生命体征和生理状态变化,还可鼓励更真实的医患互动,有利于提高沟通技能,减少因为疑惑而中止模拟演练。

模拟的场地包括临床工作现场(有助于发现系统和团队交流问题)和模拟中心(允许更复杂的场景和高保真的模拟)。设定明确的目标和了解学员的水平是产科危重症救治课程设计和实施成功的重要的第一步。如果单个机构没有办法支持自己的模拟课程,应考虑与其他医院合作进行资源整合。

示例

鉴于临床情况多变且复杂,开发产科危重症救

治模拟课程的压力可能很大,可以考虑与其他机构合作来获取经验。此外,他们可以从其他模拟中心在这一领域已经完成的工作中获得信息。例如,亚利桑那州的班纳大学医学中心与母胎医学学会(SMFM)合作,每年举办一次为期三天的产科危重症救治课程。该课程的学习重点是产科危重症的基本救治方法。课程向高危产科护士、急诊医师、母胎医学执业医师和专科医师、产科医师、内科医师、住院医师和医学生等所有学员开放,并采用交互式教学法、虚拟现实体验、基于案例的小组学习、专家带领的实战模拟演练等多种教育方法。情景范围从产后出血、胎盘植入,到糖尿病酮症酸中毒、呼吸窘迫综合征(表 14.1)。课程目标包括帮助学员了解妊娠期生理学,认识妊娠期严重疾病对孕产妇造成的风险,以及加强对妊娠期多种严重并发症的救治。这样的模拟课程为开发自己的危重症救治课程或与其他地方机构建立合作关系提供了有效的框架。来自这项工作的数据和对这项工作的反馈将有助于确定医学模拟在产科重症监护教育中的应用。

表 14.1　产科危重症课程两个模拟场景简介(亚利桑那州大学班纳医学中心与母胎医学学会合作)

状态	场景 1:糖尿病酮症酸中毒→败血症/气管插管→心搏骤停	场景 2:甲状腺危象→子痫前期/子痫→胎盘早剥/产后出血
状态 1	糖尿病酮症酸中毒的初始表现及诊断/糖尿病酮症酸中毒的初始治疗	甲状腺危象的初始表现及诊断/甲状腺危象的初始治疗
状态 2	诊断败血症,需要其他治疗(气管插管、侵入性监测和使用药物处理低血压)	诊断重度子痫前期,然后处理子痫发作
状态 3	产妇心搏骤停	胎盘早剥伴急产和产后出血

对建立产科危重症救治模拟演练的高度关注,有利于实现 ABOG、ACOG、SMFM 和 NICHD 在 2012 年提出的三个目标中的两个目标。亚利桑那州大学的这种模拟教学方式可以培训出一批熟练、自信的临床医生,他们可以继续教导他人。这些经过培训的医生可以通过正规的教育方式,以及在临床为病情复杂和危重的产妇提供最佳医疗来可以教导他人。参与者还可以运用自己学到的知识开发新的技能,并在当地创造模拟训练的机会,帮助未来的受训者和现有的多学科小组发展产科危重症救治能力。

总结

随着孕产妇年龄的增高与内外科合并症的增加,孕产妇并发症发生率和死亡率上升,但单个机构处理产科危重症病人的机会仍然很少。医学模拟教学已经在多个专业得到了有效的应用。虽然在产科的应用需要进一步的研究,但模拟在多学科团队治疗产妇心搏骤停中的应用已经得到广泛的研究,结果显示学员的表现明显提高。产科危重症模拟培训可以提高医学知识、实操技能和多学科协作,最终有望降低孕产妇并发症发生率和死亡率。

参考文献

1. Main EK, Menard MK. Maternal mortality: time for national action. Obstet Gynecol. 2013;122(4):735–6.
2. Centers for Disease Control and Prevention (CDC). Healthier mothers and babies. MMWR Morb Mortal Wkly Rep. 1999;48:849–58.
3. Callaghan WM, Mackay AP, Berg CJ. Identification of severe maternal morbidity during delivery hospitalizations, United States 2001–2003. Am J Obstet Gynecol. 2008;199(133):e1–8.
4. Danel I, Berg C, Johnson CH, Atrash H. Magnitude of maternal morbidity during labor and delivery: United States 1993–1997. Am J Public Health. 2003;93:631–4.
5. D'Alton ME, Bonanno CA, Berkowitz RL, et al. Putting the "M" back in maternal-fetal medicine. Am J Obstet Gynecol. 2013;208(6):442–8.
6. Berg CJ, Mackay AP, Qin C, Callaghan WM. Overview of maternal morbidity during hospitalization for labor and delivery in the United States: 1993–1997 and 2001–2005. Obstet Gynecol. 2009;113:1075–81.
7. Solheim KM, Esakoff TF, Little SE, et al. The effect of cesarean delivery rates on the future incidence of placenta prevue, placenta accreta, and maternal mortality. J Matern Fetal Neonatal Med. 2011;24:1341–6.
8. Blanchette H. The rising cesarean delivery rate in America: what are the consequences? Obstet Gynecol. 2011;118:687–90.
9. American Academy of Pediatrics (AAP). Neonatal resuscitation program. http://www2.aap.org/nrp/7thedinfo.html. Accessed 24 Feb 2017.
10. American Society of Anesthesiologists (ASA). Maintenance of certification. http://www.asahq.org/education/moca. Accessed 24 Feb 2017.
11. Bracksick SA, Kashani K, Hocker S. Neurology education for critical care fellows using high-fidelity simulation. Neurocrit Care. 2017;26:96–102.
12. Draycott TJ, Crofts JF, Ash JP, Wilson LV, Yard E, Sibanda T, Whitelaw A. Improving neonatal outcome through practical shoulder dystocia training. Obstet Gynecol. 2008;112(1):14–20.
13. Crofts JF, et al. Prevention of brachial plexus injury—12 years of shoulder dystocia training: an interrupted time-series study. BJOG Int J Obstet Gynaecol. 2016;123(1):111–8.
14. Inglis SR, et al. Effects of shoulder dystocia training on the incidence of brachial plexus injury. Am J Obstet Gynecol. 2011;204(4):322–e1.
15. Siassakos D, et al. Retrospective cohort study of diagnosis-delivery interval with umbilical cord prolapse: the effect of team training. BJOG. 2009;116(8):1089–96.
16. Pollock W, Rose L, Dennis CL. Pregnant and postpartum admissions to the intensive care unit: a systematic review. Intensive Care Med. 2010;36:1465–74.
17. Bajwa SK, Bajwa SJ, Kaur J, Singh K, Kaur J. Is intensive care the only answer for high risk pregnancies in developing nations? J Emerg Trauma Shock. 2010;3:331–6.
18. Bajwa SJ, Kaur J. Critical care challenges in obstetrics: an acute need for dedicated and coordinated teamwork. Anesth Essays Res. 2014;8(3):267–9.
19. Kinsella SM, Winton AL, Mushambi MC, et al. Failed tracheal intubation during obstetric general anaesthesia: a literature review. Int J Obstet Anesth. 2015;24:356–74.
20. Toda J, Toda AA, Arakawa J. Learning curve for paramedic endotracheal intubation and complications. Int J Emerg Med. 2013;6:38.
21. Je S, Cho Y, Choi HJ, et al. An application of the learning curve-cumulative summation test to evaluate training for endotracheal intubation in emergency medicine. Emerg Med J. 2013;emermed-2013-202470.
22. Winter J. Hospital episode statistics analysis, health and social care information centre. NHS Maternity Statistics-England, 2012–3.
23. Brunette V, Thibodeau-Jarry N. Simulation as a tool to ensure competency and quality of care in the cardiac critical care unit. Can J Cardiol. 2017;33:119–27.
24. Mundell WC, Kennedy CC, Szostek JH, Cook DA. Simulation technology for resuscitation training: a systematic review and meta-analysis. Resuscitation. 2013;84:1174–83.
25. Department of Health, Welsh Office, Scottish Office Department of Health, Department of Health and Social Services, Northern Ireland. Why mothers die: report on confidential enquiries into maternal deaths in the United Kingdom 2000–2002. London: The Stationery Office; 2004.
26. Dijkman A, Huisman CM, Smit M, et al. Cardiac arrest in pregnancy: increasing use of perimortem cesarean section due to emergency skills training? BJOG. 2010;117:282–7.
27. Jeejeebhoy FM, Zelop CM, Lipman S, et al. AHA scientific statement: cardiac arrest in pregnancy, a scientific statement from the American Heart Association. Circulation. 2015;132:1747–73.
28. Fisher N, Eisen LA, Bayya JV, et al. Improved performance of maternal-fetal medicine staff after maternal cardiac arrest simulation-based training. Am J Obstet Gynecol. 2011;205:239.e1–5.
29. Adams J, Cepeda Brito JR, Baker L, et al. Management of maternal cardiac arrest in the third trimester of pregnancy: a simulation-based pilot study. Crit Care Res Pract. 2016;2016:5283765.

第15章　产科超声介导的有创操作模拟

原著：Joshua F. Nitsche、Brian C. Brost
翻译与审阅：林宝华、狄小丹、方大俊

概述

　　随着临床操作机会的逐步减少，妇产科住院医师和母胎医学专科医师的培训面临很大的挑战。自无创胎儿脱氧核糖核酸（DNA）检测技术开展以来，超声介导下的有创操作进一步下降。无创胎儿DNA检测技术在胎儿染色体非整倍体和染色体微缺失综合征的诊断方面具有敏感度高、对胎儿无创伤等优点，因此越来越多的孕妇选择此种初步的基因筛查方法。过去，孕妇往往直接选择羊膜穿刺术或绒毛活检术（CVS），这两者方法是产前诊断的金标准。据统计，至少需要进行 50~100 次羊膜腔穿刺术[1-3]、100 次 CVS[4] 和 60 次经皮脐血管穿刺（PUBS）操作[5]，才能熟练掌握这些技术。目前，在很多专科医师培训中，由于操作次数有限，不能保证所有毕业的专科医生都能独立完成足够数量的穿刺操作。

　　模拟培训可以弥补这一不足。与临床实际操作相比，以任务为导向的增量式结构化培训具有诸多优点。首先，学员可以在安全的环境中反复练习并熟悉操作步骤，避免实际操作对病人造成伤害。学员熟练掌握操作流程和处理常见问题的步骤后，在临床实际操作时，学员（以及患者）的紧张和焦虑感显著减轻。此外，通过模拟训练，学员可以获得知识和技能，并且能更好地理解临床操作中出现的问题，从而在实践中不断学习。模拟训练提供的安全环境也使导师能够在学员操作中更容易、更及时客观地给予反馈并评估学员水平。导师对学员的这些评估既是总结性评估，也可以作为形成性评估，但无论是哪种情况，都能让导师更好地评估学员是否具备实际操作能力。只有当学员掌握了必备的知识和技能，导师才能授权让其参与或进行临床实践操作。

　　目前，关于如何在住院医师和专科医师培训中更好地开展模拟教学的研究很少，例如，最佳模拟次数、最有效的模拟器，以及最有效的课程结构等均尚无定论。因此，我们只能结合常识、专家共识和学习心得体会来制定模拟课程。下面将概括介绍可采用的模拟课程以及超声引导下进行有创操作培训的个人体会。

关键知识点

- 随着实际生活中超声引导下有创操作培训机会的减少，为确保住院医师及专科医师掌握这项技能，模拟操作培训是非常必要的。
- 有创操作的共性在于超声引导，通过学习并掌握超声技能，学员可以掌握超声引导下的有创操作。
- 通过反复练习超声引导的核心技能，学员为超声引导下的有创操作模拟和临床实践做好准备。
- 在掌握核心操作技能后，学员可在专项操作的模拟器上强化训练，并由专人负责培训。
- 超声介导下的有创操作课程应该包括充分的操作技能培训。
- 明确制定培训进度表，确保每名学员在进行第一次实际临床操作前均具备足够的基本操作技能。

背景：有创操作的共性与特性

　　在传统的教学培训中，每个超声介导的侵入性操作都是单独培训。羊膜穿刺术是高年资住院医师或初级母胎医学专科医师学习的基础操作之一。当熟练掌握该操作技能后，母胎医学专科医师才会进一步学习 CVS，继而是 PUBS 和宫内置管引流等高难度操作。这种阶梯式的培训方式耗时长，在 3 年母胎医学专科医师培训期间几乎没有更多的时间去学习其他更复杂的操作。

实际上,上述侵入性操作所需的技能大同小异。操作要点可以优化和简化,具体步骤包括手术方式选择、穿刺部位选择、穿刺针定位、操作过程中保证全程可见穿刺针。只要记住这些要点,那么上述操作的不同点仅仅是穿刺针到达的目标部位不同而已。因此,进行羊膜穿刺术操作训练也能提高经腹 CVS 技能。尽管两者有所不同,但是学员一旦掌握了羊膜穿刺术,经过专项强化训练后也能轻松掌握 CVS 操作。同样的逻辑也适用于难度更高的操作,如经皮脐血管穿刺、宫内置管引流等。需要特别指出,经宫颈 CVS 引导技能与其他穿刺操作不同,因此需要进行专门的模拟训练。

由于临床实践操作机会的骤减,接受母胎医学训练的专科医师有时很难获取某项操作的资质。目前的资质审批只关注某项操作的数目,而不关注很多操作的共同点。如果临床实践机会仍继续减少,许多医生可能只有通过"交叉技能"这一方法才能获取临床资质。

美国超声医学会(AIUM)支持"交叉技能"这一概念,AIUM[6]针对超声介导下操作制定了明确的流程,不论任何专业的学员都必须掌握基本的超声介导的操作方法。操作者必须熟练运用超声引导下穿刺方法,包括平面内穿刺法(纵断面法,探头长轴与穿刺针走行位于同一平面内)或平面外穿刺法(横断面法,探头与穿刺针走行垂直)。另外 AIUM 还简述了多种穿刺针显示增强的技巧,如探头平移法,沿穿刺针走行方向平移探头,使穿刺针接近探头中心位置,不易偏离扫描平面;探头旋转法,使探头光束与穿刺针走向对齐;头尾倾斜法,将探头向针尖方向加压或摆动,使扫描声束与穿刺针之间角度变大,反射信号增强。该流程指引归纳了各个专科或亚专科的操作规范,并总结出超声引导下介入操作的基本操作要点。表15.1 列出了各类产科超声引导下介入操作的共性和特性。

表 15.1　超声引导下产科介入操作的共性和特性

手术操作名称	共性	特性
羊膜穿刺术	平面内穿刺法	穿刺针与探头呈锐角刺入子宫
	探头平移法	避开胎盘
	探头旋转法	注射器的连接与拔除
	头尾倾斜法	羊水的抽吸
经腹绒毛活检术	平面内穿刺法	穿刺针与探头呈钝角刺入子宫
	探头平移法	穿刺目标为胎盘
	探头旋转法	尽量选择套管穿刺针
	头尾倾斜法	实体组织的抽吸(胎盘绒毛)
经宫颈绒毛活检术		经腹超声引导下将器械经阴道和宫颈置入
		需多人合作
		穿刺目标为胎盘
		注射器的连接与拔除
宫内置管引流	平面内穿刺法	穿刺针刺入胎儿体内
	探头平移法	置管并调节
	探头旋转法	
	头尾倾斜法	
经皮脐血管穿刺术	平面内穿刺法	穿刺针穿入脐静脉
	探头平移法	连接与拔除注射器
	探头旋转法	抽取脐带血
	头尾倾斜法	输血设备的使用
		操作时间延长

研究数据

大量的研究表明,经过模拟训练的学员更加熟悉和掌握操作流程[7]。迄今为止,对模拟训练效果的研究主要集中在外科[8]、麻醉学[9]和急诊医学领域[10]。在妇产科领域,肩难产[11-15]、子痫抽搐[16]、产后出血[16]等模拟训练均已开始应用,另外还有经腹手术[17-19]、内镜手术[18-22]、宫腔镜手术[23]、宫颈环形电切术(LEEP)[24]等模拟训练。

然而,目前仅有一项针对超声引导下侵入性操作训练有效性的研究[25]。该研究要求学员在 15 天内每天成功完成 20 次的经皮脐血管穿刺训练。与未接受训练的学员相比,受过训练的学员操作成功率更高,耗时更短。尽管这类研究很少,但有些研究对最佳模拟训练次数进行了阐述。这些研究表明,至少需要进行 50~100 次羊膜穿刺术[1-3]、100 次 CVS[4]和 60 次 PUBS 操作练习[5],才能熟练掌握该技术,从而降低流产的并发症。

美国妇产科学委员会(ABOG)、美国超声医学会(AIUM)和美国毕业后医学教育评鉴委员会(ACGME)等管理机构,没有规定获得授权所需的最低操作次数。英国皇家妇产科学院(RCOG)则有明确规定,在获得操作授权前建议至少完成 30 次有创操作(包括羊膜穿刺术和 CVS),随后每年的操作数量均不少于 30 次[26]。最少需要完成多少次操作才能达到合格水平尚无定论。但不难发现,在临床工作中由于实际操作次数的不足,很多学员在毕业时仍无法独立完成这类操作。许多培训中心利用模拟训练来弥补这一不足。下面我们将介绍关于超声引导下介入手术的模拟训练方法。

如何进行模拟培训

引导穿刺针的基本方法

在教授 AIUM 阐述的核心操作技能之前,我们先给接受培训的专科医师讲解穿刺针引导的基础知识。我们让学员先进行一些简单的操作,以展示以下项目:①穿刺针与探头的位置关系,穿刺针如何在超声屏幕上显示;②持针手法如何影响穿刺针在超声屏幕上的显示;③与操作者肩膀平行或垂直放置探头的优缺点。将穿刺针沿探头一侧刺入模拟训练器中,操作者可以在显示屏的上方看到穿刺针显影。随着穿刺针的插入,针与探头之间距离增大,则可以在显示屏的下方看到针显影。超声探头的一端有一个标记,可以帮助操作者明确探头方向。操作者可以分别从探头的两端中心线和侧方中心线进针,练习如何将穿刺针显影在惯用手侧的超声屏幕并查看进针情况,也可以通过平行或垂直移动穿刺针观察针尖位置的变化。探头可以从与操作者肩膀垂直转为与之平行的状态,并重复上述操作步骤,学员可以对比穿刺针位置的不同。

一般来说,培训导师只列出一部分常用的手法。我们鼓励学员尽量尝试多种可能的组合,包括穿刺针的不同显影(镜像或翻转)、探头与操作者冠状面的不同关系(平行与垂直)等。通过不断的练习获得更多的操作技巧,结合不同病人的实际情况制定出最佳的手术方案。另外,临床上不同老师的操作方式也有所不同。学员利用模拟操作可以强化各种操作技能,以便与不同的指导老师配合。我们的指导老师也会在模拟器上进行训练,这样可以更好地指导接受培训的医生。指导老师为了培训惯用左手的学员,还应锻炼用左手穿刺操作。

超声引导的核心技能

在传统的培训中,接受母胎医学专科培训的医生并没有按 AIUM 的要求先掌握超声的基本引导技能,而是通过实操或模拟训练逐个学习超声引导下的有创操作。我们安排了一名专门负责培训的导师并设计了一个模拟课程,学员可以在非特定情景下练习这些核心技能[27]。与情景限定的模式相比,我们的模拟培训具有以下优点:首先,它尽量减少了操作过程可能出现的干扰因素,如在实操或模拟操作中,胎儿或脐带均可能增加学员的焦虑感,从而无法集中注意力完成穿刺;其次,它可以随时根据学员的掌握情况调整操作难度。通过针对性地练习核心操作要点,学员们可以快速掌握超声引导下介入操作的基本方法,然后再进行临床所需的各种专项技术的操作培训。

羊膜穿刺术

羊膜穿刺术适用于胎儿肺成熟度或染色体非整倍体的诊断,是产科最常见的超声引导下介入手术。过去,妇产科住院医师和接受培训的母胎医学医师都学习过羊膜穿刺术,现在美国妇产科住院医师培训已经不要求这类操作,羊膜穿刺术均由母胎专科医师实施。但在一些偏远地区,羊膜穿刺术仍由妇产科医生进行操作。羊膜穿刺术模拟培训是年轻医生在进行临床操作前的一项重要的学习内容。

商业化模拟器(CAE,Montreal;SynDaver,Tampa,FL)、自制的明胶模拟器和自制的胎猪模拟器[28]已经使用了一段时间(图 15.1)。购买的商业化模拟器的仿真度并不一定很高,而且通常只有一种模式("one size fits all")。商业化模拟器包括一个固定位置的胎儿和一个可塑性差的羊水袋。学员很快就摸清了模拟训练的模式,或者沿着体表原有的穿刺点进行操作,导致学员参与度和积极性大大降低。此外,静态模型也不能实时调节操作难度和参数。我们更喜欢使用前面所述的自制胎猪模型[28],它可以调整各种参数如胎儿大小及位置、母体姿势、羊水量等因素。

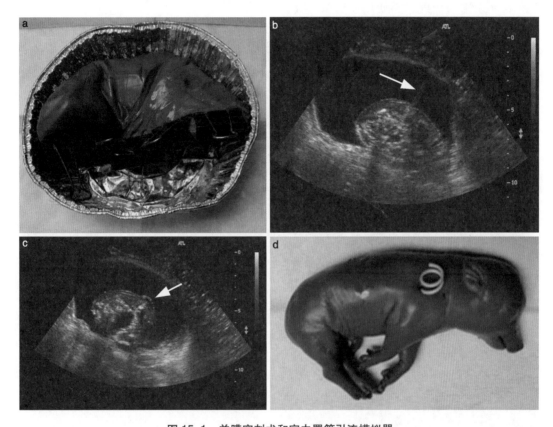

图 15.1　羊膜穿刺术和宫内置管引流模拟器
a. 自制胎猪模型模拟妊娠子宫的羊膜腔和胎儿;b. 宫内支架放置时穿刺套管的超声影像;c. 宫内支架放置后的超声影像;d. 胸腔引流管的位置。

学员先从简单的操作开始,将一只与 18 周胎儿大小相似的胎猪置入一个大的羊水袋中,学员在超声引导下穿刺羊水袋。操作熟练后逐渐增加练习难度,如减少羊水量、变换胎猪姿势或大小、穿刺难度大的羊水部位,以及增加周围脂肪组织等。该模型还能设置为无羊水状态(anhydramnios),学员可以练习经腹行羊膜腔灌注术。参数多样化的模型既能满足临床的实践需求,也能满足学生的好奇心,不至于产生厌倦。

当学员掌握核心操作技能之后,我们才开始进行羊膜穿刺术模拟训练。这样学员可以自行制定操作计划,引导穿刺针到达目标部位。操作前学员应准备好所有器械,以便术中可随手拿取需要的器械,就像临床上实操一样。术前评估胎盘位置、胎儿和脐带情况,选择合适的羊水袋。当穿刺针进入羊膜腔后,连接注射器并抽吸羊水,注意穿刺针的位置,防止在操作过程中穿刺针移位或脱出。通过观察或核查表评分,教学老师可以评估学员是否具备临床实操能力。

绒毛活检术(CVS)

由于引入了游离 DNA(cfDNA)筛查,CVS 的操作数量也和羊膜穿刺术一样在逐渐减少。对于在中、小型机构接受培训的专科医师来说,在毕业之前获得足够的经验来独立完成 CVS 越来越困难。如果手术操作数量下降的趋势持续下去,只有病人数量比较多的一些学术中心才能培训专科医师完成 CVS 操作。所以,如果能更广泛地采用模拟训练,且当学员申请临床权限时,模拟训练与实际操作数量能够一起计算,则可以避免这种情况。

尽管 CVS 模拟器无法购买,但我们和其他人都开发了"自制模型"[29-30]。起初,我们使用一种基于牛心和胎猪的新型模型[29](图 15.2),但由于创建模型、设置模型需要大量的工作,而且学员/教员不愿意使用动物组织,因此放弃使用该模型。我

们现在用一个硅胶袋(即食物硅胶袋)作为模拟子宫。尽管与猪心脏模型相比,这种硅胶袋不能准确地模拟孕早期子宫的厚度,但它不需要花费时间来制作,很容易安装,而且可以提供非常逼真的胎盘超声图像。我们把一块豆腐放进袋子里来模拟胎盘,再把充水的避孕套放在袋子里,使豆腐紧贴硅胶袋子,然后将填充有超声凝胶的袋子(Ziploc 冷冻袋)放在模拟装置的顶部,用来模拟皮肤和脂肪组织。

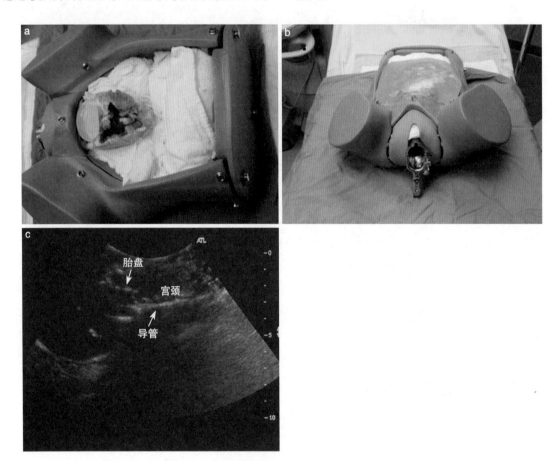

图 15.2　绒毛活检术训练器
a. 图片显示骨盆模型内的心脏结构,超声凝胶填充的 Ziploc 袋已去除;b. 完全组装后的训练器照片,用于经宫颈行 CVS;c. 超声图像显示取样导管穿过模拟宫颈进入胎盘。

经腹 CVS 可以将穿刺针或同轴针引入凝胶袋中,再穿过另一袋子进入模拟胎盘。经宫颈 CVS 可以在塑料容器的一端切一个圆孔,将食物硅胶袋的小头端穿过圆孔,然后在避孕套和硅胶袋之间,通过袋子的小头端或模拟子宫颈引入 CVS 导管,并进入胎盘。硅胶袋可以旋转以模拟各种解剖位置,即前、后、左、右等,以及与子宫颈内口的距离。像羊膜穿刺术一样,开始训练时,我们通常将胎盘放在有利于操作的位置,如经腹 CVS 时胎盘可位于前外侧并远离宫颈,经宫颈 CVS 时胎盘可位于

后壁。然后,通过移动硅胶袋模拟胎盘的位置,可以改变模拟经腹和经宫颈 CVS 的难度。

羊膜穿刺术和经腹 CVS 所需的技能有相似之处。我们发现,学员和熟悉羊膜穿刺术的医师在我们的模型上进行模拟经腹 CVS 时对穿刺位置选择和穿刺路径的选择方面几乎没有困难。两种手术的主要区别在于针与子宫壁和胎盘的角度。在羊膜穿刺术中,尽可能避免胎盘,并尽可能将针头与子宫壁保持 90°。然而,进行经腹 CVS 时,胎盘是靶点,且针必须以与子宫壁成钝角的方式插入胎

盘。这种微妙的差异经过指导后,可以很快被熟悉羊膜穿刺术的学员掌握。同时,我们发现许多新手学员经过反复练习核心技能后,虽然没有进行很多临床实际操作,但他们很快就能掌握羊膜穿刺术和CVS 穿刺法的区别。

经宫颈 CVS 是产科超声引导术中唯一不经腹的手术。经宫颈手术和经腹手术有几个显著的区别。例如,独自一人无法完成经宫颈 CVS,因为不能同时拿着经腹超声探头来引导穿刺导管穿过宫颈。此外,在经腹手术中很容易在同一超声平面上排列靶点和穿刺针。但在经宫颈手术中,由于子宫颈管并非线性或者由于胎盘位于子宫颈侧面,所以并不能总是将靶点和穿刺针显示在同一超声平面上。因此,在其他操作中使用的技能对于经宫颈 CVS 帮助不大。鉴于经宫颈 CVS 操作的独特性,专科医师通常需要花更多时间来掌握这一技能。

经皮脐血管穿刺

经皮脐血管穿刺(PUBS)并不太常用,主要用于评估胎儿贫血、血小板减少和胎儿宫内输血。因此,在母胎医学培训期间,PUBS 的培训在美国的许多地区受到限制[31]。事实上,如果不进行模拟培训,许多专科医师在毕业前都无法达到临床实操要求的水平。

当一位专科医师在培训中达到可以参与或进行 PUBS 手术的程度时,他们可能已经通过模拟和临床实操获得了很多超声引导下羊膜腔穿刺术和CVS 手术的经验。但是,PUBS 手术的一些设备和特定的操作不是其他超声引导穿刺操作中的一部分。目前已经讨论过的其他侵入性手术的手术时间往往很简短,与之不同的是,PUBS 手术即使是经验丰富的医师也可能需要一个小时或更久的时间才能完成,并且宫内输血需要进行血液分析以及血液制品的准备和输注。正在接受培训的专科医师们并不习惯于长时间维持一根穿刺针针头的稳定。因此,模拟培训需要为他们提供所需设备和进行练习的机会,以便能够长时间地稳定穿刺针。

模拟 PUBS 的方法有以下几种,包括使用分娩的胎盘、脐带,或商用的任务训练器[25,32-34]。与所有基于幻影的模拟器一样,商用的任务训练器的型号和种类有限。与之相比,由最近分娩的胎盘和脐带制成的模型无论在解剖结构和操作方面都具有更大的灵活性,所有的胎盘模型都能改变胎盘脐带的插入位置和脐带方向。

在进行穿刺针引导部分之前,受训的专科医师应布置所有需要的设备,并练习组装和拆卸输血器。同时,模拟献血者的血液可以通过管道注射。让一位专科医师管理输血器和输血,而另一位专科医师或教员将针头插入脐带并固定针头,这可能有益于操作培训。一旦掌握了这一点,培训者就可以找一处胎盘和脐带解剖明确的位置开始模拟 PUBS 和胎儿宫内输血,让学员从简单的、思想压力较小的操作开始练习。掌握了简单的操作后,培训者可以改变模型,增加模拟难度,使胎盘和脐带的位置不利于操作,需要调整血管穿刺角度。在所有这些病例中,专科医师都应该输入大量的模拟血液,这样他们就可以体验到在整个操作过程中将针头保持在脐带内是多么困难的事情。

在实际临床操作前,我们让初级的受训专科医师进行最初的超声检查,并让他们选择进针位置,接着由高级别的受训专科医师重复前面的步骤并完成全过程。这种方法允许所有的受训专科医师参与PUBS 的关键部分,即穿刺针定位和目标定位。

宫内置管引流术

虽然未获得 FDA 批准,但对于膀胱出口梗阻和具有显性囊肿的 I 型先天性囊性腺瘤样畸形(CCAM)的治疗,宫内置管引流术(in utero stenting)是一项特批的(compassionate care exemption)手术操作。这些先天性畸形的发生率低(每 4 000 ~ 5 000 新生儿中仅有 1 例),即使是最有经验的医生在其职业生涯中也很少会进行超过 10 次的此类手术。考虑到这一统计数据,在获得临床授权之前,期望医生完成≥25 次操作显然不合理(CVS 和羊膜穿刺术就是这种情况)。许多人主张这些操作只能在专门的"大型的"中心进行。另一些人则认为,如果一位专科医师具有丰富的羊膜穿刺术和CVS 经验,那么这位专科医师就已经具备进行宫内置管操作并将套管针植入目标位置的必要技能。尽管这是一个看似合理的建议,但未受过宫内置管培训的医师并不完全熟悉如何正确放置套管,也不能处理更复杂的临床情况和并发症。

模拟可以成为培训新手或审查有经验者宫内置管操作的宝贵工具。很遗憾,目前还没有可用于此操作的商用模拟器。我们自制了一个胎猪支架植入模拟器[35](图 15.1)。尽管后来的模型可以更逼真地显示子宫和胎儿解剖,但它在构建和设置上存在许多与我们的牛心 CVS 模型相同的问题。我们现在选择了一种更方便的模型,其仿真度低,但实用性强,允许受训者在没有超声引导的情况下专注于宫内置管的操作步骤。在新的模型上,我们使用两个小的 Ziploc 冷冻袋填充超声凝胶。一个袋子装满超声凝胶后,第二个袋子放在第一个袋子顶部,这样可以让支架穿过两个袋子的邻接处,且每个袋子中都有一个线圈。虽然这不能模拟将套管针引到胎儿体腔中,但它可以允许放置支架引流管。首先,在直视下把套管针和引流管放入袋子中。如果专科医师对支架放置的操作没有问题,可以在超声引导下进行操作。该模型允许专科医师快速连续地进行多次操作,当引流管穿过两个袋子的接口后,即可抓取引流管的体部取回引流管支架。这种重复练习对于第一次学习这种技能的新手特别有价值。经验丰富的专科医师可以在实际操作之前进行模拟,因为他们的操作技能可能已经在过去几个月或几年里退化。

模型的整合

利用上述模型可以使初级和中级水平学习者获得必要的技能,以便在临床上进行羊膜穿刺术或 CVS。在实际工作中,需要改进的任何领域都可以很容易地进行教学与练习,可根据母体条件、胎儿和胎盘的位置设置模型并进行模拟训练。在完成一次实际操作之后,教员和学员如果有任何疑虑都可以通过有针对性的模拟来解决。

每个专科医师培训中心在超声介导下的操作培训并不相同,其教学时间取决于两点:模型的类型及课程预定的时间。羊膜穿刺术是唯一一个在专科医师培训中必须掌握的超声介导有创操作技能,在羊水穿刺方面投入大量时间是相当重要的。对于其他操作,如 CVS、宫内置管引流和 PUBS,专科医师只需掌握其适应证、禁忌证、风险和原理,但其操作技能并不是必须掌握。许多培训中心希望能在这些操作方面投入更多的时间进行培训。

举例

我们的方法是投入大量的时间来训练核心超声引导技能。完成之后,我们将重点放在羊膜穿刺术和 CVS 上,并将训练扩展至宫内置管引流和 PUBS。对于临床少见的操作,我们在遇到实际病例后往往会安排大量的模拟练习。在手术前几天,教师和受训的高年级专科医师在一起共同练习。

他们需要显示出良好的超声引导和穿刺技能,如果可能的话,可根据孕妇、胎儿及胎盘的实际情况设计模拟器。

我们每年举办六次超声引导的侵入性手术模拟培训,课程主题见表 15.2。在第 1 节,主要讲授超声探头与穿刺针之间的关系,包括穿刺针在屏幕出现的位置及手持探头的移动如何改变针头的位置(详见本章"引导穿刺针的基本方法")。我们还演示了目标任务(详见本章"超声引导的核心技能"),并让受训的专科医师进行操作。记录受训的专科医师完成时间和靶点误差数量,以确定其超声引导技能的基线水平。然后,在教授每个特定操作时,我们把重点放在该操作的独特之处,如注射器的连接、羊水抽吸(羊膜穿刺术)、胎盘绒毛吸取(CVS)、输血器连接(PUBS)、引流管放置(宫内置管引流)。此外,在特定操作的培训环节结束后,我们利用关键操作步骤的核查表进行水平评估。每位受训的专科医师每年都有评分记录,对照拟定的目标对每一项评分进行分析,发现不足之处则着重培训予以提高。在模拟培训中,我们经常让正在受训的高年级专科医师担任导师,我们发现这能帮助他们巩固基础和提高操作技能。

表 15.2　超声引导下侵入性手术模拟课程

章节	模拟
1	穿刺针引导基础和初级核心引导技术
2	羊膜穿刺术
3	中级核心引导技术
4	绒毛活检
5	高级核心引导技术
6	宫内置管引流和经皮脐血管穿刺

结论

在现实情况下,产科超声引导的侵入性操作的数量明显减少,若不利用模拟训练,将无法满足住院医师和专科医师的培训要求。实际的临床操作毫无疑问是必要的,但模拟教育课程结合适当的模拟器已经成为超声引导侵入性操作培训的重要辅助措施。为了达到有效的培训效果,课程结构需要清晰,并给学员提供充足的时间进行重复训练。此外,必须清晰地制定什么是"表现合格"的标准,保证学员在临床实操前已经掌握核心概念并具备相当熟练的操作技能。

　　本章提供了构建模拟课程所需的理论框架，并讲述了超声介导下侵入性操作的培训方法。但是，我们不希望我们的方法被照搬至其他培训中心，我们知道每个培训中心都面临不同的挑战，比如学员的基本技能水平、导师的时间和模拟设备的资金支持等。建议每个培训中心可根据学员的需求和现有的教育资源来制定个性化的培训方案。对于超声引导下的有创操作培训，我们的体会是"交叉训练"更为有效。学习重点放在核心技能的培训、穿刺针的定位及引导。一旦掌握了这些基础技能，每个特定的操作仅需强调特异点的培训，使学员掌握穿刺针到达预定目标后的下一步操作。

参考文献

1. Leschot NJ, Verjaal M, Treffers PE. Risks of midtrimester amniocentesis; assessment in 3000 pregnancies. Br J Obstet Gynaecol. 1985;92:804–7.

2. Verjaal M, Leschot NJ, Treffers PE. Risk of amniocentesis and laboratory findings in a series of 1500 prenatal diagnoses. Prenat Diagn. 1981;1:173–81.

3. Nizard J, Duyme M, Ville Y. Teaching ultrasound-guided invasive procedures in fetal medicine: learning curves with and without an electronic guidance system. Ultrasound Obstet Gynecol. 2002;19:274–7.

4. Wijnberger LD, van der Schouw YT, Christiaens GC. Learning in medicine: chorionic villus sampling. Prenat Diagn. 2000;20:241–6.

5. Tongprasert F, Srisupundit K, Luewan S, Phadungkiatwattana P, Pranpanus S, Tongsong T. Midpregnancy cordocentesis training of maternalfetal medicine fellows. Ultrasound Obstet Gynecol. 2010;36:65–8.

6. AIUM practice parameter for the performance of selected ultrasound-guided procedures. http://www.aium.org/resources/guidelines/usGuidedProcedures.pdf. Cited 7 Mar 2017.

7. Cook DA, Hatala R, Brydges R, Zendejas B, Szostek JH, Wang AT, et al. Technology-enhanced simulation for health professions education: a systematic review and meta-analysis. JAMA. 2011;306:978–88.

8. Cooke DT, Jamshidi R, Guitron J, Karamichalis J. The virtual surgeon: using medical simulation to train the modern surgical resident. Bull Am Coll Surg. 2008;93:26–31.

9. Ross AJ, Kodate N, Anderson JE, Thomas L, Jaye P. Review of simulation studies in anaesthesia journals, 2001–2010: mapping and content analysis. Br J Anaesth. 2012;109:99–109.

10. McLaughlin S, Fitch MT, Goyal DG, Hayden E, Kauh CY, Laack TA, et al. Simulation in graduate medical education 2008: a review for emergency medicine. Acad Emerg Med. 2008;15:1117–29.

11. Crofts JF, Bartlett C, Ellis D, Fox R, Draycott TJ. Documentation of simulated shoulder dystocia: accurate and complete? BJOG. 2008;115:1303–8.

12. Crofts JF, Fox R, Ellis D, Winter C, Hinshaw K, Draycott TJ. Observations from 450 shoulder dys-

13. Draycott TJ, Crofts JF, Ash JP, Wilson LV, Yard E, Sibanda T, et al. Improving neonatal outcome through practical shoulder dystocia training. Obstet Gynecol. 2008;112:14–20.

14. Goffman D, Heo H, Chazotte C, Merkatz IR, Bernstein PS. Using simulation training to improve shoulder dystocia documentation. Obstet Gynecol. 2008;112:1284–7.

15. Goffman D, Heo H, Pardanani S, Merkatz IR, Bernstein PS. Improving shoulder dystocia management among resident and attending physicians using simulations. Am J Obstet Gynecol. 2008;199:294 e1–5.

16. Daniels K, Parness AJ. Development and use of mechanical devices for simulation of seizure and hemorrhage in obstetrical team training. Simul Healthc. 2008;3:42–6.

17. Hong A, Mullin PM, Al-Marayati L, Peyre SE, Muderspach L, Macdonald H, et al. A low-fidelity total abdominal hysterectomy teaching model for obstetrics and gynecology residents. Simul Healthc. 2012;7:123–6.

18. Lentz GM, Mandel LS, Goff BA. A six-year study of surgical teaching and skills evaluation for obstetric/gynecologic residents in porcine and inanimate surgical models. Am J Obstet Gynecol. 2005;193:2056–61.

19. Lentz GM, Mandel LS, Lee D, Gardella C, Melville J, Goff BA. Testing surgical skills of obstetric and gynecologic residents in a bench laboratory setting: validity and reliability. Am J Obstet Gynecol. 2001;184:1462–8; discussion 1468–70.

20. Goff BA, VanBlaricom A, Mandel L, Chinn M, Nielsen P. Comparison of objective, structured assessment of technical skills with a virtual reality hysteroscopy trainer and standard latex hysteroscopy model. J Reprod Med. 2007;52:407–12.

21. Gurusamy K, Aggarwal R, Palanivelu L, Davidson BR. Systematic review of randomized controlled trials on the effectiveness of virtual reality training for laparoscopic surgery. Br J Surg. 2008;95:1088–97.

22. Gurusamy KS, Aggarwal R, Palanivelu L, Davidson BR. Virtual reality training for surgical trainees in laparoscopic surgery. Cochrane Database Syst Rev. 2009;8:CD006575.

23. Savran MM, Sorensen SM, Konge L, Tolsgaard MG, Bjerrum F. Training and assessment of hysteroscopic skills: a systematic review. J Surg Educ. 2016;73:906–18.

24. Hefler L, Grimm C, Kueronya V, Tempfer C, Reinthaller A, Polterauer S. A novel training model for the loop electrosurgical excision procedure: an innovative replica helped workshop participants improve their LEEP. Am J Obstet Gynecol. 2012;206:535 e1–4.

25. Tongprasert F, Wanapirak C, Sirichotiyakul S, Piyamongkol W, Tongsong T. Training in cordocentesis: the first 50 case experience with and without a cordocentesis training model. Prenat Diagn. 2010;30:467–70.

26. Amniocentesis and Chorionic Villus Sampling. Royal College of Obstetricians and Gynaecologists. https://www.rcog.org.uk/globalassets/documents/guidelines/gtg_8.pdf. Accessed 9 Sep 2018.

27. Nitsche JF, Shumard KM, Brost BC. Development and assessment of a novel task trainer and targeting tasks for ultrasound-guided invasive procedures. Acad Radiol. 24(6):700–8.

28. Zubair I, Marcotte MP, Weinstein L, Brost BC. A novel amniocentesis model for learning stereotactic skills. Am J Obstet Gynecol. 2006;194:846–8.

29. McWeeney DT, Schwendemann WD, Nitsche JF, Rose CH, Davies NP, Watson WJ, et al. Transabdominal and transcervical chorionic villus sampling models to teach maternal-fetal medicine fellows. Am J Perinatol. 2012;29:497–502.

30. Wax JR, Cartin A, Pinette MG. The birds and the beans: a low-fidelity simulator for chorionic villus sampling skill acquisition. J Ultrasound Med. 2012;31:1271–5.

31. Grace D, Thornburg LL, Grey A, Ozcan T, Pressman EK. Training for percutaneous umbilical blood sampling during Maternal Fetal Medicine fellowship in the United States. Prenat Diagn. 2009;29:790–3.

32. Mcweeney D, Nitsche J, White W, Rose C, Davies N, Watson W, et al. Periumbilical blood sampling and intravascular transfusion model to teach maternal-fetal medicine fellows. Am J Obstet Gynecol. 2009;201:380.

33. Timor-Tritsch IE, Yeh MN. In vitro training model for diagnostic and therapeutic fetal intravascular needle puncture. Am J Obstet Gynecol. 1987;157:858–9.

34. Angel JL, O'Brien WF, Michelson JA, Knuppel RA, Morales WJ. Instructional model for percutaneous fetal umbilical blood sampling. Obstet Gynecol. 1989;73:669–71.

35. Nitsche JF, McWeeney DT, Schwendemann WD, Rose CH, Davies NP, Watson W, et al. In-utero stenting: development of a low-cost high-fidelity task trainer. Ultrasound Obstet Gynecol. 2009;34:720–3.

第 16 章　妇科检查的基本技能

概述

每年一次的"女性健康"体检对发现疾病危险因素非常重要,同时可以促进疾病预防和发现妇科问题,其内容应该包括筛查、评估和咨询[1]。妇科问题具有私密性的特点,使病人感到舒适是病人就诊中需要重视的环节[2]。

医生应该为病人提供无偏见、不强迫的就诊体验,使病人感到自在并达到就诊的目的。一位娴熟的妇科医生,应该掌握与病人交谈病史的技巧,熟练完成妇科检查,帮助病人缓解焦虑,提高病人的综合体验[3]。妇科教学中使用模拟训练能使医学生在真正面对病人之前去实践掌握这些技巧。本章将对妇科病史采集、妇科检查和常见的妇科问题处理中如何使用模拟训练作一综述。

关键知识点
- 因为妇科检查会涉及私密部位,模拟培训可以帮助医学生在实际接诊病人前熟悉和掌握相关技能。
- 依据学习目标,使用任务训练器和标准化病人。

学习技巧

妇科病人在就诊过程中会遇到医学生、护士、住院医师、助理医师(physician assistant)、主治医师(执业医师)、助产士和护理医师(nurse practitioners)。需要学习妇科检查的各种人员很多,但我们也有很多方法可以用于妇科检查操作的培训。因为妇科检查可能会使病人感到不适,所以通常是由老师讲解和示范妇科检查操作,而不是由医学生单独动手。病人都喜欢由经验丰富、技术熟练的医生为她们做检查,但她们不愿意让初学者为她们做检

查[4]。因此,模拟训练非常重要,它能为初学者提供学习妇科检查技巧的机会,并且可以在监督和反馈下循序渐进的练习。

另一个模拟教学方法是标准化病人,可以使初学者练习医学技能,并评估他们是否具备能力去实际接诊病人。标准化病人是指经过指导和学习的人扮演病人角色,以使医学生实践学习医疗技能。这种教学方法是由南加州大学于 20 世纪 60 年代首创,目前在美国大多数医学院校广为使用[5]。关于标准化病人在妇科检查中的应用在本书第 11 章有全面的讨论。

2016 年的一项研究对美国 95 所医学院校妇产科教学部主任进行了调查,发现只有 40%的教学部主任认为他们学校的盆腔检查培训为优秀,而只有 19% 的教学部主任认为学校的乳腺检查培训为优秀。同时,这项调查发现盆腔检查和乳腺检查是最常见的妇产科实习教学内容。研究认为可以使用模拟训练来提高妇产科教学质量[6]。

病史采集

接诊病人时病史的采集很重要,因为病史会呈现病人就诊的诉求,使医生对诊治有初步计划。问诊医生首先应介绍自己,并陈述自己将在病人诊治过程中提供哪些帮助。然后了解病人姓名以及病人与陪同人员的关系,并询问就诊原因。在这个过程中病人不需要更换体检衣服,氛围轻松,环境私密性好。医生应先问开放性的问题,让病人叙述她关心的问题而不被干扰。医生应该留意自己的肢体语言,比如注视病人并保持微笑。学员可以通过标准化病人来实践并提高沟通能力,帮助病人放松,有利于获取全面的病史,也为下一步体格检查做好准备。

乳房检查

　　妇科医生以及所有为女性提供医疗保健的人都应该常规与病人讨论乳房健康问题,使病人提高乳腺癌预防意识,了解乳腺癌筛查指南、风险因素,并为病人提出检测建议。每年一次的女性健康体检通常包括乳房检查。

　　2013 年的一项荟萃分析纳入 8 项乳房检查模拟研究,其结果显示乳腺检查模拟训练明显提高了初学者的检查技能和准确性,例如,初学者能够成功检查出乳腺不正常。当然,也有研究得出与此不一致的结果。乳房模型制作技术近年来取得了很大的进步,新的模型(比如可充气包块、有搏动的包块、压力传感模型)在医学培训中的使用效果优于静态的硅胶乳房模型[4]。此外,2014 年的一项研究显示,模拟训练例如标准化病人和模型,不仅可以提高医学生采集病史、体格检查和发现乳腺癌的能力,而且可以提高学员的沟通能力。例如,学员可以就体格检查发现的不良结果与病人进行有效沟通。特别是在标准化病人的帮助下,学生在为病人做乳腺体检时更为精准、彻底和专业化[7]。

　　目前已经有多款商业模型可以用于乳腺体检培训。下面列出了我们使用的一些模型:

- 乳腺检查模型(3B Scientific Atlanta,GA)含有乳腺结节和囊肿,可用于练习触诊,有坐位和卧位模型两种类别。
- 高级乳腺检查模拟器(Anatomy Warehouse Com,

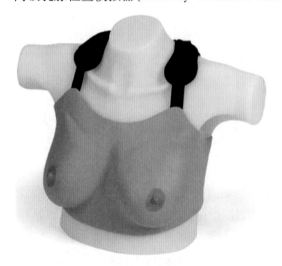

图 16.1　标准化乳腺检查模拟训练器

Skokie,IL)可以用于练习常规乳房检查。乳腺模型内部组织密度有差异,也可以嵌入不同大小和不同密度的肿块组织以供练习。

- 标准化乳腺检查模拟训练器(Limbs and Things,Savannah,GA)为培训者提供了可穿戴的模拟装置(图 16.1)。医学生也可以穿戴这款模型,以便学习乳房自检或指导病人完成乳房自检。该模型也有可更换的嵌入物,使医学生学习触诊不同类型的乳房肿块。

盆腔检查

　　盆腔检查可能具有一定挑战性,因为可能会引起病人不适、焦虑和尴尬。美国医师学会报道,35% 的女性在她们进行盆腔检查时感到害怕、焦虑、不适和/或疼痛[8]。研究发现,那些在进行盆腔检查时感到疼痛的女性比没有感到不适的女性,更少回到医院复诊[9]。另一项研究提出应该改善那些有盆腔检查不良体验史病人的检查过程。在进行妇科检查时,医生应先向病人解释体检步骤,讲解关于生殖器官的信息,预热器械,动作轻柔,保持与病人的目光接触,这些都是改善病人综合体验的方法[10]。以上这些内容在进行模拟训练时都应该强调。

　　盆腔检查旨在发现病理性表现,检查主要有三项基本内容:①检查外生殖器;②窥器检查阴道和子宫颈;③双合诊或者三合诊检查附件区、子宫、卵巢和膀胱。教授基本盆腔检查可以从讲解检查所需的物品开始,包括各种规格的棉签、宫颈刮片器具、细菌培养瓶、不同型号的窥器(儿童用、未产妇用、多产妇用窥器),以及尿液培养皿,初学者可能从未见过这些不同用途的器物。熟悉这些器物,了解其形状和用途,对于初学者完成检查和标本收集很有帮助,可使检查更加高效有序。

　　如果有机会通过标准化病人学习盆腔检查的正确操作,这是很理想的模式,因为标准化病人解剖结构真实,也可以及时获得反馈。在妇科检查的过程中,标准化病人可以扮演指导者和病人的角色。标准化病人既可以在床旁真实地和学员交谈,也可以在检查前现场进行简短地讲解,来指导初学者完成盆腔检查和双合诊。通常,标准化病人会扮演专家和病人的角色并反馈信息给初学者,给出批评意见并帮助其改善临床操作技术。

　　半盆腔模拟器也能用于训练大部分盆腔检查内容,包括练习放置窥器、宫颈细胞学取样、阴道和宫颈黏液培养、双合诊检查。

　　确保病人在检查过程中感到舒适是非常重要的,医生可以在检查前给病人讲解检查步骤,保护病人的隐私,操作轻柔、适当。医生需要让病人知道在检查中如果她们有不舒服,可以随时告诉医生停止检查。

　　以下列出了妇科检查的步骤,可以教授给标准化病人和医学生。

妇科检查的基本步骤

　　1. 病人处于合适的体位。
　　2. 外生殖器视诊。
　　3. 阴道放置窥器。
　　4. 检查阴道黏液和子宫颈。
　　5. 宫颈黏液涂片,必要时做细菌培养。
　　6. 双合诊:触诊子宫颈、子宫体和双侧附件区。

现有的模拟训练模型

　　目前可供初学者练习盆腔检查的模型有很多,下列是 5 种常用的模型:

- 高级盆腔检查和妇科模拟器(Anatomy Warehouse Com,Skokie,IL)可用于妇科检查的教学和训练。这款模拟器可以用于练习双合诊、放置窥器、细胞学检查。
- EVA 妇科人体模型(Simulaids,Saugerties,NY)是一款女性骨盆模型,可用于练习妇科操作,包括腹部触诊和置入窥器,也可以用于练习触诊各类盆腔包块。
- 盆腔检查模拟器标准款(NASCO,Fort Atkinson,WI)包括标准的子宫颈、子宫和卵巢。这一模拟器只能进行双合诊,不能用于窥器检查。
- 子宫颈检查和宫颈刮片训练器(3B Scientific,Atlanta,GA)可用于练习外阴检查和内诊,也可用于练习置入窥器和宫颈阴道细胞学取样操作。
- 妇科临床盆腔检查训练器(Limbs and Things,Savannah,GA)是一个标准的半盆腔(hemi-pelvis)基座,包括可替换的盆腔嵌入装置来模拟不

同的疾病表现,如子宫肌瘤和宫颈息肉。

阴道镜模拟器

　　在美国,随着宫颈癌筛查和管理指南的更新,阴道镜检查的数量明显下降。2016 年的一项研究显示,2010—2015 年阴道镜检查的预约数量下降了 2/3[11]。尽管阴道镜操作量下降,充分地训练以确保发现宫颈癌仍然非常重要。目前有几种训练模拟器可用于练习阴道镜操作。一款价格低廉的阴道镜模拟器使用波兰香肠作为子宫颈,在 ACOG 模拟工作团体会议上曾做过演示,演示详见：https://www. acog. org/About-ACOG/ACOGDepartments/Simulations-Consortium/Simulations-Consortium-Tool-Kit。

　　其他类型的商业模拟器也可以展现宫颈细胞学异常改变。其中一个是由 3B 科技制造的妇科技术训练器(https://www. a3bs. com/gynecologicskills-trainer-p91-1021592-p91-3b-scientific,p _ 1453 _ 30133. html)。另一款是"柯琳"宫颈操作训练器(Remedy Simulation Group,Perkasie,PA),该款模拟器可用于模拟妇科操作如宫颈细胞刮片、阴道镜检查和活检。它可以置入人体模型或其他训练器,其组织足够逼真,可以让学员置入窥器。

子宫内膜活检模拟训练

　　需要评估子宫内膜的原因很多,通常是因为不明原因的异常子宫出血。尽管有些厂家推出了这方面的模拟产品,但是价格低廉的自制模型效果也很好。最广为人知的模型是木瓜模型,该模型已经被广泛研究,线上也有很多种资源讲述如何安装和使用这款模型[12]。这一模型是使用成熟的木瓜来代替子宫,在木瓜颈部开一个小孔代替子宫颈。通过木瓜颈部的小孔插入吸管,即可模拟子宫内膜活检,木瓜的瓜体内部则模拟子宫内膜。也可以将木瓜放入半盆腔模拟器中模仿骨盆内的子宫,这样就可以使用模拟器的阴道进行模拟练习。

超声模拟器

　　超声培训有一定的难度,病人和学员都会有压

力,特别是需要做经阴道超声或者胎儿有畸形时。研究发现,经过妇产科超声训练后,学员的焦虑程度、执行力、效率、操作能力和医患沟通能力都有所改善[13]。

现在的超声模拟器有很多种,这些模拟器的图像生成方法有所不同,下列是常用的 3 种模拟器:

- 器官模拟器(phantom-based):这款模拟器有一个外壳,内含一个生理模型,学员可以使用正常超声探头。学员能够进行实时扫描,但是只能在模拟器内含的模型上扫描,而且没有任何动态图像或者血流。为了展现不同的图像或者病理表现,通常需要断开内部模型或者再购买一个分开的模拟器。
- 添加式模拟器(interpolative model-based):这款模拟器能展示超声检测捕捉到的三维物体产生的二维图像。该模型可以实时显示图像,而且可以移动探头使学员获得不同角度的扫描图像。
- 生成式模拟器(generative model-based):这款模型可以显示完全由软件构建的二维图像。这一模型目前被认为图像过于简单,但是研发方正在继续提高图像质量[13]。

添加式和生成式超声模拟器的不足之处同其他 VR 模拟装置一样,价格昂贵而且触觉反馈也不如以活体为基础的图像那样真实。然而很多 VR 模拟器确实能提供更全面的病例和情景模拟,对于实践训练很有帮助。

有些超声模拟训练课程为学员提供操作练习机会,也包括讲授课程,将实际操作、授课和知识测评都整合到学习过程中。

下列是目前市场可以购买到的三种超声训练模拟器:

- 模拟超声(SonoSim,Santa Monica,CA):这款产品将模拟超声探头连接到计算机上,使学员可以进行多项不同的检查,包括女性盆腔超声扫描。这款产品可以提供几乎全部的超声教学课程。
- 蓝色器官模型(CAE Healthcare):该公司生产种类齐全的器官模型超声模拟器,包括异位妊娠模型和其他各种妇科疾病模型,甚至还有一款

可以进行超声下子宫输卵管造影的模型。
- 超声扫描训练器(MedaPhor):这款妇科超声训练平台着重于经阴道超声扫描,显示的图像以真实病人的扫描为基础。该模拟器有躯体超声扫描探头、触觉反馈系统和全部的妇科疾病模拟课程。

总结

妇科诊疗的学习方法很多,包括使用模拟设备、盆腔检查训练器、标准化病人和超声虚拟现实模拟器。学员可以通过这些训练方法提高操作技能,以改善病人的体验。就诊体验对于妇科病人尤为重要,因为这些病人就诊时可能感觉不自在或有一种脆弱感。

参考文献

1. Dennerstein L, Lehert P, Koochaki PE, et al. A symptomatic approach to understanding women's health experiences: a cross-cultural comparison of women aged 20 to 70 years. Menopause. 2007;14(4):688–96.
2. Van Dulmen AM. Communication during gynecological out-patient encounters. J Psychosom Obstet Gynaecol. 1999 Sep;20(3):119–26.
3. Carr SE, Carmody D. Outcomes of teaching medical students core skills for women's health: the pelvic examination educational program. Am J Obstet Gynecol. 2004;190(5):1382.
4. Dilaveri C, Szostek J, Wang A, Cook D. Simulation training for breast and pelvis physical examination: a systematic review and meta-analysis. BJOG. 2013;120:1171–82.
5. Wallace, P. Following the threads of an innovation: the history of standardized patients in medical education. https://web.archive.org/web/20081228115335/http://aspeducators.org/wallace.htm. Accessed 26 Dec 2017. Originally published in Caduceus, A Humanities Journal for Medicine and the Health Sciences, Department of Medical Humanities, Southern Illinois University School of Medicine.1997;13(2):5–28.
6. Dugoff L, et al. Pelvic and breast examination skills curricula in United States medical schools: a survey of obstetrics and gynecology clerkship directors. BMC Med Educ. 2016;16:314.
7. Simpson J. The education utility of simulation in treating history and physical examination skills in diagnosing breast Cancer: a review of the literature. J Breast Cancer. 2014;17(2):107–12.
8. Ubel P, Jepson C, Silver-Isenstadt A. Don't ask, don't tell: a change in medical student attitudes after obstetrics/gynecology clerkships toward seeking consent for pelvic examinations on an anesthetized patient. Am J Obstet Gynecol. 2003;188:575–9.
9. Avery D, McDonald J. The declining number of family physicians practicing obstetrics: rural impact, rea-

sons, recommendations and considerations. Am J Clin Med. 2014;10(2):70–8.

10. Qaseem A, Humphrey LL, Harris R, Starkey M, Denberg TD, Clinical Guidelines Committee of the American College of Physicians. Screening pelvic examination in adult women: a clinical practice guideline from the American College of Physicians. Ann Intern Med. 2014;161(1):67.

11. Landers E, Erickson B, Bae S, Huh W. Trends in colposcopy volume: where do we go from Here? J Low Genit Tract Dis. 2016;20(4):292–5.

12. Steinauer J, Preskill F, Devaskar S, Landy U, Darney P. The papaya workshop: using the papaya to teach intrauterine gynecologic procedures. MedEdPORTAL. 2013;9:9388. https://doi.org/10.15766/mep_2374-8265.9388.

13. Chalouhi G. Ultrasound simulators in obstetrics and gynecology: state of the art. Ultrasound Obstet Gynecol. 2014;43(3):257.

第 17 章　妇科手术模拟

原著：Chetna Arora、Jin Hee Jeannie Kim、Arnold Patrick Advincula
翻译与审阅：秦爽、方大俊

概述

外科的传统教育包括自学、学徒制度和反复练习，最终实现独立操作。经验丰富的上级医生已经验证了这条道路的可行性，也正是他们编写了我们的教科书、制作了我们的手术图谱，并且至今仍然在手术室指导着我们千禧一代。这些验证过的学习方法并不能说错误或者陈腐，但随着医疗标准的不断改进以及对毕业生越来越缺乏信心，调整我们的教学方法显得至关重要。随着外科培训时间受到限制和新技术的不断涌现，操作学习变得更加困难，动手实践的机会更少[1-2]。

除了技术和手术学的发展，我们的教育方法和观点也发生了改变。我们已经从传统的教室上课和盒式训练器，发展到同事之间的交流互动、高保真模拟，以及更为广泛的能力培养，例如，平衡生活和工作之间的矛盾[3]。老一代医学教育工作者对这些新的教学方法不一定能完全理解，也不可否认医学教育及其他教育领域的成功方法很多。然而，如果不承认时代进步带来的这种差异，我们只会陷于沟通障碍和技术停滞[3-4]。

随着手术模拟的进步，我们的教学实践已经从基本的盒式训练器发展到高保真的 VR 模拟器。这种模拟器仍然着重于手眼协调、组织处理和仪器操作等基本技能的培训，但更接近真实的手术解剖，能让学员们独立完成各种操作步骤，并提供客观的评估指标和即时反馈。模拟手术结束时，模拟器还会向学员提供数据，随后还可以讲述需要改进的方面以及验证对模拟手术技能的掌握程度。

在妇科手术中，所有手术路径都可以通过模拟手术来整合和改进操作训练。过去手术教学的基本原则是"看一个，做一个，教一个"，这种教学方式已经过时且有危险性，模拟医学的引入使我们超越了传统的手术教学方法[5]。本章我们将重点介绍目前妇科手术模拟的文献报道和在常见妇科手术中的应用。

关键知识点
- 可以使用低保真和高保真模拟器来学习妇科手术技术。
- 许多模拟培训包括相关解剖学的课程，并能提供技能训练的机会。
- 机器人手术的初始培训以模拟为主，主要在高保真模拟器上进行。

宫腔镜手术

技术差距

宫腔镜手术可以通过内镜直视子宫腔达到诊断和治疗的目的。通过这种宫内手术方法，医生可以直接诊断和治疗异常子宫出血、不育症、下腹痛、肿瘤病变等。虽然这些手术大多数可以在门诊快速完成，且风险通常很小，但缺乏宫腔镜手术经验将可能导致严重的手术并发症[5]。很多文献也证明，新手或缺乏经验的妇科医生与宫腔镜手术专家存在明显差异[6-7]。同样值得注意的是，许多住院医师在毕业后对宫腔镜手术感到缺乏把握[8-10]。最近的一项研究表明，只有 3/4 的住院医师觉得自己能胜任 3cm 以下的子宫肌瘤切除术，对全子宫内膜消融术有把握者不到 50%，仅有 20%～30% 的住院医师感觉自己能够胜任更高一级的手术，如中至重度宫腔粘连松解术或大于 3cm 的子宫肌瘤切除术[9]。

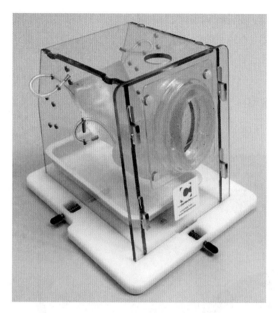

图 17.1　Chamberlain Group©公司研发的子宫内膜消融术训练器

解决方案

为了弥补这个差距,模拟宫腔镜培训很自然地被纳入妇产科住院医师培训的手术课程中。利用低保真模型及高保真虚拟模拟器,模拟手术培训已经产生了较好的效果。

盒式训练器种类很多,利用盒式训练器进行模拟训练可以显著提高学员的手术操作技能,并且受到他们的欢迎(图 17.1)。例如,由 Rackow 等开发的宫腔镜培训课程能通过反复练习帮助掌握手术技能,该培训课程使用由 Chamberlain 集团开发的训练器[11],其设计简单易行。另外还有许多模拟器可以使用,包括子宫内膜消融术及带有能量装置的宫腔镜电切术的模拟器。如果没有商业化的模拟产品,可以使用自己手术室的宫腔镜器械,将蔬菜和水果制成模型进行宫腔镜手术培训[12-13]。此外,也有研究报道利用猪膀胱、猪心脏和牛子宫制作动物模型[12,14]。

随着科技的进步,模拟宫腔镜手术在虚拟现实(VR)领域不断发展。很多企业,例如 3D 系统™(Cleveland,OH)已开发出高保真模拟器。经过这种模拟培训后,学员的技术操作和理论知识都得到了改善,并且学员在真实性和培训能力方面给出了正面的反馈[15-16]。

购买模拟器后,购买者可以获得完整的培训课程。这些课程可以模拟多种疾病的不同病理形态,手术操作难度级别不同,有利于培养学员的基本操作技能。这不仅适用于新学员,也适用于经验丰富的手术医生。该课程还能模拟解决手术中的常见问题,例如,保持手术视野干净清晰、发现出血点并止血、术中体液管理,以及仪器故障的解决。学员可以重复练习这些模块而不需要新的标本,且能根据自身的技能水平,采取相应的练习。

高保真 VR 模拟器的一个重要特点就是能自动反馈训练情况(图 17.2)。反馈项目包括操

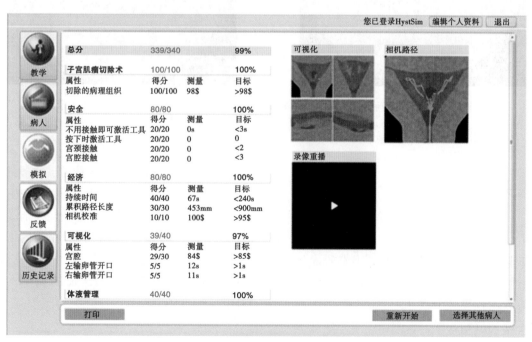

图 17.2　任务完成后,系统自动生成的综合反馈报告示例,HYST Mentor 3D System™,Littleton,CO.

作步骤的合理性、可视化程度、操作安全性和体液管理等,可以根据机构或医生的标准进行评估和打分。整个手术过程也被记录下来,学员能立即回顾自己的表现,从而及时改正问题并吸取教训。

为了使体验尽可能真实,可以使用模块库进行

练习。模块库的课程涵盖诊断性宫腔镜检查、息肉切除、子宫肌瘤切除术、消融术、切除术、消毒及粉碎术(图17.3)。

无论是通过盒式训练器还是VR模拟器进行模拟宫腔镜手术培训,都有助于提高学员的操作水平,且很容易被接受。

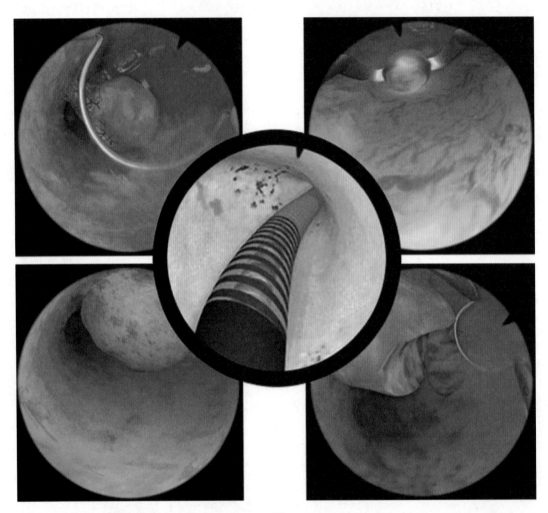

图17.3　俄亥俄州克利夫兰市3D Systems™ 公司在宫腔镜手术模拟中五个可用的示例
左上侧,子宫内膜息肉切除术;右上侧,滚珠下子宫内膜消融术;左下侧,识别黏膜下子宫肌瘤;右下侧,子宫肌瘤切除术;中间,输卵管黏堵绝育术。

腹腔镜手术

技能差距

对于常见的妇科手术,腹腔镜手术的优势在于微创、性价比高及恢复快。各种科学技术的整合势必导致治疗模式和要求日新月异,手术形式也需要不断适应和改变。腹腔镜手术是住院医师培训中的重要技能。腹腔镜手术仍然是妇科手术操作的金标准,但学习腹腔镜手术操作却很困难,

达到胜任此手术的要求并非易事。腹腔镜的独特之处在于必须适应二维视野,而这种视野的深度感知在不断变化。空间想象能力对术者是一种挑战,并且会影响其在视-眼-手三者间的协调。另外,腹腔镜的手术器械较长,减弱了触觉反馈,手术分离和缝合等精细操作所需的灵活性会受到影响[17-19]。

解决方案

随着模拟医学在妇科手术教学中的整合,以及

腹腔镜手术的培训不断加强,手术技能也得到显著改善[17-18,20-22]。腹腔镜手术基础(FLS)的课程设置比较科学,通过在盒式模拟器上训练,学员可以学习在腹腔镜下移动物品、精确切割、放置结扎线圈,以及体外和体内打结。培训的重点在于通过低保真模型获得重要技能,并进行多种形成性评估[23-25]。因此,各种盒式训练器在妇产科住院医师培训中的应用已经遍及全美。低保真模拟器存在一些局限性,如手动评分系统和大量使用耗材,这些是所有盒式训练器的固有缺陷。

随着 VR 技术在腹腔镜手术的应用,即使是很有经验的医生也有了继续发展的空间。VR 模拟器可以模拟妇科所有的基本手术操作,从住院医师第一年到第四年的操作包括附件手术(如输卵管绝育术、异位妊娠治疗、卵巢切除术)及更复杂的子宫全切术。另外,还有专注于阴道断端缝合的模拟操作(图 17.4~图 17.6)。

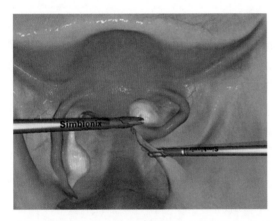

图 17.4 附件手术的 VR 模拟器。俄亥俄州克利夫兰 3D Systems™ 公司

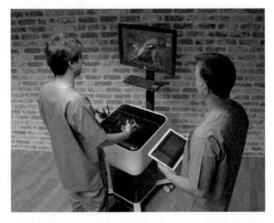

图 17.5 在 VR 模拟器上,学员在老师的指导下进行腹腔镜子宫全切术。俄亥俄州克利夫兰 3D Systems™ 公司

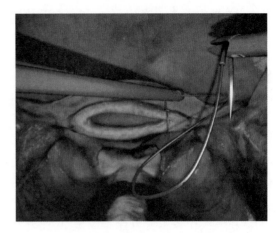

图 17.6 单向阴道断端缝合的 VR 模拟器。HYST Mentor 3D Systems™,Littleton,CO

在腹腔镜培训中使用 VR 技术有如下优点:3D盆腔互动式的学习、逐步的操作指导、对操作技能的综合反馈(包括操作步骤的合理性、组织处理、操作安全性),以及一些复杂技能,如腹腔镜下缝合、难度较大的组织分离和粘连松解。据报道,与传统的手术教育方法相比,综合的 VR 模拟教学能显著提高学员的手术技能与理论水平[20-22,26-27]。模拟培训可以提高腹腔镜手术技能,在手术室实际操作中学员可以缩短手术时间,改善病人安全,进一步提高综合手术技能[20,22,27]。

机器人手术

技能差距

机器人手术是妇科最前沿的手术,在全世界的住院医师培训中心已被广泛使用。虽然腹腔镜手术是金标准,但机器人将微创手术推上一个新的高峰,传统腹腔镜手术难以处理严重的生殖系统疾病,机器人却能突破此局限性,使微创手术更加精细。机器人结合智能软件和硬件,能清晰地显示解剖结构的三维图像。同时,术者的操作也得到了优化,从而最大限度地减少手术医生的疲劳。手术器械不再受"支点效应"的限制,大大增加了手术器械的活动范围,手术视野也进一步扩大,术者双手的震颤明显缓解[28-29]。

如今的机器人手术系统存在一些缺点,如缺乏触觉或触觉反馈,并且成本高昂。其明显的优势是为医院的外科部门(如妇科、泌尿科、肛肠外科、普通外科、血管外科等)提供有力的支持。机器人作为重要的手术工具彻底改变了外科各个专业的手术操作,这种技术会一直发展下去。鉴于其成本高,且不可能有太多的机会用于培训,因此实施模拟训练帮助学员更快地掌握机器人操作技能变得更加重要。

与前面讲述的宫腔镜和腹腔镜手术相似,Intuitive Surgical®和3D Systems™公司开发了机器人模拟手术系统。他们合作创建了一个可以重复练习的模块库,帮助学员熟悉机器人的基本功能,并且掌握机器人手术操作的基本技能,如手眼协调、深度感知、双手操控、摄像导航和手腕灵活度(图17.7)。机器人设备本身可能难以操纵,此外有些设备具备独有的操作流程,因此使用前需要提前熟悉设备的功能,以缩短宝贵的手术时间并提高病人安全性。一旦掌握了机器人的基本操作程序,学员就可以很快进行比较复杂的手术操作,例如子宫切除术。RobotiX Mentor可以提供手术操作各个方面的练习机会,包括举宫、识别输尿管、游离膀胱、子宫动脉断离,以及阴道切开术(3D Systems™和Intuitive Surgical®)(图17.8)。甚至还有更高级的手术模拟系统,例如LAP Mentor Express(3D Systems™),可以在机器人手术模拟器中添加腹腔镜手术助手,给人一种身临其境的团队合作的感觉。这一培训模

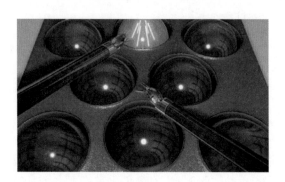

图17.7 在俄亥俄州克利夫兰的 3D Systems™ Robotix Mentor 上练习离合器功能

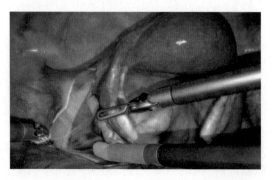

图17.8 在 3D Systems™ 的 Robotix Mentor 和 Lap Mentor 的辅助下,在子宫全切术模块中分离输尿管

式不仅可以提高手术沟通和团队合作,还有助于在术中对学员进行监控。所有模块都是从易到难排列的,学员可以根据自身的水平从相应的级别开始,反复练习直到最终熟练掌握多个技能。

机器人模拟器在评估学员操作方面与前面所述的宫腔镜和腹腔镜的 VR 模拟器一样,在完成模拟训练后能提供一份学员表现的综合性报告。机器人模拟器可以及时反馈一系列技能的操作情况,如操作步骤的合理性、操作时间及特定手术的完成情况,机器人模拟器可以给学员进行评估和打分。

当然,所有的妇产科住院医师培训中心并非完全相同。各项手术操作的占比差别可能很大,例如,有些培训中心里腹腔镜手术较多,而有些则机器人手术较多[30-31]。因此,住培中心在某些方面的技能培训有不足是在所难免的,但也有很多机会可以改进。2015 年的一项研究显示,只有 65% 的妇产科住院医师毕业生(95% 的回复率)认为他们接受了足够的机器人训练[32]。由于复杂微创手术的数量不断增加,许多研究表明了建立机器人手术的标准化课程的需求[30,33-35]。现已证明,机器人模拟器,例如达·芬奇手术技能模拟器[36-37],可以提高模拟内容、结构和预测评估的有效性。

为了继续改善妇产科住院医师以及使用机器人手术在所有领域的培训状况,医生必须进行模拟训练以弥补技能差距。

总结

我们在训练外科手术医生方面面临两难的局面,一方面培训时间受到限制,另一方面新的技术持续涌现,这都为培训出合格的医生带来很大的困难。需要明确的是,随着手术专家和新学员之间的差距不断扩大,综合模拟教学越发重要,这样才能保证病人安全,遵守培训时间要求,提高操作技能[21,22,38]。

在我们的传统外科手术教学中,师带徒模式的传统培训对于学员和培训老师之间的定位模糊不清,这通常导致全国各地的住院医师和培训中心的培训并不相同。住院医师在毕业后已经意识到传统培训中的缺陷,对于强化模拟课程的需求越来越明显[39-41]。手术技能不仅能通过观察和传统师带徒方式来获取,而且需要结合认知和行为能力的培训,同时也需要在感知和神经运动技能方面进行培训。如果没有足够的支持和补充培训,期望我们的

住院医师在视觉空间和触觉感知等各方面都展示合格的手术能力很不现实[1,42-45]。

宫腔镜、腹腔镜和机器人的模拟培训为熟练掌握妇科手术提供了极大的帮助。现在,随着综合模拟课程的出现和客观成绩的及时反馈,我们既可以跟上手术技术的进步,又可以持续发展。将模拟医学纳入妇科手术培训存在一定的障碍,比如成本等。克服这些障碍对模拟培训的实施至关重要。

参考文献

1. Picarella EA, Simmons JD, Borman KR, Replogle WH, Mitchell ME. "Do one, teach one" the new paradigm in general surgery residency training. J Surg Educ. 2011;68:126–9.

2. Hopkins MR, Dowdy SC. Resident participation in laparoscopic hysterectomy: balancing education with safety. Am J Obstet Gynecol. 2014;211:444–5.

3. Hopkins L, Hampton BS, Abbott JF, et al. To the point: medical education, technology, and the millennial learner. Am J Obstet Gynecol. 2018;218(2):188–92.

4. Lindheim SR, Nouri P, Rabah KA, Yaklic JL. Medical professionalism and enculturation of the millennial physician: meeting of the minds. Fertil Steril. 2016;106:1615–6.

5. Smith ML. Simulation and education in gynecologic surgery. Obstet Gynecol Clin N Am. 2011;38:733–40.

6. Isaacson KB. Complications of hysteroscopy. Obstet Gynecol Clin N Am. 1999;26:39–51.

7. Singhi A. Comparison of complications rates in endoscopic surgery performed by a clinical assistant vs. an experienced endoscopic surgeon. J Gynecol Endosc Surg. 2009;1:40–6.

8. van Dongen H, Kolkman W, Jansen FW. Hysteroscopic surgery: perspectives on skills training. J Minim Invasive Gynecol. 2006;13:121–5.

9. Raymond E, Ternamian A, Leyland N, Tolomiczenko G. Endoscopy teaching in Canada: a survey of obstetrics and gynecology program directors and graduating residents. J Minim Invasive Gynecol. 2006;13:10–6.

10. Goff BA, VanBlaricom A, Mandel L, Chinn M, Nielsen P. Comparison of objective, structured assessment of technical skills with a virtual reality hysteroscopy trainer and standard latex hysteroscopy model. J Reprod Med. 2007;52:407–12.

11. Rackow BW, Solnik MJ, Tu FF, Senapati S, Pozolo KE, Du H. Deliberate practice improves obstetrics and gynecology residents' hysteroscopy skills. J Grad Med Educ. 2012;4:329–34.

12. Savran MM, Sorensen SM, Konge L, Tolsgaard MG, Bjerrum F. Training and assessment of hysteroscopic skills: a systematic review. J Surg Educ. 2016;73:906–18.

13. Kingston A, Abbott J, Lenart M, Vancaillie T. Hysteroscopic training: the butternut pumpkin model. J Am Assoc Gynecol Laparosc. 2004;11:256–61.

14. Clevin L. A training model for hysteroscopy. Ugeskr Laeger. 2004;166:2025–7.

15. Panel P, Bajka M, Le Tohic A, Ghoneimi AE, Chis C, Cotin S. Hysteroscopic placement of tubal sterilization implants: virtual reality simulator training. Surg Endosc. 2012;26:1986–96.

16. Bajka M, Tuchschmid S, Streich M, Fink D, Szekely G, Harders M. Evaluation of a new virtual-reality training simulator for hysteroscopy. Surg Endosc. 2009;23:2026–33.

17. Scott DJ, Bergen PC, Rege RV, et al. Laparoscopic training on bench models: better and more cost effective than operating room experience? J Am Coll Surg. 2000;191:272–83.

18. Scott-Conner CE, Hall TJ, Anglin BL, et al. The integration of laparoscopy into a surgical residency and implications for the training environment. Surg Endosc. 1994;8:1054–7.

19. Melvin WS, Johnson JA, Ellison EC. Laparoscopic skills enhancement. Am J Surg. 1996;172:377–9.

20. Larsen CR, Oestergaard J, Ottesen BS, Soerensen JL. The efficacy of virtual reality simulation training in laparoscopy: a systematic review of randomized trials. Acta Obstet Gynecol Scand. 2012;91:1015–28.

21. Aggarwal R, Ward J, Balasundaram I, Sains P, Athanasiou T, Darzi A. Proving the effectiveness of virtual reality simulation for training in laparoscopic surgery. Ann Surg. 2007;246:771–9.

22. Aggarwal R, Tully A, Grantcharov T, et al. Virtual reality simulation training can improve technical skills during laparoscopic salpingectomy for ectopic pregnancy. BJOG. 2006;113:1382–7.

23. Oropesa I, Sanchez-Gonzalez P, Lamata P, et al. Methods and tools for objective assessment of psychomotor skills in laparoscopic surgery. J Surg Res. 2011;171:e81–95.

24. van Hove PD, Tuijthof GJ, Verdaasdonk EG, Stassen LP, Dankelman J. Objective assessment of technical surgical skills. Br J Surg. 2010;97:972–87.

25. Rooney DM, Brissman IC, Finks JF, Gauger PG. Fundamentals of laparoscopic surgery manual test: is videotaped performance assessment an option? J Surg Educ. 2015;72:90–5.

26. Kotsis SV, Chung KC. Application of the "see one, do one, teach one" concept in surgical training. Plast Reconstr Surg. 2013;131:1194–201.

27. Seymour NE, Gallagher AG, Roman SA, et al. Virtual reality training improves operating room performance: results of a randomized, double-blinded study. Ann Surg. 2002;236:458–63. discussion 63-4.

28. Ballantyne GH, Moll F. The da Vinci telerobotic surgical system: the virtual operative field and telepresence surgery. Surg Clin North Am. 2003;83:1293–304. vii

29. Glickson J. Using simulation to train oncology surgeons: gynecologic oncologists practice OR's touch, feel – and pressures. Bull Am Coll Surg. 2011;96:31–8.

30. Moola D, Westermann LB, Pauls R, Eschenbacher M, Crisp C. The impact of robotic-assisted surgery on training gynecology residents. Female Pelvic Med Reconstr Surg. 2016;22:11–5.

31. Berkowitz RL, Minkoff H. A call for change in a changing world. Obstet Gynecol. 2016;127:153–6.

32. Peterson S, Mayer A, Nelson B, Roland P. Robotic surgery training in an OB/GYN residency program: a survey investigating the optimal training and credentialing of OB/GYN residents. Conn Med. 2015;79:395–9.

33. Vogell A, Gujral H, Wright KN, Wright VW, Ruthazer R. Impact of a robotic simulation program on resident surgical performance. Am J Obstet Gynecol. 2015;213:874–5.

34. Jeppson PC, Rahimi S, Gattoc L, et al. Impact of robotic technology on hysterectomy route and associated implications for resident education. Am J Obstet Gynecol. 2015;212:196.e1–6.

35. Vaccaro CM, Crisp CC, Fellner AN, Jackson C, Kleeman SD, Pavelka J. Robotic virtual reality simulation plus standard robotic orientation versus standard robotic orientation alone: a randomized controlled trial. Female Pelvic Med Reconstr Surg. 2013;19:266–70.

36. Alzahrani T, Haddad R, Alkhayal A, et al. Validation of the da Vinci Surgical Skill Simulator across three surgical disciplines: a pilot study. Can Urol Assoc J. 2013;7:E520–9.

37. Culligan P, Gurshumov E, Lewis C, Priestley J, Komar J, Salamon C. Predictive validity of a training protocol using a robotic surgery simulator. Female Pelvic Med Reconstr Surg. 2014;20:48–51.

38. Darzi A, Smith S, Taffinder N. Assessing operative skill. Needs to become more objective. BMJ. 1999;318:887–8.

39. Pellegrini VD Jr. A perspective on the effect of the 80-hour work week: has it changed the graduating orthopaedic resident? J Am Acad Orthop Surg. 2017;25:416–20.

40. O'Sullivan KE, Byrne JS, Walsh TN. Basic surgical training in Ireland: the impact of operative experience, training program allocation and mentorship on trainee satisfaction. Ir J Med Sci. 2013;182:687–92.

41. Kinnear B, Bensman R, Held J, O'Toole J, Schauer D, Warm E. Critical deficiency ratings in milestone assessment: a review and case study. Acad Med. 2017;92:820–6.

42. Moorthy K, Munz Y, Sarker SK, Darzi A. Objective assessment of technical skills in surgery. BMJ. 2003;327:1032–7.

43. Louridas M, Szasz P, de Montbrun S, Harris KA, Grantcharov TP. Can we predict technical aptitude?: a systematic review. Ann Surg. 2016;263:673–91.

44. Grantcharov TP, Bardram L, Funch-Jensen P, Rosenberg J. Assessment of technical surgical skills. Eur J Surg. 2002;168:139–44.

45. Wanzel KR, Hamstra SJ, Caminiti MF, Anastakis DJ, Grober ED, Reznick RK. Visual-spatial ability correlates with efficiency of hand motion and successful surgical performance. Surgery. 2003;134:750–7.

第五部分
面向全球健康的妇产科模拟医学

第 18 章　妇产科模拟促进全球健康

原著：Emily Nicole Bernice Myer、Chi Chiung Grace Chen
翻译与审阅：孙冬华、刘文杰、方大俊

概述

　　随着越来越多的医学院和住院医师培训中心开始构建全球健康促进项目，许多医务人员都表示愿意到其他国家从事医疗保健活动[1-2]。在国际交流之前进行模拟培训，可为医务人员和医学生提供不同的临床场景，从而学习如何处理不同的医疗保健问题。在不熟悉的地区可能会碰到意料不到的问题，以及受到挫折。尤其是在资源匮乏的地区与妇女、儿童打交道时，模拟训练可以帮助医务人员解决文化差异和伦理方面的问题。

　　资源有限的地区可能缺乏技术娴熟的医务人员，模拟训练在那里也许会发挥关键的作用。在资源匮乏地区，负责培训医生和中级医务人员的教师往往很忙，他们比资源丰富地区的同行更缺乏时间。因此，使用模拟训练来强化基础妇产科技能教学可能特别有益。

　　在国外进行模拟培训时，模拟课程的成功和维持取决于三个因素：足够数量且经验丰富的讲师、符合当地临床情况和文化背景的培训材料，以及当地医务人员和教育工作者的介入。当地人员必须接受过模拟培训，并愿意将模拟纳入教育课程[3-4]。此外，合理的模拟课程应该包括技能培训和涉及团队所有成员的临床场景。本章将为到国外特别是资源匮乏地区的医务人员提供模拟指导和资源，有助于他们帮助当地医务人员开展妇产科技能培训。此外，在资源有限的地区可能难以购买或维护高保真模拟器，本章重点介绍低成本、低保真模拟器。大多数妇产科模拟教程，包括低保真模型教程，都是在资源较充足的地区使用。多数模型可以进行适当调整，以在全球范围使用。

关键知识点

- 妇产科医务人员在出国工作前可先进行模拟训练。
- 模拟器和模拟课程可在资源匮乏的地区使用，以加强妇产科基础技能的学习，并可利用模拟教授新技术。
- 模拟教学应根据国外的具体医疗环境进行调整，要考虑当地文化、临床情况、卫生保健系统，以及非传统性卫生保健角色方面的差异。
- 在出国前就应与当地合作伙伴一起设计模拟课程，这样可以最大限度地提高模拟培训的效果，并可保证模拟培训在当地持续应用。

一般考虑的事项

　　在筹建出国工作的团队及制订模拟培训课程时，对出国工作的医务人员和国际站点都要进行认真的评估。团队领导者应考虑团队成员的技能水平和既往的国际卫生工作经验，以确定所需的模拟培训。此外，团队还应考虑他们计划前往地区的政府结构、文化特征、当地医疗基础设施和医疗需求。重要的是得到当地卫生部门或同行的许可，与他们讨论确定访问的目的，并获得在当地行医的许可。团队应深入了解当地文化和卫生保健设施，理解病人的期望，并制定可行的方案，确保病人得到妥当的治疗并获得充分的信息。例如，在许多地区妇女可能没有决定权，无法为自己或为子女选择治疗方案。为了确保妇女和儿童能够得到治疗并选择治疗方案，医务人员除了与妇女单独讨论，还需要让家庭中的其他成员参与，如其丈夫或婆婆[5]。发达国家接收的难民越来越多，给他们提供医疗服务时，也同样遇到文化方面的问题。医疗团队可以针对不同国家和地区的文化进行模拟培训[6]。

　　另外,还需要与当地的同事合作,认真评估当地的医疗需求和挑战[5,7]。团队要弄清药物、手术室和临床设备(如窥器和阴道镜)是否可用。根据从当地获得的信息,团队出发前需要准备所需的医疗设备和耗材。此外,在资源匮乏地区管理孕产妇健康、生殖健康和女性健康可以参考 WHO 的指南,以确保遵循规范[8]。

　　出发前另一重要的准备工作是短期国际健康交流的伦理问题。约翰·霍普金斯大学 Berman 生物伦理研究所推出了一系列的案例研究,来模拟各种常见的国际医疗卫生伦理场景,以帮助医疗队在出发前做好准备(表 18.1)[9]。此外,全球健康培训道德准则工作组(WEIGHT)为机构、受训者和全球健康赞助商制定了一套道德准则[19]。无论在任何医疗环境,他们都应遵循"有利、不伤害、公正、自主"的伦理原则[20]。为了坚持这些医疗伦理原则,需要在出发前对团队成员的临床技能进行评估,并做好充分的准备,以确保他们有资格参与预定的医疗和手术任务。如果团队成员感觉自己不能胜任某些任务,应鼓励他们拒绝参与。

表 18.1　基于网络的全球健康教育资源

组织机构/公司	内容	网站①
一般准备		
Johns Hopkins Berman Institute of Bioethics[9]	短期国际培训的伦理问题(案例模拟): 增进文化理解 确保人员安全 处理人员资质问题 保证收益 获取附加收益 理解培训带来的负担 转移资源 告知事实 选取研究项目 理解知情同意	http://ethicsandglobalhealth.org/ ②http://ethicsandglobalhealth.org/ Additional-Resources.pdf
Consortium of Universities for Global Health[10]	全球健康培训模块包括以下内容: 非传染性疾病及外伤 感染性疾病、寄生虫病及传染病 优先及弱势群体 全球儿童健康 卫生系统、服务、资源及医疗项目 在医疗资源匮乏国家工作 全球健康:优先事项、面临的问题、医疗项目及政策	③http://www.cugh.org/resources/educational-modules
产科主题		
Helping Mothers Survive[11]	模拟操作培训项目: 产后出血 子痫前期及子痫发作 先兆早产的管理 正常及异常分娩	http://hms.jhpiego.org/training-materials/
Simulation Use for Global Away Rotations (SUGAR)[12]	手把手制作模拟教学视频: 新生儿复苏 球囊面罩通气 气泡式持续正压通气	http://sugarprep.org/pearls/

续表

组织机构/公司	内容	网站①
American College of Obstetricians and Gynecologists[13]	模拟课程： 肩难产 产后出血 臀位助产 Ⅳ度会阴裂伤修补 子痫发作	http：//www. acog. org/About-ACOG/ACOG-Departments/Simulations-Consortium/OB-GYN-Simulations-Curricula
Pronto International (Seattle，Washington)[14]	视频模拟培训： 正常分娩 宫缩乏力处理 新生儿复苏 肩难产 子痫前期及子痫 分娩模型： PRONTO 包 PARTO 短裤	http：//prontointernational. org/ourresources/simulation-supplies/about-prontopack/ http：//prontointernational. org/ourresources/video-training-library/
Laerdal Medical (Wappingers Falls，New York)[15]	MamaNatalie 模型： 产后出血 胎方位及分娩方式 胎盘的分娩 胎心监护 子宫颈检查 膀胱置管 子宫按摩 子宫压迫	http：//www. laerdalglobalhealth. com/doc/2545/MamaNatalie
Global Health eLearning Center[16]	通过网课学习全球医疗知识和技术： 产前及产后处理 新生儿基本处理 孕产妇及新生儿急诊处理 妊娠期疟疾 母婴 HIV 传播	https：//www. globalhealthlearning. org/courses
Practical Obstetric Multi-Professional Training(PROMPT) course[17]	产科急诊的多学科合作培训模拟	http：//www. promptmaternity. org/training/
妇科主题		
Global Health eLearning Center[16]	通过网课学习全球医疗知识和技术： 医疗资源不足地区宫颈癌的预防 计划生育服务 宫内节育器 女性外生殖器的切除 青少年性健康	https：//www. globalhealthlearning. org/course/cervical-cancer-prevention-low-resource-settings

续表

组织机构/公司	内容	网站①
Laerdal Medical (Wappingers Falls, New York)[18]	MamaU 模型： 产后宫内节育器的放置 宫腔球囊的放置④	http://www.laerdalglobalhealth.com/doc/2580/Mama-U
American College of Obstetricians and Gynecologists[13]	模拟课程： 经阴道子宫全切术 经腹子宫全切术 腹腔镜下卵巢囊肿切除术 腹腔镜下输卵管结扎术 腹腔镜下异位妊娠输卵管切除术 前庭大腺囊肿袋形缝合及 Word 球囊置入 膀胱镜检查术 子宫内膜活检术 宫内节育器的置入 宫颈环形电切术	http://www.acog.org/About-ACOG/ACOG-Departments/Simulations-Consortium/OB-GYN-Simulations-Curricula

注：①以上文献更新至 2017 年 4 月；②链接的 PDF 中罗列了每个项目的详细内容；③链接中还罗列了与这些话题相关的其他资源；④应用于产后出血以及妇科术后出血(如清宫术)；HIV，人类免疫缺陷病毒；PARTO 短裤，分娩裤。

团队应与当地医疗机构合作，确保在外籍医疗团队离开后，病人能继续接受围手术期护理、术后护理以及获得必要的医疗资源[21]。有必要和当地同行一起规划病人的后续医疗，如果当地的后续医疗缺乏或资源不够，会影响其管理决策和方案。预测后续问题并对此进行模拟处理有助于解决这些难题，并进一步为团队出发做好准备。

到国外从事医疗工作还需要做好情感和个人方面的准备。在国外很可能会遇到他们不熟悉的且无任何准备的医疗问题。当地资源不足可能导致无法治愈疾病、提高病人生存率或改善生活质量，而在资源充足的环境中结果可能完全不同。医务人员可能会因此不堪重负，导致身心疲惫。团队成员都应意识到这些可能性，在出发前予以讨论或模拟，制定相应的策略，未雨绸缪相当有益[22]。虽然在妇产科领域尚没有发表的模拟场景，但在儿科文献中有几个例子可以帮助解决医务人员的思想情绪问题(挫折、挣扎、失败和徒劳的感觉)，儿科的模拟场景可以稍加修改，同样适用于妇产科工作人员(表 18.1)[12]。通过模拟培

训了解临床实践中面临的挑战，可以帮助医务人员做好心理准备，确保此类情绪问题不会影响临床工作[21]。

Pitt 等回顾了开展模拟训练时需要考虑的几个关键点，以便医务人员进行国际医疗活动，这些材料也可用于在国外开展模拟训练和模拟课程(表 18.2)[4]。为全球医疗设计的模拟课程包括：①扩大疾病的鉴别诊断，纳入发达地区不常见的疾病；②基于当地资源的治疗方法，药物和剂量单位需与当地情况相符；③承担非常规的治疗任务(例如，医生抽吸和给予静脉药物)[4]。模拟设计应尊重地方文化，例如，在非洲使用黑色而不是白色的模型进行模拟。调整培训材料以适应当地环境可以确保模拟培训持续开展下去。例如，在资源匮乏地区将高保真模拟器纳入教育课程可能不现实，因为无法进行日常维护，当地也缺乏补充材料。重要的是，在开发模拟课程时应让当地合作团队参与，无论是为了做好交流前的准备，还是为了在国外使用，与当地团队合作开发的模拟项目才有可操作性和持续性。

表 18.2　制作全球医疗场景模拟的关注点:避免常见陷阱

需考虑的问题	可能存在的差异情况	差异带来的后果
疾病诊断在当地是否常见?	低中收入国家不常见的疾病(如过敏性疾病)	医生可能被误导考虑其他诊断
当地是否可以诊断?如果确诊,是否有足够的诊治条件?	当地可能不具备常规诊断检验条件(如凝血功能试验、甲状腺激素测定) 医药及治疗手段也有限	模拟不能诊治的场景没有实际价值
当地是否有病人监护设备?	缺乏监测生命体征的设备	模拟场景不能反映实际情况
当地诊疗条件是否与国际标准一致?	WHO 指南可能与医疗发达地区的诊疗标准不符,例如,发热抽搐在发达国家可能只是安慰观察,但在其他地区则推荐做脑型疟疾评估	医生需要了解各地区的差异,而非仅依照区域标准
药品名是否不同?	对乙酰氨基酚常别称醋氨酚 复方磺胺甲噁唑常被称作磺胺甲基异噁唑	药名不同可导致用药混乱
测量单位是否不同?	大部分国家设定葡萄糖单位为 mmol/L 而非 mg/dl,二者存在约 18 倍的差距	单位不同可导致用药混乱
学员的期望是否不同?	护士可能会有不同的角色或任务 当地医疗系统可能使用社区卫生人员与传统接生人员	模拟场景不能反映现实情况
当地风俗是否影响疾病的处理?	临终关怀的目的不同 孕产妇往往遵从丈夫或社区领导的决定	模拟培训与现实不符或按照风俗做错事

注:数据发表已得到 Pitt 等的同意[4];WHO,世界卫生组织。

产科关注点

发展中国家孕产妇及新生儿死亡占全球的99%[23],每年有近 30 万女性死于分娩及产褥期。其中一部分原因是缺乏技术娴熟的产科人员,不能及时处理常见的产科急症,例如,出血、感染和高血压相关疾病[24]。鉴于资源匮乏地区孕产妇死亡率和并发症发生率较高,社会正在投入更多资源以改善全球孕产妇保健现状。模拟培训是提高母婴保健技术的一个组成部分[23]。研究显示,模拟培训有助于普及和应用循证医学指南[25],如积极处理第三产程预防产后出血[26]。此外,模拟还可以降低剖宫产率[4]、肩难产引起的损伤[27]、新生儿死亡率和并发症发生率[28]。

在制定模拟课程时,产科和新生儿急症的处理无论在任何医疗环境中都应基本一致,常见的急症包括出血、阴道分娩和新生儿复苏等。由于不同区域的医疗资源及人员熟练度有所不同,模拟课程的制定也应做出相应的调整。

在特定的医疗环境下,模拟项目及内容可能有所不同,在医疗资源匮乏地区可能更常见以下产科紧急情况:

- 在产程活跃期,缺乏持续性或间断性胎心/宫缩监测。
- 产后出血但缺乏可以大量输血的血液制品、子宫收缩药、Bakri 球囊、应急手术间和麻醉等。
- 母体严重高血压但无法静脉给予标准的抗高血压药及持续性电子血压监测。
- 子痫发作但不能静脉给予硫酸镁及其他静脉用抗抽搐药物。
- 臀位助产但又无产钳、硝酸甘油、应急手术间、麻醉镇痛。
- 脐带脱垂需紧急手术,但无应急手术间及麻醉。
- 剖宫产时需行子宫切除,但无其他专科医生协助,例如普通妇科、肿瘤妇科、普外科,也缺乏大量输注用血液制品。
- 阴道助产及肩难产的处理,但无局部麻醉。
- 死胎剖宫取胎术。
- 切口感染或产褥期感染,但抗生素、包扎材料、局部麻醉换药等均受限。
- 产妇和新生儿复苏,但无额外的技术人员,如新生儿/儿科医生,也无抢救车、插管设备/呼吸机、ICU 等。
- 文化及家庭原因,对西医不信任而拒绝行有指征的剖宫产。

以上项目源于不同的资料并进行了修改[24,29,30]。

表 18.3　文献报道的低保真度的妇产科模拟器

作者	内容
产科的模拟器	
Deganus 2009[32]	SYMPTEK（建模说明书）： 会阴切开及会阴裂伤修补术 宫颈环扎术 宫颈裂伤的修补 宫颈机能不全 控制性脐带牵引 手取胎盘术 双手按压子宫（内部和外部） 气囊填塞 修复剖宫产切口 子宫动脉结扎 B-Lynch 缝合术
Illston 2017[33]	用牛舌制作Ⅳ度会阴裂伤修补术模型
Sparks 2006[34]	用改良的海绵制作Ⅳ度会阴裂伤修复模型
Perosky 2011[35]	开发一种低成本模型，该模型由橡胶、塑料树脂、泡沫和压力传感器发光二极管组成，在非洲用于模拟双手按压来处理产后出血
Mahmud 2013[30]	产科 PEARLS：分娩后会阴创伤处理的教学视频
妇科的模拟器	
Deganus 2009[32]	SYMPTEK（建模说明书）： 窥器和双合诊 膀胱阴道瘘的教学 宫颈癌筛查 宫内节育器的放置 负压吸引术
Tunitsky-Bitton 2014[36]	腹腔镜下骶骨阴道固定术模型
Tunitsky-Bitton 2016[37]	腹腔镜下阴道断端闭合模型
Tunitsky-Bitton 2013[38]	输尿管膀胱再植术模型
Hong 2012[39]	腹式子宫全切术模型
Hefler 2012[40]	LEEP 模型
Beard 2014[41]	腹腔镜技能培训模型

注：LEEP，宫颈环形电切术；B-Lynch 缝合术，子宫压迫缝合术。

产后出血是全球孕产妇死亡的最常见死因[23]，因此全球已经广泛采用模拟器进行模拟培训，产后出血的模拟处理在医疗资源匮乏区域尤为实用。低成本模拟设备种类很多，如分娩裤（Parto裤，美国西雅图 PRONTO 国际公司），这套模型包含一条用洗手裤改装成的裤子和一个婴儿模型，用以模拟阴道分娩及产后出血[31]。同类模拟设备也有 MamaNatalie（Laerdal Medial，Wappingers Falls，纽约）（表 18.1）[15]。目前尚有公益计划，每在高收入地区购买一台 MamaNatalie，便赠予低收入地区一台同样的设备[15]。

会阴裂伤的诊疗是另一个产科问题，可以通过低仿真模型进行培训，牛舌和厨用海绵模型都是常用的简易模拟方法[33-34]（表 18.3）。这些简易模型及培训课程极大地提高了医务人员的操作技能，增强了成功修复会阴裂伤的信心[33-34]。DVD 教学也能显著提升助产士的缝合技巧[30]。在医疗资源匮乏地区，未能得到正确修复的Ⅲ~Ⅳ度会阴裂伤往往会导致大便失禁、尿失禁、产瘘等严重并发症[42]，临床模拟培训可以降低这类并发症的发生率。美国妇产科医师学会（ACOG）模拟工作组也研发了低保真模型及模拟课程，分别应用于肩难产、宫缩乏力、臀位助产、Ⅲ~Ⅳ度会阴裂伤修补、子痫等培训（表 18.1）[13]。此外，医疗活动的任何环节出错都有可能导致不良结局，因此理想的模拟培训应囊括医疗团队的所有成员[43-44]。如果一个团队内的成员不经常一起工作，模拟团队培训就更加必要。

妇科关注点

从全球范围来看，97% 的不安全流产相关死亡及 85% 的宫颈癌相关死亡发生在医疗资源匮乏地区[45]，然而，公众的关注焦点仍然放在产科，而非妇科[5]。造成这种局面的原因包括文化因素、医疗资源有限和妇科医生不足等[5,46]。关于妇科模拟培训对临床结局影响的文献不多，在不发达地区进行妇科模拟培训的文献更少。本章节所引用的大部分证据均源于发达地区，在低保真模型上培训的经验可以推广至其他地区。

在制定模拟课程时，不论是进行出国前培训还是在国外进行模拟教学，都需重点纳入以下几点：①常见妇科恶性肿瘤的筛查[5]；②计划生育；③妇科泌尿系统疾病[5,47]。更为重要的是通过模拟培训降低感染的风险,有效方法包括手卫生、手术切口准备、围手术期预防性使用抗生素等[48]。

在妇科疾病的处理方面,各地区的方案存在差异。下面的模拟培训题目虽不全面,但包括了医疗资源匮乏区域的常见妇科情况(摘自多篇文献[8,29,49-51]):

- 感染性流产病人合并严重贫血,行分段诊刮或吸刮术时无超声介导、子宫收缩药和血液制品。
- 诊断性及治疗性腹腔镜,但电力和二氧化碳供应不可靠,又缺少某些腔镜设备(如电凝、腔镜手术夹等)。
- 阑尾切除术、肠梗阻及肠损伤手术或术中意外发现肿瘤,但无其他专科医生(如妇产科或外科医生)协助。
- 膀胱/输尿管损伤需手术治疗,但无泌尿外科医生协助。
- 盆腔瘘的诊断和手术治疗,但无 CT、术中 X 线、膀胱镜、输尿管支架等。
- 切口并发症,如切口裂开需清创和修补,但无 CT 等影像设备、合成的补片或生物片、其他专业的医生(如普通外科医生),其他治疗手段(如抗生素、绷带和镇痛麻醉等)也很有限。
- 围手术期出血或其他疾病引起的出血(例如宫颈癌等),但没有可以大量输血的血液制品、重症监护室、放射治疗、动脉栓塞等。
- 筛查宫颈非典型增生,但无巴氏涂片。
- 产后输卵管结扎术,但麻醉条件有限。
- 异位妊娠的诊断和治疗,但无人绒毛膜促性腺激素 β 亚单位测定(β-hCG 检测)、超声、探查性腹腔镜等。

WHO 制定了针对医疗资源匮乏地区妇科常见疾病的评估和治疗指南[8,48]。例如,很多区域的医疗机构无法使用巴氏涂片技术来筛查宫颈癌是因为缺乏分析涂片的病理科医生,但是可以通过人乳头瘤病毒(HPV)检测,或肉眼或阴道镜下醋酸白试验(VIA)来筛查宫颈癌,如有高危型 HPV 感染或醋酸白试验可疑病灶时,即行宫颈环形电切术(LEEP)或冷刀锥切术[8]。已经有文献报道,低成本的宫颈癌筛查模型(表 18.3)[40],即将香肠置于小塑料奶酪杯中,可用以培训这些治疗方法。

国际上少有医务人员接受过很好的人流技术培训[52],规范化培训的缺失增加了人工流产风险、孕产妇患病率和死亡率[53]。手控负压吸引(MVA)具有手术出血少、麻醉需求低、设备可消毒再利用的优点,因此 WHO 推荐替代刮宫术[8]。用塑料保鲜膜包裹乳胶泡沫制成简易模具,可用以 MVA 的培训(表 18.3)[32]。医疗设备简陋地区对于 MVA 操作不熟悉的医生,均应经模型培训,熟练掌握 MVA 后方可开展相应临床工作。特定医疗环境下开展流产及教学,还需兼顾伦理、道德、风俗因素。

计划生育是育龄期女性妇科保健的一个重要方面,然而生育指导这个话题仍具潜在的人文敏感性[54],需斟酌利用当地资源,确保模拟培训内容最大限度上保持与 WHO 指南相一致[33]。对于可用避孕方式较为有限的地区,可以借此寻求与器械商及其他国际赞助者深入合作,制作并推广诸如长效可逆避孕(LARC)[51]等相对新颖、有效的医学模型,以及其他可重复使用培训模拟避孕模型。

临床常见妇科疾病还包括月经过多、有症状性子宫肌瘤、附件肿块、盆腔脏器脱垂、盆腔瘘等,保守治疗手段如治疗月经过多的含孕激素宫内节育器、治疗盆底脏器脱垂的子宫托以及保守治疗的后续随访等,在医疗欠发达地区较难获取及实现,因此普遍采用手术作为一线治疗方案。目前已经付诸使用的几种简易手术模型:以泡沫和广告纸板制作的经腹子宫切除简易模型[39],以气球及像皮球制作的膀胱镜模型[55],以腹腔镜训练箱、氯丁橡胶饮料瓶套、阴道支架及控制器做成的腹腔镜子宫切除阴道残端闭合模型[37],以腹腔镜训练箱、阴道支架、氯丁橡胶饮料瓶套和网片制成腹腔镜下阴道骶骨固定术模型[3],以及塑料食品罐、线、塑形成输尿管形状的软胶制成输尿管损伤修复模型等[38](见表 18.3)。

美国医师协会模拟医学工作小组制作了一些低配的妇科模型及模拟课程,除可应用于医疗资源匮乏区域外,还可广泛应用于全球医疗机构的培训课程及临床场景,如经腹全子宫切除术、全阴道切除术、阴道镜检查、冷刀锥切活检术、环形电切术、膀胱镜检查、巴氏腺囊肿袋形缝合及 Word 球囊植入术、宫内节育器植入术、子宫内膜活检术、腹腔镜下输卵管妊娠的输卵管切除术、腹腔镜下输卵管结扎术以及卵巢囊肿剥除术等(见表18.3)[1]。

如前所述,通过与当地合作伙伴及厂商合作,不仅可以制作一些常规模具和课程,还有助于推广和培训国际上更为新式的手术技术。如腹腔镜手术具有缩短住院期并降低围手术期感染风险的优点,在医疗资源欠发达区域尤为有益,但却难以在国际上广泛开展。通过远程模拟技术可以向培训器械不足地区提供有效培训,并极大提高当地医疗机构基本腹腔镜操作技巧[56],同时还能培训该地区实习医生其他手术技巧,如腔镜下打结等[10]。通过远程模拟,将模拟技术与国际标准医疗培训课程相结合,有望增加腹腔镜及其他国际标准新技术的应用,并帮助提高其基本操作技巧。

总结

在全球范围内对医疗机构进行模拟培训,既可为医疗设备提供商提供国际经验,又可为医疗培训机构、培训人员及中级医务人员提供基本的妇产科技能培训,使其通过培训模型获取相应技术。一个理想的模拟培训,应纳入医疗团队所有成员,并进行技术和临床场景的培训。目前绝大多数的妇产科模拟技术论文专注于高水平技术的研究,妇科方面尤甚,而本章提供的低配模型可以很好地适用于低技术场景。在获取国际应用经验制作模型前以及模型实际应用过程中,要充分兼顾到当地实际需求及其医疗资源情况,并关注医疗基础设施及文化差异。能否成功使用模拟医疗来提供国际技术经验,并制作国际标准模型及模拟课程,关键还在于熟练的培训讲师、因地制宜的培训材料以及来自当地工作的优质学员。

参考文献

1. Millar HC, Randle EA, Scott HM, Shaw D, Kent N, Nakajima AK, et al. Global Women's health education in Canadian obstetrics and gynaecology residency programs: a survey of program directors and senior residents. J Obstet Gynaecol Can. 2015;37(10):927–35.
2. Stagg AR, Blanchard MH, Carson SA, Peterson HB, Flynn EB, Ogburn T. Obstetrics and gynecology resident interest and participation in global health. Obstet Gynecol. 2017 Apr 4 [Epub ahead of print].
3. Crofts J, Winter C, Sowter M. Practical simulation training for maternity care—where we are and where next. BJOG. 2011;118(Suppl. 3):11–6.
4. Pitt MB, Eppich WJ, Shane ML, Butteris SM. Using simulation in global health: Considerations for design and implementation. Simul Healthc. 2017;12(3):177–81.
5. Robinson N, Stoffel C, Haider S. Global women's health is more than maternal health: a review of gyne-
cology care needs in low-resource settings. Obstet Gynecol Surv. 2015;70(3):211–22.
6. Ekblad S, Mollica RF, Fors U, Pantziaras I, Lavelle J. Educational potential of a virtual patient system for caring for traumatized patients in primary care. BMC Med Educ. 2013;13(1):110.
7. Nour N, editor. Obstetrics and gynecology in low-resources settings: a practical guide. Cambridge, MA: Harvard University; 2016.
8. World Health Organization. WHO guidelines: maternal, reproductive and women's health [Internet]. [cited 2017 Mar 1]. Available from: http://www.who.int/publications/guidelines/reproductive_health/en/.
9. Johns Hopkins Berman Institute of Bioethics. Ethical Challenges in Short-Term Global Health Training [Internet]. [cited 2017 Feb 3]. Available from: http://ethicsandglobalhealth.org/.
10. Consortium of Universities for Global Health. Global Health Training Modules [Internet]. [cited 2017 Mar 1]. Available from: http://www.cugh.org/resources/educational-modules.
11. Nelissen E, Ersdal H, Østergaard D, Mduma E, Broerse J, Evjen-Olsen B, et al. Helping mothers survive bleeding after birth: an evaluation of simulation-based training in a low-resource setting. Acta Obstet Gynecol Scand. 2014;93(3):287–95.
12. University of Wisconsin System: SUGAR Project. Sugarprep.org [Internet]. [cited 2017 Mar 1]. Available from: sugarprep.org.
13. American College of Obstetricians and Gynecologists. OB-GYN Simulations Curricula [Internet]. [cited 2017 Mar 1]. Available from: http://www.acog.org/Aboug-ACOG/ACOG-Departments/Simulations-Consortium/Ob-GYN-Simulations-Curricula.
14. Pronto International. Pronto International [Internet]. Available from: http://prontointernational.org/our-resources.
15. Laerdal. MamaNatalie Birthing Simulator [Internet]. [cited 2017 Mar 1]. Available from: http://www.laerdal.com/us/products/simulation-training/obstetrics-pediatrics/mamanatalie/.
16. USAID K. Global Health eLearning Center [Internet]. [cited 2017 Mar 1]. Available from: https://www.globalhealthlearning.org/about.
17. PROMPT Maternity Foundation. PROMPT [Internet]. [cited 2017 Mar 1]. Available from: http://www.promptmaternity.org/training/.
18. Laerdal. Mama-U [Internet]. Available from: http://www.laerdalglobalhealth.com/doc/2580/Mama-U.
19. Crump JA, Sugarman J, Barry M, Bhan A, Gardner P, Koplan JP, et al. Ethics and best practice guidelines for training experiences in global health. Am J Trop Med Hyg. 2010;83(6):1178–82.
20. Zaidi MY, Haddad L, Lathrop E. Global health opportunities in obstetrics and gynecology training: examining engagement through an ethical lens. Am J Trop Med Hyg. 2015;93(6):1194–200.
21. American College of Obstetricians and Gynecologists. Ethical considerations for performing gynecologic surgery in low-resource settings abroad. Committee Opinion No. 466. Obstet Gynecol. 2010;116:793–9.
22. Mohamed-Ahmed R, Daniels A, Goodall J, O'Kelly E, Fisher J. "Disaster day": global health simulation teaching. Clin Teach. 2016;13(1):18–22.
23. World Health Organization. Maternal mortality fact sheet [Internet]. 2016 [cited 017 Mar 1]. Available from: https://www.who.int/mediacentre/factsheets/fs348/en/.

24. Ameh CA, Obgyn F, Van Den Broek N. Best practice & research clinical obstetrics and gynaecology making it happen : training health-care providers in emergency obstetric and newborn care. Best Pract Res Clin Obstet Gynaecol. 2015;29:1077–91.

25. Fritz J, Walker DM, Cohen S, Angeles G, Lamadrid-Figueroa H. Can a simulation-based training program impact the use of evidence based routine practices at birth? Results of a hospital-based cluster randomized trial in Mexico. PLoS One. 2017;12(3):e0172623.

26. Walton A, Kestler E, Dettinger JC, Zelek S, Holme F, Walker D. Impact of a low-technology simulation-based obstetric and newborn care training scheme on non-emergency delivery practices in Guatemala. Int J Gynecol Obstet. 2016;132(3):359–64.

27. PROMPT Maternity Foundation. Practical obstetric multi-professional training [Internet]. [cited 2017 Mar 1]. Available from: http://www.promptmaternity.org/

28. Ashish KC, Wrammert J, Clark RB, et al. Reducing perinatal mortality in Nepal using helping babies breathe. Pediatrics. 2016;137(6):e20150117e.

29. Debas HT, Donkon P, Gawande A, Jamison DT, Kruk ME, editors. Essential surgery. 3rd ed. Washington, DC: The International Bank for Reconstruction and Development/The World Bank; 2015.

30. Mahmud A, Kettle C, Bick D, Rowley C, Rathod T, Belcher J, et al. The development and validation of an internet-based training package for the management of perineal trauma following childbirth: MaternityPEARLS. Postgrad Med J. 2013;89(1053):382–9.

31. Cohen SR, Cragin L, Rizk M, Hanberg A, Walker DM. PartoPantsTM: The high-fidelity, low-tech birth simulator. Clin Simul Nurs. 2011;7(1):e11–8.

32. Deganus SA. SYMPTEK homemade foam models for client education and emergency obstetric care skills training in low-resource settings. J Obstet Gynaecol Can. 2009;31(10):930–5.

33. Illston JD, Ballard AC, Ellington DR, Richter HE. Modified beef tongue model for fourth-degree laceration repair simulation. Obstet Gynecol. 2017;129(3):491–6.

34. Sparks RA, Beesley AD, Jones AD. The "sponge perineum:" an innovative method of teaching fourth-degree obstetric perineal laceration repair to family medicine residents. Fam Med. 2006;38(8):542–4.

35. Perosky J, Richter R, Rybak O, Gans-Larty F, Mensah MA, Danquah A, et al. A low-cost simulator for learning to manage postpartum hemorrhage in rural Africa. Simul Healthc. 2011;6(1):42–7.

36. Tunitsky-Bitton E, King CR, Ridgeway B, Barber MD, Lee T, Muffly T, et al. Development and validation of a laparoscopic sacrocolpopexy simulation model for surgical training. J Minim Invasive Gynecol. 2014;21(4):612–8.

37. Tunitsky-Bitton E, Propst K, Muffly T. Development and validation of a laparoscopic hysterectomy cuff closure simulation model for surgical training. Am J Obstet Gynecol. 2016;214(3):392.e1–6.

38. Tunitsky E, Murphy A, Barber MD, Simmons M, Jelovsek JE. Development and validation of a ureteral anastomosis simulation model for surgical training. Female Pelvic Med Reconstr Surg. 2013;19(6):346–51.

39. Hong A, Mullin PM, Al-Marayati L, Peyre SE, Muderspach L, Macdonald H, et al. A low-fidelity total abdominal hysterectomy teaching model for obstetrics and gynecology residents. Simul Healthc. 2012;7(2):123–6.

40. Hefler L, Grimm C, Kueronya V, Tempfer C, Reinthaller A, Polterauer S. A novel training model for the loop electrosurgical excision procedure: An innovative replica helped workshop participants improve their LEEP. Am J Obstet Gynecol. 2012;206(6):535.e1–4.

41. Beard JH, Akoko L, Mwanga A, Mkony C, O'Sullivan P. Manual laparoscopic skills development using a low-cost trainer box in Tanzania. J Surg Educ. 2014;71(1):85–90.

42. Lozo S, Eckardt MJ, Altawil Z, Nelson BD, Ahn R, Khisa W, et al. Prevalence of unrepaired third- and fourth-degree tears among women taken to the operating room for repair of presumed obstetric fistula during two fistula camps in Kenya. Int Urogynecol J Pelvic Floor Dysfunct. 2016;27(3):463–6.

43. Utz B, Kana T, van den Broek N. Practical aspects of setting up obstetric skills laboratories—a literature review and proposed model. Midwifery. 2015;31(4):400–8.

44. Fuchs KM, Miller RS, Berkowitz RL. Optimizing outcomes through protocols, multidisciplinary drills, and simulation. Semin Perinatol. 2009;33(2):104–8.

45. Grimes DA, Benson J, Singh S, Romero M, Ganatra B, Okonofua FE, et al. Unsafe abortion: the preventable pandemic. Lancet. 2006;368(9550):1908–19.

46. Campbell M, Sahin-Hodoglugil NNPM. Barriers to fertility regulation: a review of the literature. Stud Fam Plan. 2006;37(2):87–98.

47. Adler A, Ronsmans C, Calvert C, Filippi V. Estimating the prevalence of obstetric fistula: a systematic review and meta-analysis. BMC Pregnancy Childbirth. 2013;13(1):246.

48. World Health Organization. WHO Guidelines for Safe Surgery 2009. Who [Internet]. 2009;125. Available from: http://whqlibdoc.who.int/publications/2009/9789241598552_eng.pdf.

49. Chao TE, Mandigo M, Opoku-Anane J, Maine R. Systematic review of laparoscopic surgery in low- and middle-income countries: benefits, challenges, and strategies. Surg Endosc Other Interv Tech. 2016;30(1):1–10.

50. 2020 FP. FP2020 Initiative [Internet]. [cited 2017 Mar 1]. Available from: http://www.familyplanning2020.org/.

51. Ngo TD, Nuccio O, Pereira SK, Footman K, Reiss K. Evaluating a LARC expansion program in 14 Sub-Saharan African countries: a service delivery model for meeting FP2020 goals. Matern Child Health J. 2016;1:1–10.

52. Cleeve A, Faxelid E, Nalwadda G, Klingberg-Allvin M. Abortion as agentive action: reproductive agency among young women seeking post-abortion care in Uganda. Cult Health Sex. 2017;1058:1–15.

53. Cook S, de Kok B, Odland ML. "It's a very complicated issue here': understanding the limited and declining use of manual vacuum aspiration for post-abortion care in Malawi: a qualitative study. Health Policy Plan. 2017;32:305–13.

54. Kabagenyi A, Reid A, Ntozi J, Atuyambe L. Socio-cultural inhibitors to use of modern contraceptive techniques in rural Uganda: a qualitative study. Pan Afr Med J. 2016;25:1–12.

55. Bowling CB, Gerer WJ, Bryant SA, Gleason JL, Szychowski JM, Varner E, Holley RLRH. Testing and validation of a low cost cystoscopy teaching model. Obstet Gynecol. 2010;116(1):85–91.

56. Okrainec A, Henao O, Azzie G. Telesimulation: an effective method for teaching the fundamentals of laparoscopic surgery in resource-restricted countries. Surg Endosc Other Interv Tech. 2010;24(2):417–22.

中英文对照词表

英文缩写	英文全称	中文
ABMS	American Board of Medical Specialties	美国医学专业资格委员会
ABOG	American Board of Obstetrics and Gynecology	美国妇产科学委员会
ABS	American Board of Surgery	美国外科委员会
AC	abstract con ceptualization	抽象概念化
ACGME	Accreditation Council for Graduate Medical Education	美国毕业后医学教育评鉴委员会
ACLS	Advanced Cardiac Life Support	加强心脏生命支持
ACOG	American College of Obstetrics and Gynecology	美国妇产科医师学会
AE	active experimentation	主动实践
AHA	American Heart Association	美国心脏协会
AHQR	Agency for Healthcare Research and Quality	美国卫生保健研究和质量管理机构
AHRQ	Agency for Healthcare Research and Quality	美国医疗保健研究与质量局
AIUM	American Institute of Ultrasound in Medicine	美国超声医学会
ALSO	Advanced Life Support in Obstetrics	产科高级生命支持
ANTS	anesthetists nontechnical skills	麻醉师非技能
APGO	Association of Professors of Gynecology and Obstetrics	妇产科教育协会
BLS	Basic Life Support	基础生命支持
CE	concrete experience	具体体验
CREOG	Council on Resident Education in Obstetrics and Gynecology	妇产科住院医师教育委员会
CRM	crew resource management	团队资源管理
CVS	chorionic villus sampling	绒毛活检术
DASH	Debriefing Assessment for Simulation in Healthcare	医疗模拟情景复盘评估
DDI	Diagnosis-to-delivery intervals	从诊断到分娩的间隔时间
DML	debriefing formeaningful learning	学习复盘
ECO	Emergencies in Clinical Obstetrics	产科急症
ELT	experiential learning theory	经验学习理论
FDA	Food and Drug Administration	美国食品药品监督管理局
FES	Fundamentals of Endoscopic Surgery	基于模拟的内镜手术基础
FLS	Fundamentals of Laparoscopic Surgery	腹腔镜手术基础
GAS	gather, analyze, and summarize	收集、分析和总结
GTA	gynecological teaching associates	妇科教学助理

GTA	gynecological teaching associate	妇产科教学助理
HFS	high-fidelity simulation	高仿真模拟器
HIV	human immunodeficiency virus	人类免疫缺陷病毒
HPV	human papilloma virus	人乳头瘤病毒
JCAHO	Joint Commission on Accreditation in Healthcare Organizations	国际医疗卫生机构认证联合委员会
JCJQPS	Joint Commission Journal on Quality and Patient Safety	医疗质量和病人安全联合委员会
LARC	long-acting reversible contraception	长效可逆避孕
LC-CUSUM	learning curve-cumulative summation	学习曲线累积测试
LEEP	loop electrosurgical excision procedure	宫颈环形电切术
LFS	low-fidelity simulation	低仿真模拟器
MHS	Military Healthcare System	美国军事医疗系统
MOC	Maintenance of Certification	维持认证
MVA	manual vacuum aspiration	手控负压吸引
NLN	National League for Nursing	美国护理联盟
NRP	Neonatal Resuscitation Program	新生儿复苏培训
OSATS	objective structured assessment of technical skills	客观结构化技能评估
OSCE	Objective Structured Clinical Examination	客观结构化临床考试
PEARLS	promoting excellence and reflective learning in simulation	融合性复盘
PPH	postpartum hemorrhage	产后出血
PPTs	Part-task trainers	部分任务训练器
PUBS	percutaneous umbilical blood sampling	经皮脐血管穿刺
RO	reflective observation	反思性观察
SAGES	Society of American Gastrointestinal and Endoscopic Surgeons	美国胃肠和内镜外科医生协会
SAQ	Safety Attitudes Questionnaire	安全态度调查问卷
SBE	simulation based education	模拟教学
SMFM	Society for Maternal-Fetal Medicine	母胎医学学会
SP	standardized patient	标准化病人
SSH	Society for Simulation in Healthcare	国际医疗保健模拟学会
UMEC	Undergraduate Medical Education Committee	本科医学教育委员会
USMLE	United States Medical Licensing Exam	美国医师执照考试
VIA	visual inspection with acetic acid	阴道镜下醋酸白试验
VR		虚拟现实
WAOS	Weighted Adverse Outcome Score	加权不良结局评分
WEIGHT	Working Group on Ethics Guidelines for Global Health Training	全球健康培训道德准则工作组

索引